中华传统医学养生丛书

养肝
就是养健康

赵红亮 编著

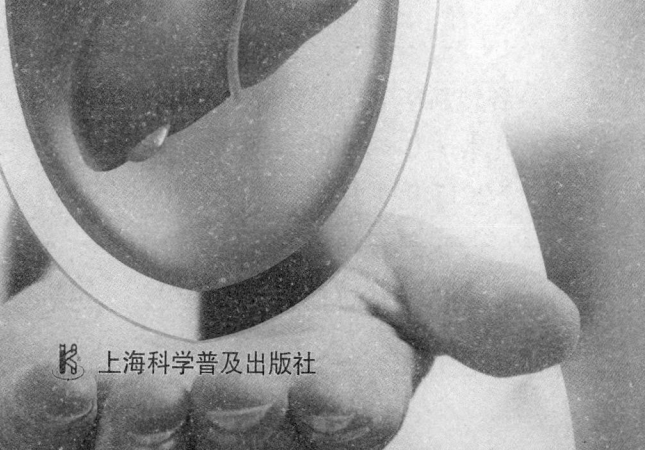

上海科学普及出版社

图书在版编目（CIP）数据

养肝就是养健康 / 赵红亮编著． -- 上海：上海科学普及出版社，2015.3（2024.1重印）
ISBN 978-7-5427-6321-1
Ⅰ．①养… Ⅱ．①赵… Ⅲ．①柔肝 Ⅳ．① R256.4

中国版本图书馆 CIP 数据核字（2014）第 287856 号

责任编辑　胡 伟

养肝就是养健康

赵红亮　编著

上海科学普及出版社出版发行
（上海中山北路 832 号　邮政编码 200070）
http://www.pspsh.com

各地新华书店经销　　唐山玺鸣印务有限公司印刷
开本 710×1000　1/16　印张 22　字数 265 000
2017 年 1 月第 2 版　2024 年 1 月第 2 次印刷

ISBN 978-7-5427-6321-1　　定价：78.00 元

【前言】

肝是人体的将军之官，它能帮人体调节血液，有藏血、防出血的作用。它也是新陈代谢的指挥中心，保证人体血气通畅。而很多人由于生活中不注意保护肝脏，导致肝脏疾病多发。

人体主要是靠肝脏来代谢的。肝脏的主要功能是分泌胆汁、储藏动物淀粉，调节蛋白质、脂肪和糖类（碳水化合物）的新陈代谢等，还有解毒、造血和凝血作用。肝脏还是人体内最大的解毒器官，体内产生的毒物、废物、吃进去的毒物、有损肝脏的药物等也必须依靠肝脏解毒。需要注意的是，肝脏是一个脆弱的器官，如不加以保护便可致病。病毒侵入肝脏后，肝脏的毛细血管通透性增高，肝细胞变性肿胀，肝脏内出血，炎性细胞浸润，导致肝脏肿大，正常功能衰退。大部分肝病可治愈，但少数肝病迁延不愈，变成慢性肝炎。

健康是福，养肝就是养健康。为了严防肝病，普及养肝护肝的科普知识，使更多人了解肝病对人体带来的危害，我们特意编写了这本书。

本书共分为七篇：第一篇详细地介绍了肝脏的主要功能和生活中伤肝的恶习，以及不同肝病对人体的伤害；第二篇介绍了肝病出现的信号和肝病的检查项目，以及如何预防肝病；第三篇主要讲解了日常生活中养肝细节，并介绍不同人群如何养肝护肝；第四篇主要讲述了饮食对于养肝的重要性，以及不同肝病患者不同食疗和养肝的黄金食物；第五篇讲述了运动对于养肝的重要性以及怎样合理运动才能有效地保护肝脏；第六篇讲述了养肝离不开好的心情，好心情是治疗肝病的良药；第七篇讲述了如何利用药物来治疗肝病，合理用药有利于疾病的恢复。

本书内容丰富，通俗易懂，是养肝护肝的知识宝典。这里不但有全面的保健方案，还有实用的防治妙招，使读者深入养肝护肝的方方面面，从而更好地保护肝脏，赢得健康。

本书在编写过程中参考了大量的文献和资料，由于篇幅所限不能一一列举，在此特向原文献作者表示由衷的感谢。由于作者水平有限，书中难免有不足之处，恳请读者提出宝贵意见，以便再版时修订。

编者

【目录】

第一篇　认识肝脏

第一章：肝脏的功能你了解吗

肝脏的位置在哪 / 2
健康肝脏的具体形态 / 2
了解肝脏的"左邻右舍" / 3
肝脏的解毒功能 / 3
肝脏的代谢功能 / 4
肝脏的免疫功能 / 5
肝脏的凝血功能 / 5
肝脏的胆汁分泌功能 / 6

第二章：生活中那些伤肝的恶习你有多少

情绪不佳对肝的影响 / 7
过度饮酒对肝的危害 / 7
熬夜造成的肝损伤 / 8
服药也会伤肝 / 9
养肝别用眼过度 / 9
久坐不动也会伤肝 / 10
吸毒必定伤肝 / 10

食用过多的加工食品增加肝脏的负担 / 11
多食油腻食物对肝的影响 / 11

第三章：肝病，你不得不面对的伤害

认识肝病的种类 / 12
引发肝病的诱因 / 12
哪些人群易患肝病 / 13
你了解甲肝的危害吗 / 14
乙肝，不得不提的伤害 / 15
丙肝，不显眼的疾病 / 15
丁肝对肝脏有什么影响 / 16
戊肝对肝脏的危害 / 17
引起脂肪肝的原因有哪些 / 18
什么是酒精肝 / 19
肝硬化造成的危害有多大 / 21
药物性肝病对人体有哪些危害 / 22
认识什么是自身免疫性肝炎 / 23
引起肝纤维化的原因 / 23
肝癌是生命的"杀手" / 25

第二篇　未雨绸缪，做自己肝脏的健康卫士

❤ 第一章：出现肝病的信号要警惕

皮肤发黄是肝病的危险信号 / 28
食欲不振或许是肝病惹的祸 / 28
疲劳是肝病的另一种体现 / 29
发热不只是感冒引起 / 30
眼睛透露的肝病信号 / 30
肝区疼痛说明了什么 / 31
尿色有时也能证明肝有问题 / 32
大便颜色发白或发黑也有可能是肝病 / 33
肝掌，你了解多少 / 34
蜘蛛痣，肝病外显表的另一种形态 / 34
了解一下什么是肝病面容 / 35
早期肝癌的信号有哪些 / 35
肝硬化的早期信号 / 36
如何自我诊断乙肝 / 38

❤ 第二章：了解肝病必做的各项检查

出现哪些症状应立即去医院检查 / 39
肝功能检查的项目 / 39
肝功能检查要因人而异 / 40
什么是血常规检查 / 42
抽血检查的项目有哪些 / 42
为什么有些检查要抽空腹血 / 43
肝病患者的B超检查 / 44
肝脏B超的正常值 / 44
肝病患者的CT检查 / 45
乙肝患者应做哪些检查 / 45

什么是乙肝的五项检查 / 46
脂肪肝要了解的常规检查 / 47
确诊脂肪肝需做的检查 / 48
肝硬化患者的常规检查 / 49
肝癌患者应做的检查 / 51
心电图检查对肝炎患者的临床意义 / 52
胃镜检查对于肝炎患者的临床意义 / 53
腹腔镜检查对于肝病患者的意义 / 54
肝穿刺检查对于肝病患者的意义 / 54
肝穿刺对身体有危害吗 / 54

❤ 第三章：防患于未然，学会预防肝病感染

生活中怎样预防肝病 / 55
预防甲肝的方法有哪些 / 56
了解乙肝病毒的传播途径 / 57
怎样预防乙肝的传染性 / 58
哪些人群必须接种乙肝疫苗 / 58
丙肝的传播途径有哪些 / 59
丙肝应从传播源头预防 / 60
丁型肝炎的传播途径有哪些 / 60
如何预防丁型肝炎 / 61
戊型肝炎的传播途径 / 62
戊型肝炎的预防措施 / 62
脂肪肝的预防方法有哪些 / 63
肝癌的三级预防 / 63

第三篇　护肝的健康养生智慧

第一章：日常生活的养肝细节

生活起居规律有益于养肝 / 66
晚上泡脚对肝脏的益处 / 67
学会静坐闭目养养肝脏 / 67
充足睡眠对于肝脏的益处 / 68
适当午休有利于肝脏恢复 / 68
长时间看书、看电视对肝脏有害 / 69
记得经常洗手预防肝病 / 69
勤敲打、按摩经络，疏通肝气 / 70
旅途中肝炎的预防 / 71
分餐制有益于预防肝病 / 71
肝炎患者用过的餐具要消毒 / 72
肝病患者洗澡的注意事项 / 73
肝炎患者饭后不宜百步走 / 73
肝炎患者在家休息时应注意哪些 / 74

第二章：女人要美丽必须先养肝

肝与人体衰老有密切联系 / 75
女人要养肝的重要性 / 77
记得女人以养血为本 / 77
补肝养肝让女人的皮肤变得无瑕 / 78
《黄帝内经》中眼与肝的关系 / 79
明眸善睐全靠肝养 / 80
做一做保眼养肝法 / 81
秀发出众也要肝脏的呵护 / 83
远离妇科病一定要养肝 / 84
肝脏是月经的阴晴表 / 84

小心肝气郁结带来的危害 / 85
女人养肝要学会息怒 / 85
女性养肝护肝的方法 / 86
女性美丽养肝法 / 87
女性食疗养肝的方法 / 88
多吃酸性食物宜养肝 / 89

第三章：男人要健康就得滋养肝肾

男人亚健康有可能是肝疲劳 / 90
拒绝酒精对肝脏的伤害 / 91
缺乏运动伤害你的肝脏 / 93
学会休息养肝脏 / 94
戒除暴躁易怒对肝的伤害 / 95
不爱喝水对肝脏的危害 / 96
盲目进补小心伤肝 / 97
男性应注意饮食养肝 / 98
男性要做好护肝预防 / 99

第四章：四季养肝应注意的细节

春季养肝正当时 / 100
春季养肝重在睡眠 / 101
春季养肝的饮食建议 / 101
不同体质的养肝方法不一 / 102
春季养肝应注意运动锻炼 / 103
春季养肝护肝应注意情绪舒畅 / 103
夏季护肝要注意养心 / 104
夏季养肝的饮食注意 / 105
夏季养肝的最佳食物 / 105

夏日炎炎也要适当运动 / 106
夏季养肝记得适当喝点中药 / 106
夏季养肝要注意保持心境平和 / 107
夏季养肝要注意饮食卫生 / 107
秋季养肝要注意养肺 / 108
秋季肝脏易受伤 / 109
肝病患者秋季"四防" / 109
秋季多补水有利于肝脏排毒 / 110
秋季养肝应注意情绪 / 111
青色入肝，秋季养肝食物 / 111
乙肝患者在秋季要记得体检 / 111
冬季养肝先养肾 / 112
冬季养肝的饮食注意 / 113
冬季养肝也要加强锻炼 / 114
冬季要注意情绪保养 / 115
冬季的睡眠作息要规律 / 115
春节期间的保肝原则 / 116

第五章：不同人群的不同养肝妙方

慢性肝炎患者日常如何护理 / 117
乙肝患者的日常生活起居 / 118
乙肝"小三阳"患者的生活注意事项 / 119
乙肝"大三阳"患者的生活注意事项 / 120
乙肝表面抗原携带者的日常注意细节 / 120
乙肝表面抗原携带者要注意劳逸结合 / 122
夏季丙肝的保健常识有哪些 / 123
脂肪肝患者的科学生活起居 / 123
脂肪肝患者睡眠护理细节 / 125
肝硬化患者日常护理方法 / 125
怎样远离肝癌的侵害 / 127
老年人应如何养肝 / 128
乙肝患者何时怀孕最佳 / 129
肝病孕妇日常注意事项 / 130
肝炎患者妊娠期饮食调养 / 131

第四篇　饮食养肝，民以食为天

第一章：养肝护肝的日常饮食

饮食调养对健康的重要性 / 134
药食同源话养肝 / 135
饮食失宜对肝脏的危害 / 135
了解肝病患者的饮食原则 / 136
养肝怎样保持营养平衡 / 138
肝病患者饮食注意事项 / 139
科学饮茶有益于肝 / 140
豆类食品对肝脏的补益作用 / 141
适量吃肝有益于肝脏 / 141

第二章：不同肝病患者的饮食调理

慢性肝炎患者的饮食调理 / 142
急性肝炎患者的饮食注意 / 143
肝炎患者恢复期的饮食 / 144
乙肝患者的饮食注意事项 / 145
乙肝"小三阳"患者的饮食注意 / 146
乙肝"大三阳"患者的饮食注意 / 146
乙肝孕妇的饮食注意 / 147
丙型肝炎患者的饮食调养 / 148

酒精肝患者的饮食调养 / 148
脂肪肝患者的饮食调养 / 149
儿童脂肪肝的饮食调理 / 151
肝纤维化患者的饮食调理 / 151
甲肝患者的饮食调理 / 152
肝癌患者的饮食原则 / 153
肝硬化的饮食原则 / 155
肝硬化的营养需求 / 156
肝炎患者黄疸时的饮食原则 / 157
肝性脑病患者的饮食调理 / 157
肝病合并的胆道感染患者的饮食调养 / 158

第三章：养肝必知的黄金食物

消脂去病的小米 / 160
健脾养肝的甘薯 / 161
调肝佳品的大米 / 162
去脂抗癌的玉米 / 162
修复肝脏的花生 / 163
降脂降压的燕麦 / 164
补肝益肾的芝麻 / 165
保肝护肝的大豆 / 165
疏肝解郁的韭菜 / 166
解困除乏的芹菜 / 167
补肝明目的菠菜 / 168
养肝益血的荠菜 / 169
强肝护体的花菜 / 169
养血益气的苦瓜 / 170
降脂减压的莴苣 / 171
养肝益肾的黑木耳 / 172
消肿利水的冬瓜 / 173
清热解毒的丝瓜 / 174

补肝明目的胡萝卜 / 174
养血补气的香菇 / 175
生津润肠的桃子 / 176
泻肝调热的李子 / 177
保肝护肝的葡萄 / 178
疏肝健脾的佛手柑 / 178
健脾消食的柠檬 / 179
生津润肺的金橘 / 180
润肺护肝的梨 / 181
益肝消食的山楂 / 181
防止肝炎的大枣 / 182
明目养肝的桑葚 / 183
生津止渴的石榴 / 184
舒肝明目的香蕉 / 184
保肝护肝的猕猴桃 / 185
益气养肝的猪肉 / 186
补脾养肝的兔肉 / 187
补肝壮肾的鸽肉 / 188
补肝养血的带鱼 / 188
养肝明目的青鱼 / 189
补肝益肾的鲈鱼 / 190
补虚养肝的鲟鱼 / 191
修复肝脏的牛奶 / 192

第四章：养肝的经典偏方

舒肝养胃方 / 193
丹参黄豆汤 / 193
健脾益气养肝方 / 193
杞菊地黄丸 / 194
一贯煎 / 194
加味一贯煎 / 194

柴胡疏肝散 / 195

逍遥散 / 195

越鞠丸 / 195

柴胡橘叶煎 / 196

丹鸡黄精汤 / 196

沉香降气汤 / 196

四逆散 / 196

滋水清肝饮 / 197

虎潜丸 / 197

龟龙通窍煎 / 197

救逆汤 / 198

四物汤 / 198

吴茱萸汤 / 198

暖肝煎 / 198

当归龙荟丸 / 199

龙胆泻肝方 / 199

泻青丸 / 199

左金丸 / 200

丹栀逍遥散 / 200

奔豚汤 / 200

犀角地黄汤 / 201

镇肝息风汤 / 201

天麻钩藤饮 / 201

大定风珠 / 202

羚羊钩藤汤 / 202

归芍地黄丸 / 202

明目地黄丸 / 203

小建中汤 / 203

第五章：不同肝病的不同食疗

脂肪肝病患者养肝食疗 / 204

肝硬化患者养肝食疗 / 206

急性黄疸型肝炎患者养肝食疗 / 208

急性无黄疸型肝炎患者的食疗 / 210

急性肝炎患者的食疗 / 211

慢性肝炎患者的食疗 / 213

肝癌患者的食疗 / 215

第五篇　肝脏健康，始于有效的运动

第一章：选择科学的运动方法

适量参加运动对健康的益处 / 218

缺乏运动对健康的危害 / 219

运动对于肝病的意义 / 220

肝病患者的运动原则 / 220

适宜肝病患者的运动方式 / 221

肝病患者运动要注意的两个基本点 / 222

肝病患者的运动时间要限定 / 222

肝病患者运动前后的饮食注意 / 223

运动宜在医师指导下进行 / 223

运动应选择合适的天气 / 224

运动要因时而异 / 224

运动也要因人而异 / 225

第二章：制订有效的运动计划

为自己制订有效的运动规划 / 226

散步对养肝的益处 / 227

散步养肝应根据体质采取不同散步形式 / 228
慢跑对肝病患者的益处 / 229
慢跑治疗应注意的事项 / 230
学学太极对健康有益 / 230
习练太极拳的要领有哪些 / 231
气功不但能健体还能养肝 / 231
养肝气功的锻炼方法 / 232
做做养肝保健操 / 233
游泳对于肝病患者的益处 / 234
保肝护肝强肝功 / 235
什么是按压强肝法 / 236
立位运动的养肝护肝法 / 236
不妨练练养肝八段锦 / 237

五禽戏也能养肝护肝 / 240
练练瑜伽也能强肝护肝 / 243

第三章：不同肝病患者的正确运动

乙肝患者怎样运动 / 247
慢性肝炎患者的运动处方 / 247
脂肪肝患者如何进行锻炼 / 248
脂肪肝患者运动时的注意事项 / 249
老年肝炎患者的运动方法 / 250
肝硬化患者的运动方法 / 250
肝硬化患者的运动原则 / 251
酒精肝患者的运动方式 / 252
肝癌患者的运动方法 / 253

第六篇　养好肝离不开好的心情

第一章：坏情绪会伤害你的肝脏

中医认为怒伤肝 / 256
悲观抑郁对肝脏的危害 / 257
不良心理对病情的影响 / 257
心态，健康的决定因素 / 258
精神刺激对机体的影响 / 259
忧郁情绪扼杀健康 / 259
心烦意乱易引肝火 / 260
心理超负荷的影响 / 261
心理因素影响药物疗效 / 262

第二章：如何管理好你的"灰色"情绪

学会疏导内心的不良情绪 / 263

自我调节情绪的妙方 / 264
学做自己情绪的管理师 / 265
宽容忍让，心怀宽广 / 265
消除紧张情绪的秘诀 / 266
戒怒，养生第一大要素 / 267
怎样消除抑郁 / 268
学会抛开烦恼 / 269
练习书法学养身心 / 269
种植花木调情志 / 270
唱歌有助于健康长寿 / 271
静坐益身心 / 272
垂钓有益于身心 / 272
下棋，善弈者长寿 / 273
长吁短叹，缓解心中压力 / 273

第三章：肝病不一，心理调适不一

肝病患者常见心理问题 / 275

肝病患者如何调节心理状态 / 276

患了急性肝炎怎样调适心理 / 277

慢性肝炎患者的心理调适 / 278

小儿肝病患者的心理调适 / 279

青年肝病患者的心理调适 / 279

中年肝病患者的心理调适 / 280

老年肝病患者的心理调适 / 281

重症肝病患者的心理调适 / 281

脂肪肝患者的心理调适 / 282

肝硬化患者的心理调适 / 284

乙肝患者的心理调适 / 285

妊娠合并肝病患者的心理调适 / 286

第七篇　学会用药物为你的肝脏加一把健康锁

第一章：为保肝养肝保驾护航的中药

怎样合理利用中药来养肝 / 288

养肝护肝的中药有哪些 / 289

养肝护肝的中成药有哪些 / 305

注意中药对肝脏的毒副作用 / 312

肝病患者服用单方、中成药的注意事项 / 313

肝病患者的进补原则 / 314

肝病患者用中药进补需要注意 / 314

肝病患者滥用保肝药的危害 / 315

怎样合理利用中医药治肝病 / 316

提高肝病患者免疫功能的中草药 / 317

注意中西药的配伍禁忌 / 317

第二章：合理用药，别让肝脏再受伤害

患者常用的护肝西药有哪些 / 319

抗肝炎病毒的药物有哪些 / 320

常用的免疫增强剂 / 323

常用的免疫调节剂 / 326

有损肝脏的药物有哪些 / 327

肝病患者怎样安全用药 / 328

肝病患者正确选用非处方药 / 329

肝病患者服药时应注意哪些 / 329

注意肝病患者的用药误区 / 331

第三章：不同肝病的药物治疗方案

甲肝患者的药物治疗 / 332

慢性乙肝的药物治疗 / 333

联合用药对于乙肝的影响 / 334

慢性丙肝的药物治疗 / 334

中医对于丙型肝炎的治疗原则 / 335

酒精肝的药物治疗 / 336

药物性肝病的药物治疗 / 337

对治疗脂肪肝药物的评价 / 338

肝硬化的药物治疗 / 339

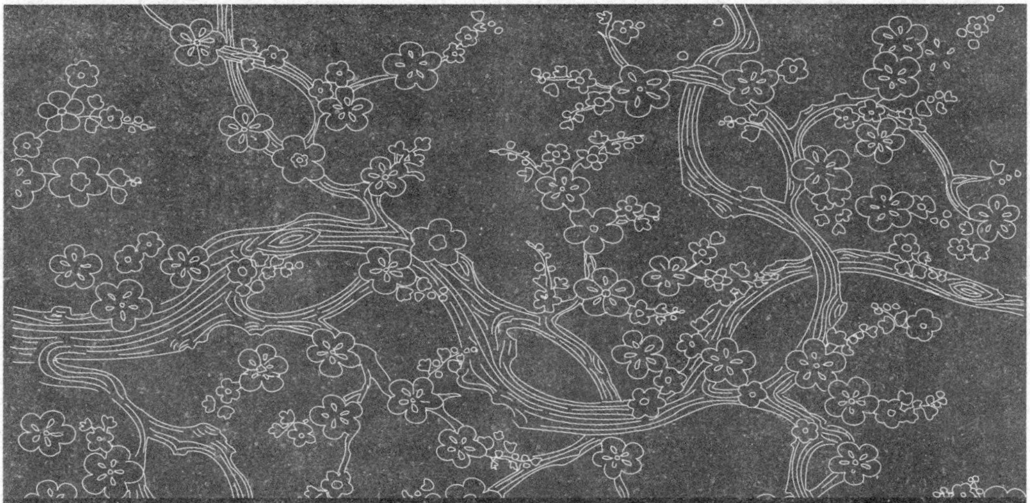

【第一篇】
认识肝脏

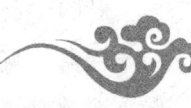
篇首语

肝脏为脊椎动物（包括人类）的器官。肝脏是身体内以代谢功能为主的器官，并在身体里面扮演着去毒素，储存糖原（肝糖），分泌性蛋白质合成等角色。肝脏也制造消化系统中之胆汁。因此，肝脏在人体中起着很重要的作用。

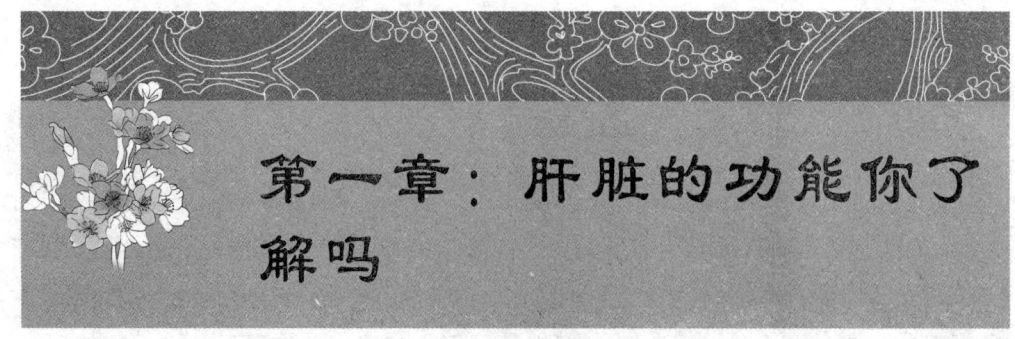

第一章：肝脏的功能你了解吗

肝脏的位置在哪

肝脏主要位于右季肋区和腹上区，大部分肝脏为肋弓所覆盖，仅在腹上区、右肋弓间露出并直接接触腹前壁，肝上面则与膈及腹前壁相接。从体表投影看，肝上界在右锁骨中线第5肋骨，右腋中线平第6肋骨处；肝下界与肝前缘一致，起自肋弓最低点，沿右肋弓下缘左上行，至第8、第9软肋骨结合处离开肋弓，斜向左上方，至前正中线，到左侧至肋弓与第7、第8软肋骨之结合处。一般认为，在成人肝上界位置正常的情况下，如在肋弓下触及肝脏，则多为病理性肝肿大。幼儿的肝下缘位置较低，露出到右肋下一般均属正常情况。

肝的位置常随呼吸改变，通常平均呼吸时升降可达2～3厘米，站立及吸气时稍下降，仰卧和吸气时则稍升。医生在给患者肝脏触诊检查时，常要患者做呼吸配合就是这个道理。

健康肝脏的具体形态

肝脏是人体内最大的实质性脏器和消化腺，其大小因人而异。一般左右径（长）约25厘米，前后径（宽）15厘米，上下径（厚）6厘米，重1200～1500克。新鲜肝脏呈红褐色，组织厚而脆，血管丰富，结构复杂，受外界暴力易损伤而破裂出血。上面隆凸，贴于膈，下面略凹，邻接附近脏器。前缘较锐，后缘圆钝。肝上面被镰状韧带分成右左两叶，右叶大而厚，左叶小而薄。下面有"H"形沟，

第一篇 认识肝脏

其横沟即肝门,是门静脉、肝动脉、肝管、神经及淋巴管出入之处。肝组织由无数肝小叶所组成,除接受肝动脉的血液外,还同时接受经门静脉输入的来自消化道的血液。

了解肝脏的"左邻右舍"

俗话说:"远亲不如近邻"。肝脏也有自己的左邻右舍,而且和这些"邻居"关系密切,相互作用,相互影响。肝脏究竟有哪些邻居呢?让我们去"拜访"一下吧!

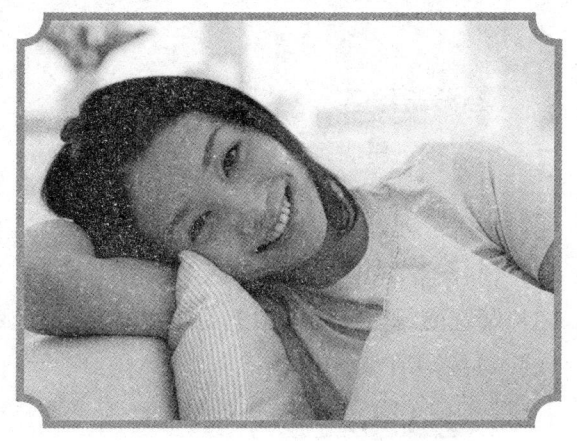

肝的邻近脏器有:右叶上面与膈相连,与右胸膜腔和右肺相邻。因此,肝右叶脓肿有时侵蚀膈面而波及右胸膜腔和右肺;右叶后缘内侧邻近食管;左叶上面也与膈相连,与心包和心脏相邻;左脏面与食管、胃、胰接邻;尾状叶与第 10~11 胸椎相对应,在尾状叶左后方为腹主动脉,尾状叶和腹主动脉之间隔以右膈下动脉和右膈肌脚。在腔静脉窝处有下腔静脉经过,其右侧为肝裸区,在裸区下缘稍上方与右侧肾上腺紧邻,故当游离肝裸区时,应注意避免损伤右肾上腺及其血管。肝脏有病时会影响这些器官的功能,同样,这些器官的病变也会侵犯肝脏。

肝脏的解毒功能

在机体代谢过程中,门静脉收集自腹腔流来的血液,血中的有害物质及微生物抗原性物质,将在肝内被解毒和清除。肝脏是人体的主要解毒器官,它可保护机体免受损害,使毒物成为比较无毒的或溶解度大的物质,随胆汁或尿液排出体外。

肝脏解毒主要有四种方式：

1. 化学方法

如氧化、还原、分解、结合和脱氧作用。氨是一种有毒的代谢产物，它的解毒主要是通过在肝内合成尿素，随尿排出体外。有毒物质与葡萄糖醛酸、硫酸、氨基酸等结合可变成无毒物质。

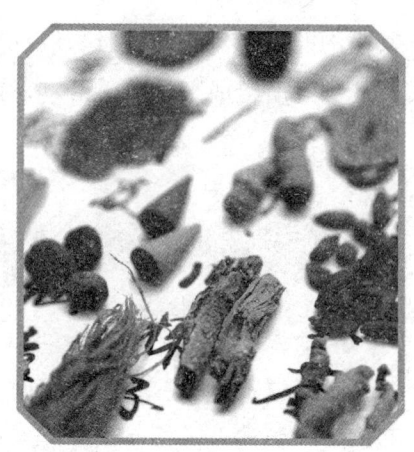

2. 分泌作用

一些重金属如汞，以及来自肠道的细菌，可随胆汁分泌排出。

3. 蓄积作用

某些生物碱如士的宁、吗啡等可蓄积于肝脏，然后肝脏逐渐小量释放这些物质，以减缓中毒过程。

4. 吞噬作用

肝脏如果受损，人体就易中毒或感染。肝细胞中含有大量的枯否细胞，有很强的吞噬能力，起到了吞噬病菌保护肝脏的作用。

肝脏的代谢功能

肝脏具有糖代谢、脂肪代谢、蛋白质代谢、维生素代谢和激素代谢等功能。

1. 糖代谢

主要是通过肝糖原的合成与分解和糖异生作用维持血糖的正常浓度。进入人体的食物通过消化吸收转化为葡萄糖贮存在肝脏，溶解在血液中。

2. 脂肪代谢

脂肪的合成和释放、脂肪酸分解、酮体生成与氧化、胆固醇与磷脂的合成、脂蛋白合成和运输等均在肝脏内进行。

3. 蛋白质代谢

肝脏除了合成本身所需要的蛋白质外,还合成白蛋白、部分球蛋白、纤维蛋白原、凝血酶原及凝血因子等。

4. 维生素代谢

许多维生素如A、B、C、D和K的合成与贮存均与肝脏密切相关。肝脏明显受损时会出现维生素代谢异常。

5. 激素代谢

肝脏对许多激素的作用时间和强度起调节和控制作用,是激素灭活的主要场所。如胰岛素、甲状腺素、肾上腺素、肾上腺皮质激素,主要在肝脏中分解和转化,降低或失去活性。

肝脏的免疫功能

肝脏是人体内重要的免疫器官。因为在肝血窦腔里面,有数目巨大的肝巨噬细胞,又称枯否细胞、库普弗细胞。这种细胞具有吞噬细菌和病毒的作用,一旦有外来分子经过肝脏,就会被这种细胞吞噬、消化,或经过初步处理后交给其他免疫细胞深一步清除。

肝巨噬细胞还参与人体的调节免疫、炎症反应以及调控组织和基质修复等功能,并能清除衰老和变性的血细胞及肿瘤细胞。因此,肝巨噬细胞是清除细菌及病毒的重要防御细胞,它既是肝脏的卫士,也是我们人体全身的"保护神"。

另外,肝脏中还有数量较多的淋巴细胞,当人体有炎症反应时,这些淋巴细胞及附近淋巴组织中的淋巴细胞,都能很快到达病变部位。

正是因为肝脏所具有的免疫功能,当肝脏发生病变时,人体就会出现免疫缺陷或损伤,影响健康。

肝脏的凝血功能

肝脏在人体的造血系统及凝血功能方面还起着重要的作用。医学研究发现,

养肝就是养健康

在胚胎发育的第二至第七个月，肝脏担负着为胎儿造血的重任。之后，肝脏的造血功能逐渐由骨髓取代，而肝脏的这项功能改为主要负责凝血。

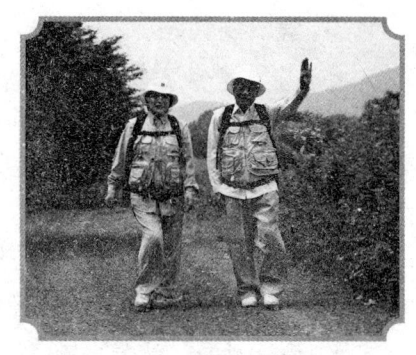

肝脏在人体凝血和抗凝两个系统的动态平衡中起着重要的调节作用。因为肝脏是蛋白质的合成场所，而绝大部分的凝血因子都是蛋白质，部分抗凝物质如抗凝血酶（AT-Ⅲ）、纤溶酶原、蛋白C等也在肝脏合成。同时，肝脏还可以清除多种凝血及纤溶过程中的产物。因此，肝脏具有凝血功能。

在临床上，肝功能损坏的患者，肝脏本身所具有的合成凝血因子及清除凝血产物的功能会出现障碍，各个方面的止血功能和抗凝功能都会降低，肝功能破坏的严重程度常与凝血障碍的程度相平行。所以，肝病可引起凝血因子缺乏，造成患者凝血时间延长及发生出血倾向。而对于长期患肝病的患者，出血常常成为患者死亡的一个主要原因。

肝脏的胆汁分泌功能

肝脏的重要功能之一，就是生成和排泄胆汁。

胆汁是机体的一种重要体液，具有两大作用：一是作为消化液，帮助脂肪在肠内的消化和吸收；二是将某些代谢产物从肝脏排出。

医学研究表明，肝脏每日合成和排出胆汁500～1200毫升。肝细胞能不断地生成胆汁酸和分泌胆汁，经胆管输送到胆囊。在人们进食的时候，胆囊会自动发生收缩，通过胆囊管和胆总管把胆汁排泄到小肠，以帮助食物进行消化吸收。另外，肝脏分泌胆汁的量会随着人体活动量、饮食的质和量，以及饮水量的不同而变化，尤其在进餐时，肝脏所产生的胆汁量要比平时多得多。

如果肝内或肝外的胆管发生堵塞，就会影响胆汁的正常排泄。而一旦胆汁不能外排，就会蓄积在血液里，患者就会出现黄疸。当然，黄疸出现的原因比较多，不全是肝脏病变的信号，但如果出现黄疸，就不能排除肝脏病变的可能。

第二章：生活中那些伤肝的恶习你有多少

情绪不佳对肝的影响

人生难免遭遇沮丧、不满、怨恨、不平，为寻求心理平衡，我们必须对这些情绪进行释放。因为这些坏情绪会严重影响肝脏的疏泄条达，令肝脏不能舒展，造成肝气郁结。

肝气郁结是指由于情绪抑郁或其他慢性消耗性疾病引起的情绪波动较大造成肝部不适的现象。肝失疏泄，气机郁结，则情志抑郁；久郁不解，失其柔顺舒畅之性，故急躁易怒。气郁生痰，痰随气升，

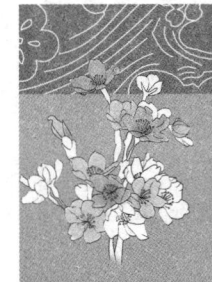

搏结于咽则见梅核气。人的精神活动由心所主外，也与肝的疏泄功能有关。疏泄通畅，人体就能较好地协调自身的精神、情志活动，表现为精神愉快、心情舒畅、思维灵敏；疏泄不及，则表现为精神抑郁、多愁善虑、沉闷欲哭、嗳气太息、胸胁胀闷等，称为肝气郁结。

肝气郁结或快或慢会反映出一系列躯体疾病：胃痛、腹痛、腹泻、头痛、胸闷、月经不调、乳腺增生、子宫肌瘤、色斑、高血脂、脂肪肝、高血压等等。

过度饮酒对肝的危害

生活中，不少人喜欢饮酒，很多场合也需要以酒作为应酬，以致喝得大醉

虽然人们有各种喝酒的理由，但从健康角度看，过度饮酒对肝脏危害极大。

医学专家研究发现，肝脏中的乙醇脱氢酶负责将乙醇（酒的成分）氧化为乙醛，乙醛对人体有害，但它很快会在乙醛脱氢酶的催化作用下转化成无害的乙酸（即醋的成分）。乙酸是酒精进入人体后产生的唯一一种有营养价值的物质，它可以提供人体需要的热量。可酒精在人体内的代谢速度很有限，如果饮酒过量，酒精就会在体内，尤其是肝脏和大脑中积聚，积聚到一定程度，人体就会出现酒精中毒的症状。

民间有种说法，"喝酒脸红的人不伤肝，喝酒脸白的人才伤肝"，其实这是错误的。研究发现，无论脸色怎样，饮酒过量，都会大量消耗乙醇脱氢酶和乙醛脱氢酶，并使酒精对肝细胞的毒性通过肝脏的代谢，逐步造成对肝细胞的破坏，对身体的损害极大，还常常会诱发肝脏的损伤性疾病——酒精肝。

熬夜造成的肝损伤

因为工作或生活习惯等各方面的原因，现在，"夜猫子"一族的队伍正日益壮大。而细心的人不难发现，从总体上来看，"夜猫子"们的体质普遍比有正常睡眠的人差很多，因此，他们也极易成为一些流行疾病（如感冒）的"俘虏"。这是为什么呢？

原来，肝脏虽是人体最大的解毒器官，但它排毒是有时间段限制的。按照中医的经脉循行理论，每天晚上11时至凌晨1时，肝胆经气血最旺，是养肝血的最佳时间，也是肝脏开始排毒的时间。而肝脏的排毒，需要在熟睡中进行。经常熬夜的人，其肝脏无法完成毒素的排泄，也就无法生成新鲜的气血。时间久了，肝脏的解毒功能自然会受损，使毒素在体内堆积，影响健康。对于那些已经感染了肝炎病毒的人，熬夜还会加重其病情。

另外，研究表明，"夜猫子"们的肾上腺素等激素的分泌量要比常人高，这会加重肝、肾负担，影响其正常功能的发挥，并引发人体的一些不适症状，甚至还会加重肝炎患者的病情。

服药也会伤肝

作为人体内重要的解毒器官，肝脏虽能把很多有毒的物质转化为无毒物质，但凡事都有一个度的限制，肝脏也是如此。如果有毒物质的量过大，肝脏也无法承受，而且药品本身其实也是一种有毒的物质。

常言道，是药三分毒。很多人认为，这句话只是针对西药而言，中药则没有什么毒副作用。其实，这种看法是错误的。无论是西药还是中草药，如果使用不当，都很容易伤肝。

医学研究发现，肝脏是人体进行药物转化的主要器官，因此常会受到药物的伤害，是药物性损伤的"重灾区"。因为人们所用的药品，最后都会经由肝脏的代谢排出体外。哪怕是外用的药膏，只要吸收了最终都将由肝脏来处理，并经过肠道、肾脏等排出体外。而且药物在肝脏中也不单纯是类似"废物处理"的过程，在肝脏中一系列酶的作用下，许多药物是被其"活化"以后才会发挥药理作用的。因此，对于肝脏而言，除了少数保肝药之外，其余都是负担。而用药不当，更会对肝脏造成不同程度的损害。

 ## 养肝别用眼过度

《黄帝内经》中曾有"肝开窍于目"的说法，意思是眼病的发生与肝脏的关系十分密切。

眼睛的位置在全身的最高处，可它的养分却是由深藏于身体内部的肝脏通过经络通道提供的。因此，只有气血充足的人，双眼才会炯炯有神。现在，人们用眼的强度日益加大，发生视疲劳的人也越来越多。比如，人们经常长时间地对着电脑或书本，就会因用眼过度而出现视疲劳，如视物模糊、眼胀、眼涩、灼痛、头痛、恶心、乏力等症状。一旦眼睛过分疲劳，不仅会对视力产生影响，还会消耗肝血，甚至对肝脏造成损伤。就如《黄帝内经》所说的"久视伤血"，这里的"血"，指的就是肝血。

而医学研究表明，由于过度用眼所引发的多种病变，如眼痒、眼睛红肿、眼痛、见风流泪、眼干等，都与肝脏有关。因此，人们在日常生活中，一定要注意保护眼睛，避免用眼过度。这既是养眼，也是养肝。

久坐不动也会伤肝

如今，因为工作、生活等原因，很多人都要久坐，如办公室白领、司机、游戏狂人等。人们普遍认为，久坐会使身体发胖，殊不知，久坐不动也会伤及肝脏。

原来，人一旦长时间坐着不动，则会肝气不舒，周身的气血运行就会出现紊乱，长此以往会诱发高血压、消化系统功能紊乱等疾病，妇女还会出现月经不调的症状。很多人久坐之后会觉得浑身不舒服，就是肝气不舒的表现。

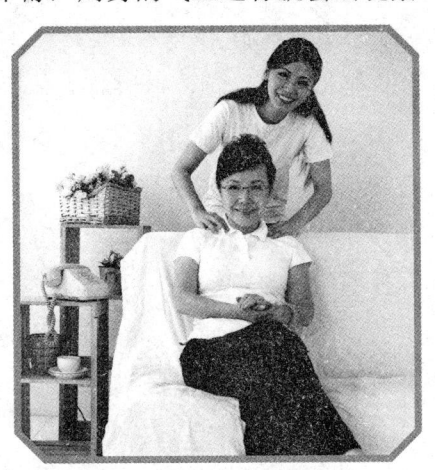

另外，久坐加上生活的不规律，也容易使肝脏"发福"，使人受到脂肪肝的"青睐"。而脂肪肝是和糖尿病一样，被称为"富裕病"的。因此，久坐的人一定要注意运动，比如每隔一两个小时，就起来散散步，或做简单的运动。

吸毒必定伤肝

吸毒对于肝脏的损害作用已经被医学界所证实，甚至国外有人提出："只要是确定的吸毒者，就一定合并有肝炎。"有研究证实，对69名吸毒者在封闭条件下进行观察半年，发现有52人至少有一项或更多的肝功能化验结果异常。

吸毒对肝脏的损害是十分严重的，造成这种结果的原因主要有以下几点：

1. 吸食毒品或者其中的掺杂物直接作用于肝脏，对肝脏造成损害，引发中毒性肝炎。

2. 吸毒者使用的工具消毒不彻底，如注射器针头、容器等，或者使用溶剂不干净，导致吸毒者感染肝炎病毒。

3. 多人共用一个注射器，如果其中一人感染了肝炎或者携带肝炎病毒，就会传染其他人一起感染。

食用过多的加工食品增加肝脏的负担

我们所吃的食物都会经过肝脏解毒、代谢以供机体应用,如果胡乱进食会增加肝脏负担,甚至加重肝脏损害。尤其是乙型肝炎活动期,轻者会延缓病情恢复,重者有可能会引起肝脏坏死。加工食品很多含有防腐剂,必须经过肝脏解毒,从而增加了肝脏的负担。辛辣食品对胃肠道黏膜有刺激作用,会引起胃酸分泌增加,尤其对重型肝炎患者会加重胃肠道黏膜的充血、水肿及糜烂,甚至会引起消化道出血。由于肝炎患者的糖代谢会发生紊乱,因此,高糖饮食会使血糖升高,多余的糖会转变成脂肪而贮存在肝脏,形成脂肪肝;同时,高糖饮食还会引起肠胀气,像羊肉和葵花子这样的高脂食物,过多食用难以被有效消化和吸收,加重肝脏负担。

多食油腻食物对肝的影响

油腻食物是指脂肪和胆固醇含量高的食品。如油炸食品、猪板油、肥肉等。油炸且藏油的食品都是油腻食物。少吃油腻食物对身体有益无害,此类食物能直接地提供热量,但吃多了易造成脂肪在体内堆积导致肥胖。

另外,油腻食物摄入过多对肝脏也有一定的危害。

油腻的食物吃多了不但会加重肠胃道负担,同时,油腻的食物中多含有会加重肝脏负担和致癌的物质,这些物质会导致肝脏损伤,所以,乙肝""大三阳"的患者应当避免摄入过多油腻食品。

如果长期吃油腻食物,就会导致过剩的脂肪沉积于肝脏,加重肝脏负担,很容易导致肝脏形成脂肪肝,并最终损伤肝功能并迁延不愈。

由于油腻食品一般都要经过油炸处理,煎炸断裂的脂肪链可产生致癌的化学物质,最终导致肝硬化,甚至向肝癌过渡(乙肝"大三阳"发展为肝癌的概率增大)。

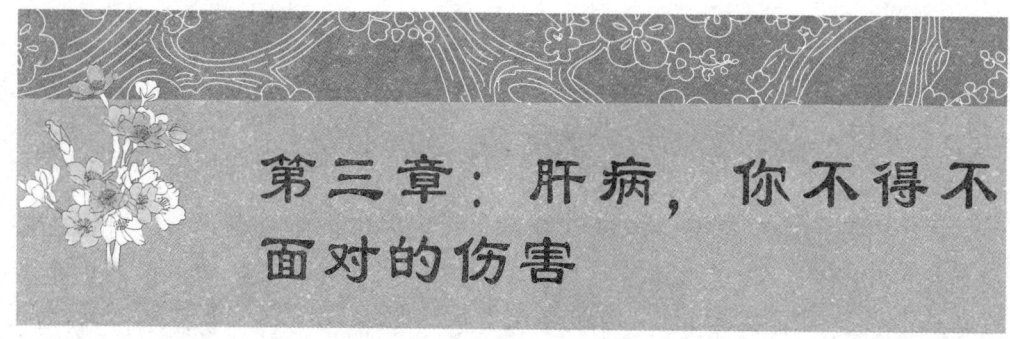

第三章：肝病，你不得不面对的伤害

认识肝病的种类

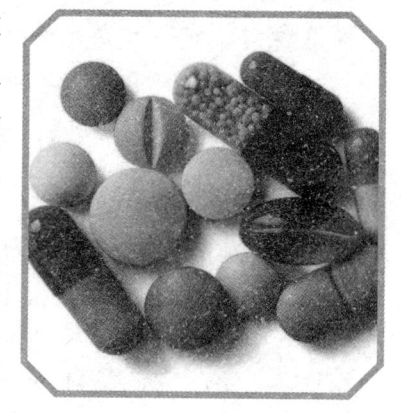

肝病是指发生在肝脏的病变，是一系列导致肝细胞损害和肝生理结构异常的疾病。肝脏是人体内最大的消化腺，同时也是体内物质能量代谢的中心站，是维持人体生命活动的重要器官。因此，肝病对人体健康的危害不言而喻。

肝病的种类很多，按照发病机理的不同，肝病可以分为病毒性和非病毒性两大类。

病毒性肝病是指由多种不同肝炎病毒引起的一系列以肝脏损害为主的传染病。病原学研究诊断，常见的肝炎病毒至少有5种，分别称为甲、乙、丙、丁、戊型肝炎病毒，它们所引发的肝炎，相应地分别称为甲、乙、丙、丁、戊型病毒性肝炎，也就是人们平时所说的甲肝、乙肝、丙肝、丁肝、戊肝。

非病毒性肝病是指由于非病毒原因而引起的一系列肝脏疾病，通常包括酒精肝、药物或毒物性肝病、脂肪肝、自身免疫性肝炎等。

引发肝病的诱因

目前，肝病已经成为危害极大的世界性疾病。那么，引起肝病的原因都有哪些呢？研究发现，诱发肝病的因素从总体上可分为以下几类：

1. 不良生活习惯

如饮食不规律、饮酒过量、营养不良、受寒、长期熬夜等，都会使肝脏的正常功能受损，诱发肝病。

2. 过度劳累

如长期从事繁重的体力或脑力劳动，导致身体长时间处于超负荷，免疫力大大降低，也成为肝病的主要诱因。

3. 感染

由多种肝炎病毒引起，具有传染性强、传播途径复杂、流行范围广、发病率高等特点。

4. 药物损害

许多药物或化学毒物都会损伤肝脏，引发药物性或中毒性肝炎。而肝脏受损的程度则与接触这类药物或化学毒物的时间长短相关。

5. 其他因素

如糖尿病等疾病、辐射、环境变化等，都可能在不同程度上诱发肝病。

哪些人群易患肝病

1. 频繁用药的人

这类人群被习惯地称为"药罐子"。俗话说"是药三分毒"，频繁用药的人，必然会大大损耗肝脏的解毒能力，成为肝病的高危人群之一。

2. 酗酒的人

长期过量饮酒的人，酒精就会在体内尤其是肝脏和大脑中蓄积，造成酒精中毒，严重的还会造成酒精肝。

3. 不爱运动的人

长期不爱运动的人，会使体内过剩的养分转化成脂肪堆积于皮下，久之会引发脂肪肝。

4. 喜食荤腥的人

这类人群因过多食用高脂肪食物，造成肝脏负担过重，使多余的脂肪在肝内堆积，诱发肝病。

5. 营养不良的人

这类人群由于体内缺乏足量的蛋白质，会导致极低密度脂蛋白合成减少，造成肝脏转运三酰甘油时发生障碍，使脂肪在肝内堆积。

6. 年长的人

人体内的新陈代谢功能会随着年龄的增长而逐渐衰退，因此，年长者患内分泌疾病的数量较年轻人大为增加，最终使脂肪在肝内堆积而诱发肝病。

7. 经常处于饥饿状态的人

这类人由于血糖降低，肝组织中的脂肪酸被调动进入血液，使血液中游离脂肪酸升高，可致肝脏脂肪堆积。

其实，对于肝病情况高危人群的界定，不能单纯从年龄、病情等方面来考虑，而应综合考虑肝病患者的生活。

你了解甲肝的危害吗

甲型病毒性肝炎，简称甲型肝炎、甲肝，是由甲型肝炎病毒（HAV）引起的，以肝脏炎症病变为主的传染病。研究发现，甲肝主要通过粪—口途径进行传播，即由患者的潜伏期或急性期粪便、血液中的甲肝病毒污染水源、食物、用具及生活密切接触经口进入胃肠道而传播。该病在临床上主要表现为疲乏、食欲减退、肝肿大、肝功能异常，部分病例会出现黄疸。

甲肝患者一般没有什么感染症状，病毒的平均潜伏期为30日。一旦发病，则往往表现为急性肝炎。该病除了传染性较强之外，并没有什么可怕的。目前，随着甲肝疫苗在世界范围内的使用，该病的流行已经得到了有效的控制。

与甲肝患者接触后，怀疑自己是否受到感染，可以在一个月后到医院检查是否发病。如果不发病，可以注射甲肝疫苗；如果发病，也不必担心，本病的自限性，使你不必担心它会影响你以后的正常生活。

乙肝，不得不提的伤害

乙型病毒性肝炎，简称乙肝，是由乙肝病毒（HBV）引起的、以肝脏炎性病变为主，并可引起多器官损害的一种疾病。少数患者可转化为肝硬化或肝癌。因此，乙肝是一种传播广、危害严重的流行病。

研究发现，乙肝病毒是一种嗜肝病毒，主要存在于肝细胞内并损害肝细胞，引起肝细胞的炎症、坏死、纤维化，最终导致患者死亡。因此，乙肝与肺结核、艾滋病并称为世界上最常见的传染病。

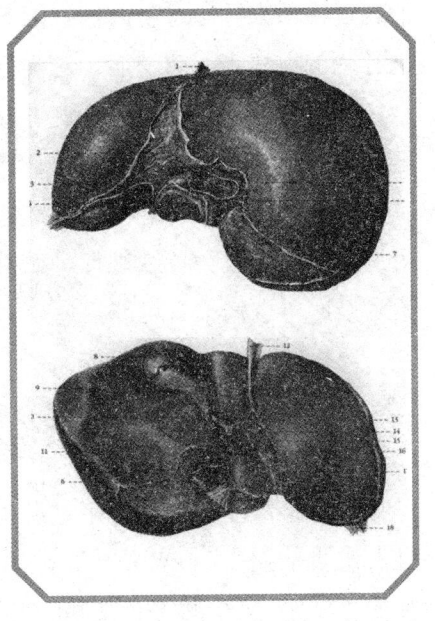

乙肝分急性和慢性两种。急性乙肝在成年人中有大约90%可以自愈，而慢性乙肝又可分为慢性乙肝携带者、慢性活动性乙肝、乙肝肝硬化等几种。

乙肝是血液传播性疾病，主要通过血液、母婴及性接触三种渠道进行传播。另外，也有一些患者是因皮肤黏膜破损而致病，如纹身、扎耳孔、内镜检查等。而日常的生活与工作接触，不会感染乙肝病毒，即乙肝病毒不会通过呼吸道、消化道或皮肤接触来传播，因此，不必担心在日常生活中与乙肝患者正常接触而发病。作为保护手段，人们可以通过注射乙肝疫苗的方式来进行预防。

丙肝，不显眼的疾病

丙型病毒性肝炎，简称丙型肝炎、丙肝，是一种由丙型肝炎病毒（HCV）感染而引起的肝病，主要经血液、母婴、吸毒及性接触等途径进行传播。目前，丙肝呈全球性流行趋势，并可导致肝脏慢性炎症坏死和纤维化，部分患者可发展为肝硬化甚至肝细胞癌（HCC）。因此，丙肝对患者的健康和生命危害极大。

作为肝炎"大家庭"中的一员，丙肝与甲肝、乙肝一样，具有很大的危害性。但不同的是，丙肝不能通过注射疫苗的方式来预防，因为目前还没有研制出有效的丙肝疫苗来预防这种肝病。因此，人们只能通过避免一些有可能感染丙肝的高危行为的方式来预防该病。这类行为包括不安全的注射、静脉吸毒、不安全的锐利废物收集和处置、与丙肝病毒感染者进行无保护性接触，使用未经严格消毒的器具进行牙科检查、纹身、穿刺等。

丙肝病毒还有一个特点，就是具有很大的隐蔽性。丙肝病毒一旦感染人体，对肝脏的损害就会持续进行。如果感染了丙肝病毒，一定要尽早进行治疗，如果治疗及时，该病很有可能治愈。

丁肝对肝脏有什么影响

丁型病毒性肝炎是由丁型肝炎病毒（HDV）等嗜肝DNA病毒引起的急性和慢性肝脏炎症病变。HDV是一种缺陷病毒，极少有单独HDV感染，只能存在于乙肝病毒（HBV）感染的人及某些嗜肝DNA病毒表面抗原阳性的动物中。丁型肝炎的临床表现在一定程度上取决于同时伴随的HBV感染状态。HDV与+HBV重叠感染后，可促使肝损害加重，并易发展为慢性活动性肝炎、肝硬化和重型肝炎。

丁肝的临床表现与以下肝病毒的感染方式有关，现按丁肝病毒的感染方式分别说明：

1. 病毒与乙肝病毒同时感染，将可能出现下列两种情形

（1）急性丁肝病毒相关肝炎：其临床及生化特点与单纯乙肝相似，症状较轻，肝组织损害不十分严重。

（2）暴发型肝炎：临床症状及肝损害严重，病死率高。这是因为急性乙肝病毒血症时间延长，乙肝病毒复制增多，为丁肝病毒复制提供了良好的条件。

2. 重叠感染丁肝病毒

（1）自限性肝炎：一般临床症状不严重，病程较短，有自限和恢复的倾向。乙肝表面抗原携带者是丁肝病毒攻击的目标。

（2）慢性进行性丁型肝炎：即为慢性乙型肝炎恶化或无症状的乙肝病毒携

带者演变为进行性活动性肝炎,病情严重,呈进行性发展。可发展为肝硬变,预后差。

丁肝属于传染性疾病,预防要从控制传染源,切断传播途径入手。方法如下:

积极防治乙型肝炎。研究证明,乙肝疫苗的接种可有效预防乙肝病毒的感染和随之发生的乙肝和丁肝病毒的混合感染。防止丁肝病毒在乙肝表面抗原携带者中间的传播,应保护皮肤黏膜免受损伤,避免不必要的针刺纹身,并应注意清洁卫生,防止蚊虫的孳生和叮咬。

防止母婴垂直传播。所有乙肝 e 抗原或乙肝 e 抗体阳性母亲所生婴儿,都应接种乙肝疫苗,以防止丁型肝炎的母婴垂直传播。

慎重使用血液制品。

防止性传播。丁肝病毒感染率在妓女和性滥者中较高。预防和杜绝性滥,积极防治性病亦是预防丁型肝炎的措施之一。

严禁吸毒,特别注意的是注射毒品也是丁肝传染的途径之一。

戊肝对肝脏的危害

戊型肝炎,简称戊肝,又称肠道传播的非甲非乙型肝炎,由戊肝病毒(HEV)引起,经粪—口途径传播,常因饮水受到粪便污染造成大型爆发流行,其临床和流行病学类似甲肝。

从流行病学调查来看,在中国,戊肝多感染35岁以上的中老年人,而老年人感染了戊肝后病情往往较重。所以戊肝首先威胁的是老年人。此外,妊娠期戊肝发生重症肝炎的比例较高,而且妊娠晚期戊肝的病死率也高。

戊肝的传播途径主要是粪口途径,具有传播快、发病重、病死率高的特点。戊肝的症状除了有乏力、食欲下降、恶心、呕吐外,还有可能出现发热、黄疸、胆汁瘀积、肝区疼痛、大便色灰白、腹胀、腹泻等。专家指出:戊肝的症状还可以分为初期症状和晚期症状。初期症状主要有:消化道症状,如食欲下降、恶心、呕吐、腹胀、腹泻;乏力症状:如浑身无力手腿无力,使劲握手握不紧,总有酸的感觉,同时会出现皮肤瘙痒、关节疼痛的症状;黄疸症状:如尿黄、眼巩膜黄、皮肤黄等症状。晚期症状主要是肝肿大、脾肿大、肝区疼痛等。

引起脂肪肝的原因有哪些

脂肪已经成为当今人们议论的健康大热题，被认为是"文明的富贵病"。近年来脂肪肝有迅速增加的趋势，已成为肝纤维化和肝硬化重要的前期病变之一，严重危害了人们的身体健康。

正常人每100克肝湿重含4～5克脂类，其中磷脂占50％以上，三酰甘油占20％，游离脂肪酸占20％，胆固醇约占7％，其余为胆固醇酯等。当肝细胞内脂质蓄积超过肝湿重的5％，或组织学上每单位面积见1/3以上肝细胞脂变时，称为"脂肪肝"。

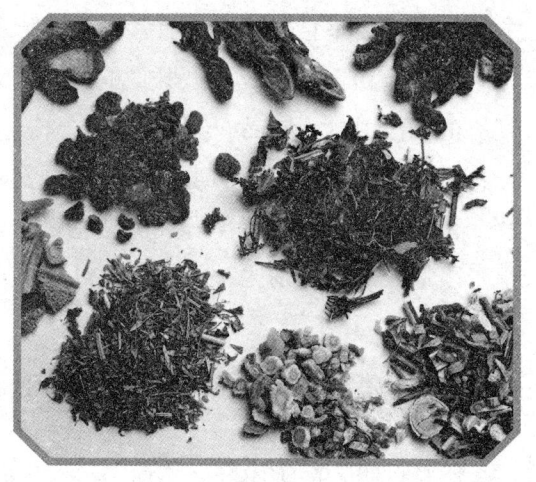

脂肪肝是由多种因素或疾病引起的肝细胞内脂肪过度堆积的代谢性疾病，是肝纤维化和肝硬化疾病的过渡阶段。长期研究发现，脂肪肝的发生主要有以下六种原因。

1. 乙醇（酒精）

酒精是引起脂肪肝的最常见病因。长期饮酒导致酒精中毒，对肝内三酰甘油的代谢有直接的毒性作用，致使肝内脂肪氧化减少，引起脂肪的大量堆积。慢性嗜酒者近60％发生脂肪肝，20％～30％最终将发展为肝硬化、肝癌。

2. 营养过剩

长期吃鱼、肉、油炸食品以及甜食，当吃的食物中脂肪含量过高时，超过了肝脏处理的限度，肝脏负担增大，干扰了对脂肪的代谢，打破了肝脏的输入输出平衡，脂肪在肝内堆积，形成脂肪肝。

3. 肥胖

约有一半的肥胖者有合并脂肪肝的倾向。国内有学者调查发现：10个肥胖者中就有8个患有脂肪肝，其主要原因是肥胖者血液中含有大量非酯化脂肪酸，源源不断地运往肝脏，大大超过了肝脏的代谢能力，引起肝脏脂肪的堆积而造成肥胖性脂肪肝。

4. 糖尿病

约有半数 2 型糖尿病患者伴有脂肪肝，这是因为糖尿病患者体内的葡萄糖和脂肪酸不能被很好地利用，脂蛋白合成也出现障碍。大多数葡萄糖和脂肪酸在肝脏内转变成脂肪，最终使脂肪在肝内存积下来，引发脂肪肝。

高脂血症血液中的脂类物质，统称为血脂。血浆中的脂类包括胆固醇、三酰甘油、磷脂等，它们在血液中是与不同的蛋白质结合在一起，以"脂蛋白"的形式存在。高血脂是指血中胆固醇、三酰甘油含量过高或高密度脂蛋白过低，当血液中脂类过多超过了肝脏所能处理的限度时，便会造成脂肪在肝内的堆积，引起脂肪肝。

当人体营养不良时，蛋白质缺乏，导致极低密度脂蛋白合成减少，造成肝转运三酰甘油发生障碍，脂肪在肝内堆积，引起脂肪肝。

如果发觉身上存在上述诱发脂肪肝的危险因素或不良生活习惯，一定要提高警惕，也许脂肪正在悄悄侵入身体的肝细胞！

什么是酒精肝

近十年来随着人民生活水平的提高和社交圈的扩大，全球酒的消费量猛增，同时酒精肝的发生亦显著增加。在我国，由于饮酒导致酒精肝的发生率也呈明显上升趋势，已成为不容忽视的隐型杀手。

那么究竟什么是酒精肝呢？酒精肝就是酒精性脂肪肝，是酒精性肝病中最早出现、最为常见的病变。酒精肝是由于长期大量饮酒（嗜酒）所致的肝脏损伤性疾病。

由于酒类生产的增加，丰富了人们的生活，正所谓"酒逢知己千杯少"，在很多场合都会出现不醉不归的现象，甚至有的人终身以酒为友，被称为"酒鬼"、"酒瓶子"，殊不知在酗酒的同时你的肝脏也在承受着极大的伤害。

我们都知道，肝脏的主要功能是代谢、解毒和防御。而喝酒的时候，酒中的主要物质乙醇，酒精进入人体以后主要是通过肝脏代谢、解毒的，这样一来就会加重肝脏负担，严重影响肝脏正常的功能，造成肝损伤，危害肝脏健康。另外，酒精在肝脏代谢、解毒过程中还可产生一种有致癌作用的物质－乙醛（对肝细胞有毒性作用），正常情况下乙醛可被人体内的乙醛脱氢酶分解为无毒物质而排出体外，但如果本身肝脏功能较弱时，特别是肝脏内所含的乙醛脱氢酶大量减少时，可导致部分乙醛不但不能被完全分解，而且还可直接进入肝脏内损害肝细胞，进而影响肝脏的健康，所以说喝酒对于肝脏健康来说无疑是最大的隐形杀手。

专家指出，引发酒精性肝病的机制为：酒精进入人体以后，主要在肝脏内进行分解代谢，而酒精对肝细胞有一定的毒性，使肝细胞对脂肪酸的分解和代谢发生障碍，故而引发脂肪肝。时间一长就会进一步影响肝细胞，使其发生变性、坏死，致肝内胶原合成增加，出现肝纤维组织增生等病理变化。

影响酒精性脂肪肝发生的因素主要有以下几种：

1. 饮酒量和饮酒时间

持续长时间的饮酒造成的肝损害，比间断或短时间饮酒造成的肝损害大得多。

2. 遗传因素

不同个体对酒精代谢存在个体差异，某些患者发生酒精性脂肪肝的原因是由于该患者缺乏乙醛脱氢酶或者该酶相对偏少。乙醛在体内的增多使肝脏发生脂肪病变的可能性增加。

3. 性别

有研究表明，暴露于相同剂量酒精及相同时间的条件下，女性更容易罹患脂肪肝。其原因可能与内分泌、代谢等因素有关。

4. 营养失调

营养不良和高脂饮食都会加剧酒精对肝脏的毒性。

5. 合并病毒性肝炎

慢性乙型肝炎和慢性丙型肝炎容易合并酒精性肝损害。

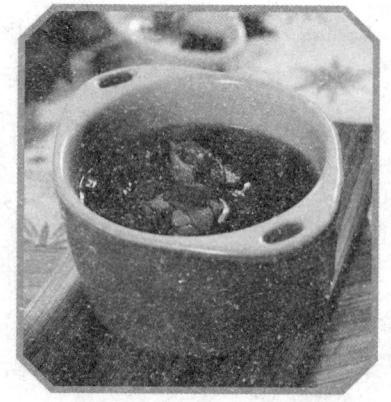

肝硬化造成的危害有多大

肝硬化是一种或多种致病因素长期或反复损害肝脏所致的肝脏细胞纤维化性疾病。其早期为肝功能代偿期，症状较轻，可有食欲不振、乏力、恶心呕吐、腹胀、上腹部不适或隐痛等，其中以食欲不振出现较早，为其突出症状。晚期患者往往有腹水、上消化道出血等症状。

引起肝硬化的原因有哪些？肝硬化的病因很多，不同地区的主要病因也不相同。欧美以酒精性肝硬化为主，我国以肝炎病毒性肝硬化多见，其次为血吸虫病肝纤维化，酒精性肝硬化亦逐年增加。研究证实，2种病因先后或同时作用于肝脏更易产生肝硬化。如血吸虫病或长期大量饮酒者合并乙型病毒性肝炎等。

早期肝硬化经过积极防治，可以不再进展，但由于晚期肝硬化会产生很多并发症，例如上消化道出血、腹水、脾功能亢进、肝昏迷等，严重影响患者的生活质量，甚至危及生命。具体来说，肝硬化的危害主要有：

肝硬化会引起消化道大出血，多是由于肝硬化导致肝门静脉高压、食管胃底静脉曲张，当受到粗糙食物、化学物质或腹内压升高等因素刺激时，曲张的血管极易破裂，发生大出血。

肝硬化会引起肝腹水、自发性细菌性腹膜炎。

肝硬化会引起发生肝性脑病，肝昏迷和肝肾综合征、肾功能衰竭。这些并发症预后极差，是造成肝硬化患者死亡的重要原因。

肝硬化会引起肝硬化患者脾功能亢进，机体免疫功能减退，加之门—体静脉间侧支循环的建立，增加了感染微生物的机会，因而容易发生支气管炎、腹膜炎、胆道感染等。由于患者抵抗力降低，这些感染无异于雪上加霜，使患者的生命受到威胁。

过去认为，如果诊断患了肝硬化，那么一般能活1年，长者只有3年。直到现在，老年人中还有人认为被诊断为肝硬化就等于宣告死亡了，从这个意义上来说，的确，肝硬化是肝脏病的终点站。但是，并不是患了肝硬化，生命马上就到尽头了。

目前，由于检查方法的进步，可以早期发现肝硬化，而且治疗水平也明显提高，多数肝硬化患者可以重新回到社会生活中去。即使不能彻底治愈，也能存活10年，甚至20年。如果注意保养身体和生活保健，肝硬化的患者也能像普通人一样生活，如果是肝硬化的早期，还能继续工作。

药物性肝病对人体有哪些危害

药物性肝病是指某些药物对肝的直接或间接损伤引起的疾病。本病是一个十分复杂的疾病，几乎包括了所有类型的肝病。随着医药工业的迅速发展，国内外新药不断问世，药物性肝病的发病率相应增加。由于药物性肝病的临床和病理表现各异，故常被误诊。因而从某种意义上说，药物性肝病也是一种值得注意的医源性疾病。

此病患者有接受药物史，一般大都有食欲减退、上腹不适、恶心等消化道症状。肝炎型的临床表现似病毒性肝炎，有或无黄疸。肝内瘀胆型的患者除有消化道症状外，皆有黄疸、皮肤瘙痒、尿色深黄色、粪色淡或陶土色。药物引起过敏反应所造成的肝损害，黄疸多在用药后2～4周出现，但也有在1～3日即可发生。反复用药可引起即刻反应。患者除表现黄疸外，尚可伴有发热、皮疹、关节痛、肌肉痛等。肝可肿大，轻压痛；脾可肿大。

能引起不同程度肝损害的药物有数百种，其中以作用于中枢神经系统的药物如氯丙嗪、安定等，化学疗法药物如磺胺类、异烟肼、利福平、对氨基水杨酸等，抗生素如四环素、红霉素等，解热镇痛药如吲哚美辛、保泰松、对乙酰氨基酚、水杨酸类等，抗癌药如甲氨蝶呤、6-巯基嘌呤、5-氟尿嘧啶等较为常见；其他如睾酮类、雌激素类、某些黄体酮避孕药、口服降糖剂甲苯磺丁脲等，抗甲状腺药，以及某些中药如黄药子、苍耳子等也可造成药物性肝损害。

一般来说，急性药物性肝损害如能及时诊断、及时停药，预后多数良好。经适当治疗后，大多数于1～3个月内肝功能逐渐恢复正常。如延误诊治，病死率可高达10%左右。在急性肝损害中，肝细胞型预后较差，重症者可导致肝功能衰竭和死亡。若同时合并肾损害，较肝损害更为严重。发生急性重型肝炎、急性脂肪肝患者，病死率很高，有报道达50%以上。慢性药物性肝损害，由于临床表现隐匿，未能及时诊断和停药时，则预后不乐观。慢性肝内胆汁瘀积，黄疸迁延而发展到胆汁瘀积性肝硬化后，预后一般不良。

认识什么是自身免疫性肝炎

　　自身免疫性肝炎是由自身免疫反应介导的慢性进行性肝脏炎症性疾病，其临床特征为不同程度的血清氨基转移酶升高、高γ-球蛋白血症、自身抗体阳性，组织学特征为以淋巴细胞、浆细胞浸润为主的界面性肝炎，严重病例可快速进展为肝硬化和肝衰竭。该病在世界范围内均有发生，在欧美国家发病率相对较高，在我国其确切发病率和患病率尚不清楚，但国内文献报道的病例数呈明显上升趋势。根据血清自身抗体可将 AIH 分为 3 型，Ⅰ型 AIH 最为常见，相关抗体为 ANA 和（或）SMA；Ⅱ型 AIH 的特征为抗-LKM1 阳性；Ⅲ型 AIH 的特征为血清抗-SLA/LP 阳性。也有学者认为，Ⅲ型应归为Ⅰ型。各型的病因及对糖皮质激素的疗效并无明显差异，因此分型对临床指导意义不大。

　　本病多发于女性，男女之比为 1:4，有 10～30 岁及 40 岁以上两个发病年龄高峰。大多数患者表现为慢性肝炎，约 34% 的患者无任何症状，仅因体检发现肝功异常而就诊；30% 的患者就诊时即出现肝硬化；8% 患者因呕血和（或）黑便等失代偿期肝硬化的表现而就诊；部分患者以急性甚至暴发性起病（约占 26%），其氨基转移基转移和胆红素水平较高，临床过程凶险。17%～48%AIH 患者合并其他自身免疫病，常见的有类风湿关节炎、甲状腺炎、溃疡性结肠炎、1 型糖尿病等，甚至是部分患者首次就诊的原因。

　　遗传易感性被认为是主要因素，而其他因素可能是在遗传易感性基础上引起机体免疫耐受机制破坏，产生针对肝脏自身抗原的免疫反应，从而破坏肝细胞导致肝脏炎症坏死，并可进展为肝纤维化、肝硬化。

引起肝纤维化的原因

　　肝纤维化是指肝脏纤维结缔组织的过度沉积，是纤维增生和纤维分解不平衡的结果。纤维增生是机体对于损伤的一种修复反应，各种病因所致反复或持续的慢性肝实质炎症，坏死可导致肝脏持续不断的纤维增生而形成肝纤维化。从许多慢性肝病，特别是慢性病毒性肝炎的临床及病理演变来看，肝纤维化是慢性肝病发展到肝硬化必经之阶段。现认为肝纤维化尚有逆转至正常的可能，而肝硬化则否。

人类肝纤维化的病理改变多数发展较为缓慢，从肝细胞的损伤、炎症、坏死、细胞外基质的异常增生和沉积，有的需要经过数月至数年之久，平均3～5年的时间。由于肝脏具有很强的代偿功能，即使肝纤维化处于活动期，患者的临床表现也不典型；即使患者有症状，往往也缺乏特征性。许多患者是在体格检查或因其他疾病进行剖腹探查，甚至在尸体解剖时才被发现。

肝纤维化不是一个独立的疾病，而是许多慢性肝脏疾病均可引起肝纤维化。那么，引起肝纤维化的原因有哪些？

1. 病毒性肝炎

临床研究表明，慢性病毒性肝炎患者一般都伴有不同程度的肝纤维化。因为病毒的持续性存在，反复或持续的炎症浸润，无疑会损伤肝细胞，可导致肝实质发生炎症、坏死等病理变化，致使肝脏持续不断的纤维增生而逐渐形成肝纤维化。

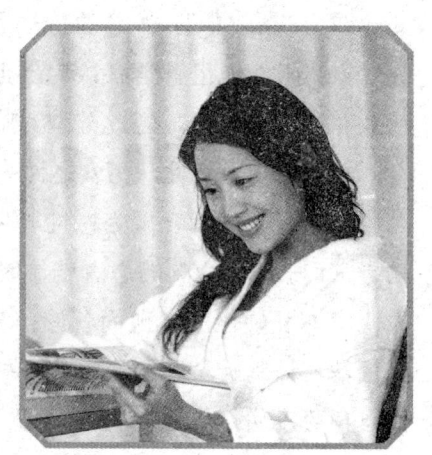

2. 脂肪肝

各种原因引起的脂肪在肝内过度蓄积，会造成肝脏的持续性损伤，从而导致肝细胞的脂肪变性、脂质代谢的紊乱，使肝脏对炎症反应和各种肝损伤因素的易感性增高，进而促进肝脏纤维化的发生及发展。

3. 酒精肝

长期大量饮酒可导致酒精肝病情的发展，因其中间代谢产物乙醛不仅直接损伤肝脏，而且对肝脏产生的氧化应激和脂质过氧化损伤，进而可诱发肝脏代谢紊乱，促进炎症免疫反应和肝纤维化的发生，长此以往，可导致酒精性肝硬化的发生。

4. 自身免疫病

在临床上像肝细胞受累的自身免疫性肝炎，或者胆管细胞受累的原发性胆汁性肝硬化和原发性硬化性胆管炎，这类患者其自身的免疫系统会攻击肝脏，而引起感染，这种情况会导致肝纤维化或肝硬化的发生。

上面所介绍的是引起肝纤维化的四个主要原因，引起肝纤维化的原因还有很多，不管什么原因导致的肝纤维化都应积极治疗，以最大限度地逆转肝纤维化，对疾病的治疗及预后都是很有益处的。

肝癌是生命的"杀手"

肝癌即肝脏恶性肿瘤，是外科疾病中的常见病和多发病。肝脏恶性肿瘤可分为原发性和继发性两大类。原发性肝脏恶性肿瘤起源于肝脏的上皮或间叶组织，前者称为原发性肝癌，是我国高发的危害极大的恶性肿瘤；后者称为肉瘤，与原发性肝癌相比较较为少见。继发性或称转移性肝癌系指全身多个器官起源的恶性肿瘤侵犯至肝脏。一般多见于胃、胆道、胰腺、结直肠、卵巢、子宫、肺、乳腺等器官恶性肿瘤的肝转移。

由于肝脏是人体最大的实质性器官，承担人体的各类重要代谢功能，因此，肝脏一旦出现恶性肿瘤将导致殃及生命的严重后果。又由于肝脏具有丰富的血流供应，与人体的重要结构如下腔静脉、门静脉、胆道系统等关系密切；肝脏恶性肿瘤发病隐匿，侵袭性生长快速，其治疗甚为困难。因此，须尽量早期发现、早期诊断、早期治疗。

肝癌的发病与多种因素的综合作用有关。常见的有：

1. 肝硬化，成年人肝癌的6%合并有肝硬化。
2. 乙型病毒型肝炎，在原发性肝癌患者中有1/3有慢性肝炎史。
3. 黄曲霉素污染。
4. 寄生虫感染。
5. 化学药物如亚硝胺类、有机氯农药等。
6. 长期吸烟、饮酒及口服避孕药与肝癌的发生均有联系。

肝癌早期表现为上腹部胀痛、肝区隐痛、消化不良、食欲缺乏、疲乏无力和进行性消瘦等。晚期可导致黄疸、肝区剧痛、肝脾大、腹水和静脉侧支循环形成，甚至全身多脏器衰竭。

肝癌有明显的体征，其常见的主要特征有：

1. 肝肿大

约 90% 以上的患者肝脏肿大，且呈进行性肿大。质地坚硬，表现凹凸不平，有大小不等的结节或巨块，边缘钝而不整齐，常有不同程度的压痛。肝癌突出于右肋弓下或剑突下时，上腹可呈现局部隆起或饱满。如癌肿位于膈面，则主要表现为膈抬高而肝下缘可不肿大。由于肝癌的动脉血管丰富而纡曲，或因巨大的癌肿压迫肝动脉或腹主动脉动，脉内径骤然变窄，有时可在贴近肿瘤的腹壁上听到吹风样血管杂音。

2. 脾大

多见于合并肝硬化与门静脉高压病例。门静脉或脾静脉内癌栓或肝癌压迫门静脉或脾静脉也能引起充血性脾大。

3. 腹水

草黄色或血性，多因合并肝硬化、门静脉高压、门静脉或肝静脉癌栓所致。向肝表面浸润的癌肿局部破溃糜烂或者肝脏凝血机能障碍可致血性腹水。

4. 黄疸

一般在晚期出现，可因肝细胞损害而引起，或由于癌块压迫或侵犯肝门附近的胆管，或癌组织和血块脱落引起胆道梗阻所致。

5. 转移灶症状

可有锁骨上淋巴结肿大，胸膜淋巴可出现胸腔积液或血胸。骨转移可见骨骼表面向外突出，有时可出现病理性骨折。脊髓转移压迫脊髓神经可表现截瘫，颅内转移可出现偏瘫等神经病理性特征。

恶性肿瘤的全身性表现：有进行性消瘦、发热、食欲不振、乏力、营养不良和恶病质等。少数肝病患者可有特殊的全身表现，称为伴癌综合征，以低血糖症、红细胞增多症较常见，其他罕见的有高血钙、高血脂、类癌等。

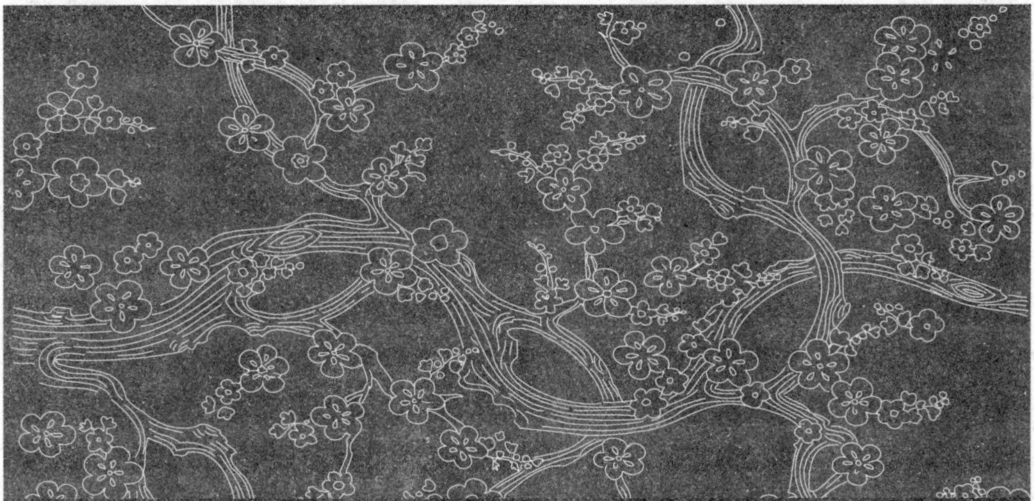

【第二篇】
未雨绸缪，做自己肝脏的健康卫士

篇首语

专家解释，一般疲惫、腹胀、肚痛、黄疸、食欲不振等症状不表示肝功能不好；但即使是能吃、能喝、能跑、能跳，或是运动健将，也不代表肝脏无恙。正因为大部分的肝病是没有症状的，这也就是医生称肝病为『最大的隐形杀手』的原因，所以不可不慎。

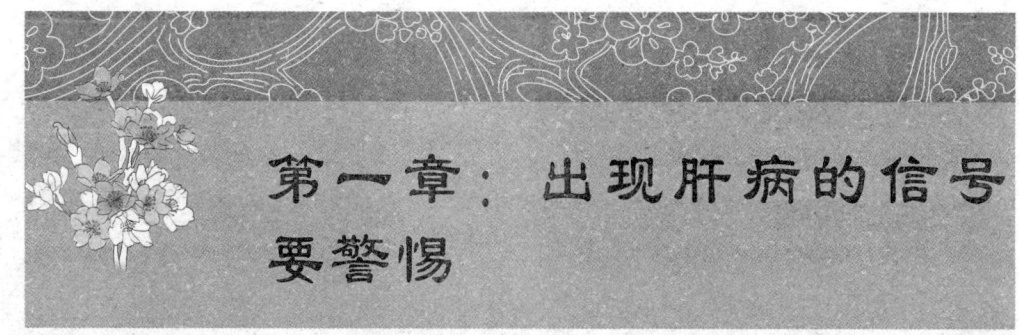

第一章：出现肝病的信号要警惕

皮肤发黄是肝病的危险信号

皮肤发黄的原因有很多，如使用某些药物、食物或长期睡眠不足者都有可能出现皮肤发黄的现象。

但肝病引起的皮肤发黄主要有以下几种情况：

肝炎活动期较常见皮肤发黄的现象，重度肝炎时可见皮肤呈橙黄色；肝内或肝外胆道梗阻时因肝内胆汁淤积可见皮肤呈黄绿色或褐绿色等等。但肝病除有尿黄、巩膜黄、皮肤发黄外，还有恶心、食欲减退、乏力及右上腹不适等感觉，所以当出现皮肤黄染现象时，还应结合其他症状及体征来综合诊断。

如果从未患过肝炎的人，肝病患者早期症状在畏寒、发热、呕吐、恶心、肝痛、极度乏力后，忽然出现巩膜黄、皮肤发黄，则表明患了急性黄疸型肝炎；慢性肝炎患者若出现黄疸，表明病情加重。

与太阳晒黑的皮肤不同，该情况面部暗淡而无光泽度；另外严重的呈黑眼圈都是慢性肝病患者早期症状，其中大多数为慢性乙肝。

食欲不振或许是肝病惹的祸

食欲不振有很多原因引起的，比如疲劳或紧张、过食、过饮、运动量不足、慢性便秘，也都是引起食欲不振的因素，但要注意一些潜藏的危机，比如无缘无故或连续不断的食欲不振等。它们都有可能是肝病的症状。当然还要根据具体检查结果才能判断是不是肝病的症状。

临床发现，肝病患者出现食欲不振的原因有多种，主要与脾胃的功能有关。在发生肝病时，胆汁分泌异常，影响饮食入胃后的消化吸收，反射性引起食欲不振及厌油腻食物。中枢神经系统功能影响和胃肠道肌张力减退而导致食欲不

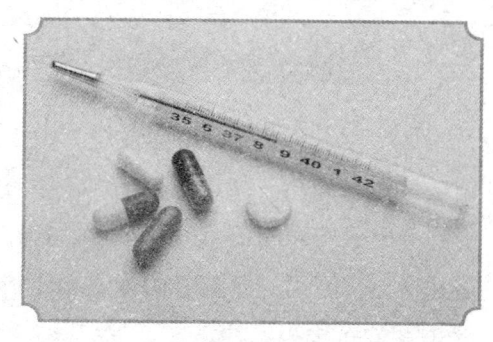

振。门静脉高压等病变使胃肠道阻塞性充血，使胃肠道消化、吸收功能减退。还有很多人因为进食量少，消化吸收功效障碍，营养品摄入减少，而新陈代谢亢进，全身性消耗增大，与此同时肝病时肝脏细胞功能降低，很多人体所需营养物质无法很好地新陈代谢吸收，制造和贮存糖的能力降低，使能量不足，令患者觉得无力，可进一步加重食欲不振。另外，由于肝病患者心理、生活以及经济压力导致精神不畅，引起食欲下降，或担心某些食物会造成病情恶化而不敢进食。

所以，如果发现自己或身边的家人有食欲不振的现象时，可利用具有香味、辣味、苦味的食物，来刺激并且提高胃液的分泌及增进食欲。若仍然无法提高食欲，最好还是到医院做一番检查。

疲劳是肝病的另一种体现

疲劳乏力经常被误认为是由于生活、工作劳累所导致，极易被忽视。肝病患者出现乏力的原因主要在于长期食欲不振，进食量减少，导致人体吸收热量不足，不能满足自身营养需要；肝功能异常，碳水化合物、蛋白质、脂肪等的中间代谢障碍，致热量产生不足；肝脏损害或胆汁排泄不畅时，血中胆碱脂酶减少，影响神经、肌肉的正常生理功能；肝病时乳酸转变为肝糖原过程发生障碍，肌肉活动后乳酸蓄积过多，引起乏力；肝病时维生素E吸收障碍，引起营养性肌萎缩和肌无力。

如果经常感觉到疲劳不减，充分休息也不能调整过来的话，那么建议最好去医院做一下肝脏的检查，排除肝病感染。

发热不只是感冒引起

发热为医学术语，俗称发烧。由于致热原的作用使体温调定点上移而引起的调节性体温升高（超过0.5℃），称为发热。每个人的正常体温略有不同，而且受许多因素（时间、季节、环境、月经等）的影响。因此，判定是否发热，最好是和自己平时同样条件下的体温相比较。如不知自己原来的体温，则腋窝体温超过37.4℃可定为发热。

通常我们会把发热认为是由感冒引起的，殊不知，发热或许是因为肝病所引发的。

例如，急性乙肝患者在发病过程中常有发热，如急性黄疸型乙肝患者发病的初期体温多在38℃左右，呈弛张型，无寒战，3～5天后发热可自行消退；有的患者出现高热，并伴有畏寒。急性无黄疸型乙肝患者多表现为低热；慢性乙肝经常出现低热，体温多在37.5～38℃，以午后或夜间发热较为明显，可反复出现或迁延日久。这是因为：

乙肝引起的肝细胞坏死，肝功能受到损害，肝脏解毒功能降低，促使人体新陈代谢发生改变，且代谢物不能及时被清除，刺激体温调节中枢而引起的。

乙肝患者应用抗病毒药物，如干扰素、阿糖腺苷、白细胞介素-2等，也可引发发热。

另外，病毒性肝炎（乙肝等）、肝硬化、慢性胆道感染等，均可能有导致手心发热的现象。

眼睛透露的肝病信号

眼睛是肝脏的官窍。一般来说，眼睛深陷的人肝结实，眼睛向外突出的人肝脏比较脆弱。眼睛在面部的位置较高的，肝的位置就较高，眼睛在面部位置较低的，肝的位置就较低。眼睛在面部的位置偏斜，肝的位置就偏斜，眼睛在面部的位置端正，肝的位置就端正。这是用眼睛的形貌和大小来判断体质的方法。

另外，通过观察眼部组织的变化能有效的诊断出肝病。中医认为，眼部出现下面的病变是肝病或者肝癌的征兆。

灰黄色色素侵入角膜缘，并且巩结膜呈现淡黄色，这些预示患者可能患有急性肝炎或者是慢性肝炎。

虹膜有半月环现象，并且伴有深褐色的斑点，这些是脑血管硬化或者肝中毒的预兆。

虹膜出现局部性的扩张，并且角膜缘环呈现深棕色，同时瞳孔显色很小，这表示患者可能患有肝硬化。

瞳孔和虹膜都已发生变化，颜色也发生突变，并且同时巩膜呈现为淡黄色，这些提示患者可能患有肝病，甚至是肝癌，应该立即去医院求诊。

另外，随着社会竞争的加剧，人们对眼睛的使用强度和频度越来越大，发生视疲劳的人越来越多。视疲劳是指由于持续近距离视物之后出现的视蒙、眼胀、眼部干涩、灼痛、眼及眼眶酸痛等症状以及头痛、恶心、乏力等周身不适。如果你经常对着电脑或书本，如此过度用眼会消耗肝血。眼红有血丝、视力模糊是肝火旺的表现。肝火旺盛主要由生活不规律、不良情绪郁积，或者烟酒过度导致。肝经循行于头、耳、胸胁，所以出现头昏头胀，两耳轰鸣、胸胁胀痛。同时，中医有"肝主目"的说法，因此肝火旺盛还常常出现眼部症状，如：眼红、眼干、眼部分泌物多等。

肝区疼痛说明了什么

肝脏本身对痛觉并不敏感，肝区的疼痛主要原因是肝内胆管受刺激引起的疼痛以及肝细胞膜受牵拉所造成的疼痛。肝区疼痛是指位于右肋部或剑突下的部位有疼痛的感觉，疼痛性质为间歇性或持续性隐痛，钝痛或刺痛，疼痛前一段时间内，患者可感到右上腹不适。疼痛可时轻时重或短期自行缓解。

肝区疼痛的常见病具体有以下几种情况：

1. 肝炎

肝炎有很多症状，其中就包括肝疼。肝炎急性期肝疼，是因为在肝脏外包有一层半透明的"肝包膜"，上面附有丰富的感觉神经末梢。肝炎急性期，肝脏里的细胞都有不同程度的炎性肿胀，整个肝脏也随着肿大，使全部包膜绷得紧紧的，影响包膜上的感觉神经末梢，因而产生疼痛。

2. 肝肿瘤

要注意的是肝肿瘤的疼痛，虽有点类似肝炎时的肝痛，但由于癌细胞繁衍迅速，肝脏快速膨胀，产生的疼痛要比肝炎时产生的疼痛剧烈得多，有的甚至达到难以忍受的程度，常需使用较强的止痛药。

3. 肝硬化

许多轻度肝硬化患者没有症状，不会感到肝疼，多年来表现健康。有症状者表现为虚弱、食欲下降、恶心、消瘦，伴随着肝脏肿大有部分肝硬化患者可能会出现肝疼，大多呈肝区隐痛。因此，肝疼应该不是肝硬化的主要表现，如果出现肝疼，可能是其他原因引起的。

4. 乙肝

有许多乙肝病毒携带者肝功能正常，但总觉得肝疼，被认为是患者心理暗示或非特异性肝病指标。为了识别肝疼究竟是肝组织炎症还是情绪障碍所致，有专家对49例主诉肝疼的乙肝病毒携带者进行了调查研究，结果显示，近20%的肝疼患者，肝组织基本正常，但存在不同程度的抑郁症，抑郁症是引起肝疼的主要原因。同时也有一部分是肝脏受损了，引起的肝区疼痛。

另外，情志不畅的时候也会引起肝区疼痛，例如大怒，气急等。中医所谓的"肝"，一是实质的，主藏血之"肝"，如肝脏病变硬气的肝疼，属实质的。二是疏泻的，主情绪之"肝"，如怒气伤肝，气机郁滞引起的肝疼，两者并不完全相同。精神刺激，情志抑郁不畅，或病久不愈而因病致郁，都有可能引起肝疼。但是肝病与情志可相互影响，也就是说肝病可引起精神情志异常，精神情志不畅也可引发肝病，引起肝疼。

尿色有时也能证明肝有问题

常人的尿色都是呈淡黄色的。天冷时多清澈，天热时多黄色，这与出汗和饮水多少有关，但也可以随着饮食而变化。如摄入偏酸性饮食时，尿色则深，如饮食偏碱，其尿色则淡。有时口服几片核黄素片药物，尿色也会呈现深黄。像这些尿色变化是极为短暂的，很快就能自行恢复。但是当出现与肝病有密切关系的黄疸时，患者的尿色加深，大多会呈现啤酒色或浓茶色，并随身体状况而发生变化。

一般来说,晨起时尿色比较深,大量出汗后,尿色也会变深。像这种尿色早晨深,下午变得无色透明的情况并不是黄疸。黄疸引起的尿色改变不是一过性的,而是持续性的,而且黄疸时的尿,泡沫都变成黄色,沾染到纸或衣服上时,会使纸或衣服着色,这种深色尿,早晨、中午、晚上一样,都是深色的。

黄疸早期,皮肤和眼睛还未呈现可发现的黄染时,尿的颜色已呈现棕色;相反,黄疸消退时,皮肤和眼睛仍呈黄色时,尿色已先开始变淡,所以尿的颜色是反映黄疸程度及消涨的十分敏感的指标。平时肝脏功能正常时尿中无胆红素排出,可是当肝功能受损时,血液中的胆红素量增加,一部分胆红素从尿中排出,尿色变为棕色。

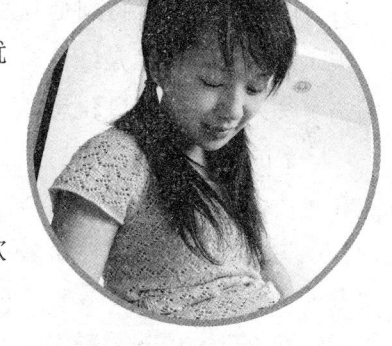

肝炎会导致尿黄,但是并不是说尿色很黄就是得了肝炎。首先要考虑是不是饮水的量不够、出汗太多、有没有吃药等,如果只是一次两次的尿黄,自己又没有什么不舒服,就可以不用担心。如果尿色一直都很黄,自己觉得疲乏无力、食欲不振等,就需要及时到医院检查了。

大便颜色发白或发黑也有可能是肝病

正常情况下人体的粪便为黄褐色,一般为圆柱形,婴幼儿浅褐色和金黄色的大便也属正常。如果多食碳水化合物时,大便的颜色为黄色;如果多食蛋白质时则呈褐色。出现某些疾病或个别药物、食物时均可影响大便的色泽变化,因而从大便的色泽也可观察出器官的病变情况。

正常人粪便中有粪胆素原和粪胆素。因为排入肠道内的胆红素经过还原和氧化变成粪胆素原和粪胆素,大部分从粪便排出使粪便形成黄颜色。当有某些病因使胆汁不能排入肠道时,如胆道梗阻及肝细胞病变时,肠道内则没有胆红素可变成粪胆素原及粪胆素,这时大便就成了灰白色。

如果大便的颜色变白,通常是黄疸所引起的。另外,急性肝炎高峰期可能伴有1周左右的便色变浅。所以,当大便的颜色呈现白色的时候,应注意去医院做检查,看是否是由黄疸引起的。

另外，当肝病患者出现黑便时也要警惕。这是因为黑便又称柏油样便，是由于血红蛋白中铁与肠内硫化物作用形成硫化铁所致，是上消化道出血的表现形式之一。消化道出血每天60毫升以上，即可表现为黑便。大便如持续呈黑色且质干，说明有持续性的少量出血。当肝硬化患者出现黑便时，应警惕有消化道出血的可能，一定要告诉医生。

肝掌，你了解多少

当患了慢性肝炎特别是肝硬变化后，在大拇指和小指根部的大小鱼际处皮肤出现了片状充血，或是红色斑点、斑块，加压后变成苍白色。这种与正常人不同的手掌称为肝掌。肝硬化患者大部分易合并肝掌。

肝掌的主要外观表现为：双手手掌两侧的大、小鱼际和指尖掌面呈粉红色斑点和斑块，色如朱砂，加压后即变成苍白色，解除压迫后又呈红色，掌心颜色正常，如果留意观察的话，可看见大量扩展连片的点片状小动脉，有的情况下不仅手掌有，脚底也有。肝掌为慢性肝炎、肝硬化的重要标志之一。一般肝掌会随着肝功能的好转而减轻。肝主筋，所以除肝掌外，肝病还会表现在指甲上，肝病一般表现为在指甲表面有凸起的棱线，或向下凹陷。

另外，有些肝病并不会出现肝掌的现象，例如酒精性肝病。所以不能只通过肝掌来判断肝病的存在，最好还是去医院做一些相关的检查。

蜘蛛痣，肝病外显表的另一种形态

蜘蛛痣也称蜘蛛状毛细血管扩张症或动脉性蜘蛛痣，形态似蜘蛛，痣体旁有放射状排列的毛细血管扩张。本病的发生可能与雌激素水平增高有关。好发于躯干以上部位，尤以面、颈和手部多见。

本病的发生可能与雌激素水平增高有关。患者多数为妊娠期妇女和肝病患者。妊娠期妇女约有2/3发生肝损害。肝病时由于雌激素在肝脏代谢障碍，使体内雌激素水平增高而易引起蜘蛛痣。

蜘蛛痣是皮肤黏膜上的小动脉扩张结果，显露在皮肤上酷似蜘蛛，小者如大头针帽,大者直径可达1厘米以上,其中心稍隆起,如用大头针帽按压中心红斑,则其周围毛细血管退色,移去压力后即复原,通常出现于上腔静脉分布的区域,如手、面颈部、前胸部及肩部等处,亦可发生于外伤部位。常呈一侧性,单发,也可多发。多发者应疑有肝病存在。于唇、鼻黏膜可发生类似损害。

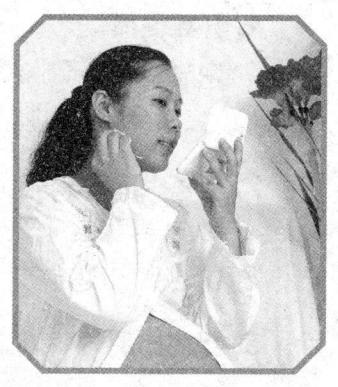

蜘蛛痣与肝病关系密切,蜘蛛痣一定意义上是肝脏功能衰竭的警示灯,因为蜘蛛痣的生成与肝功能减退也有关,肝脏疾病会使肝细胞对雌激素的灭活能力降低,致使血液中雌激素增多,过多的雌激素有扩张小动脉的作用,即形成蜘蛛痣。因此,蜘蛛痣也随肝功能的好坏而减轻、消失或增长。

了解一下什么是肝病面容

长期携带乙肝病毒的乙肝患者,特别是肝硬化患者,面色黝黑晦暗。因为乙肝患者的肝功能减退,代谢异常持续时间久,可有皮肤色素暗沉,面部呈现暗灰色,皮肤干燥、粗糙,失去正常应有光泽和弹性,甚至出现"古铜色"面容,且夹杂着毛细血管扩张。有的患者眼眶周围的色素沉着明显,即出现所谓的"熊猫眼"等,医学上将肝病患者颜面部出现的这些特征性的改变称为"肝病面容",即肝脏疾病引起脸色发黑的病理原因。

肝病面容多出现在久治未愈的慢性肝病患者,在一定程度上有辅助诊断意义但肝病面容出现与患者原有面色、周围环境与生活条件等有定关系,也不是所有慢性肝炎患者都存在,随着肝病病情好转,肝功能及内分泌功能恢复,肝病面容也可以慢慢恢复正常。

早期肝癌的信号有哪些

如果肝癌能在早期发现,并积极进行有效治疗,则可使其治疗效果大大提高,但如何才能在早期发现肝癌呢?最主要的方法就是在出现不良症状和体征之前,就定期进行检查并确诊。

1. 肝区疼痛

曾患过肝炎或肝硬化的人，若病情已经稳定了多年，并没有出现发冷发热的情况，但突然在肝区和胆区出现剧痛或闷痛感。

2. 身体上的肿块

当上腹部或右上腹部出现不明显的肿块，其表面不平、质硬，且会日渐增大，但患者并无明显不适感。

3. 身体出现酸痛感

患者全身关节出现酸痛感，尤其是腰背关节最为明显，且伴发烦躁、厌食、肝区不适，以及抗风湿疗效较差等现象。

4. 腹泻不断且伴有其他反应

经常出现腹泻，每日少则3次，多则可以达到10次以上，并伴有腹胀、消化不良等症状，当按照肠胃炎进行治疗后并无明显效果，肝区有闷痛感，且日渐消瘦。

5. 发黄现象

皮肤和眼珠出现不明原因的发黄，且尿色也随之变黄。

6. 其他症状

鼻腔出血、牙龈出血、烦躁、失眠、口干、舌苔黄厚、舌赤且有紫斑等症状。同时，还伴有肝区不适感、上腹部胀满感等现象。如果出现了以上几点中的任何一点，就应该进行及时的检查，若发现为肝癌，则可尽早进行调养与治疗，通常来说早期肝癌可进行手术治疗，切除后再进行中西医的综合治疗，则可使患者控制病情，延长寿命，目前已有术后存活20年的病例。

肝硬化的早期信号

肝硬化是各种慢性进行性肝病的后期或终末期表现。本病的起病及演进过程差异较大，但多数较缓慢，潜伏期可达数年之久。其表现如下：

1. 皮肤变化

面色黧黑灰暗伴色素沉着，虽发生率不高（约20%），但颇有特征性。蜘蛛痣和肝掌也具有一定特征性，其发生与体内雌激素增多有关，但蜘蛛痣和肝掌在正常人亦可发现。

2. 肝脏情况

肝脏早期较大，晚期较小，质地多较硬。多伴有不同程度的脾肿大。

3. 肝功能减退的表现

消瘦、乏力及食欲减退等症状。

有下列几方面特征性表现

（1）内分泌失调

高血糖：糖类代谢障碍导致葡萄糖耐量减退，血糖升高。

低血糖：多发生在晚期重症患者。

甲状腺疾病。

男子性功能障碍：丘脑－垂体－肾上腺功能失调，表现为性功能减退和女性化。女性化表现为男子乳房发育等变化。

女子性功能障碍：患者有闭经、月经减少及无排卵周期发生率增高。不育症及性欲减退常见。

钠潴留：与继发性醛固酮增多有关。

另外，还与体内其他一些激素水平改变有关。

（2）出血倾向

凝血酶原和其他凝血因子在肝脏中合成，当肝功能减退时影响其合成，同时又因脾功能亢进而引起血小板减少，故常出现紫癜、鼻出血、牙龈及胃肠道出血等。

（3）黄疸

肝硬化患者的黄疸多属肝细胞性，一旦出现应考虑：

伴肝细胞进行性坏死：表示有活动性肝炎病变。

肝内胆汁瘀积：肝硬化时胆汁生成和分泌过程各个环节均可发生障碍而引起胆汁瘀积。

发生这类黄疸的患者全身情况较好，肝功能试验可大致正常。

肝功能严重衰竭：常表示病变已发展至终末期，常伴有肝性脑病，预后极差。

肝硬化基础上发生恶变。

（4）肝性脑病

是晚期肝硬化严重的表现。

4. 门静脉高压的表现

患者有脾肿大并常伴脾功能亢进（贫血、白细胞和血小板减少）；食管下段和胃底静脉曲张等，可发生呕血、黑便及休克等症状；腹水和胸腔积液等。

如何自我诊断乙肝

乙肝早期通常会出现以下一些情况，要引起注意：

无明显诱因而突然感到神疲力乏、精神倦怠、两膝酸软等。

突然出现食欲不振、厌油、恶心、呕吐、腹胀、腹泻或便秘等消化道症状。

肝炎流行季节或流行地区以及家中有急性肝炎患者时应高度警惕、时时提防。

少数人在发病前曾有过类似"感冒"的症状。

面色晦暗无光泽。全身皮肤表面可见散在性的四周有红丝的红点，用一带尖的物体轻轻按压红点中心时，四周的红丝可消失，停止按压后红丝又复出，医学上称蜘蛛痣。

右侧颈静脉怒张，腹部膨隆，腹壁上青筋暴露明显。下肢明显水肿，甚至全身水肿，小便短少。

手掌表面，特别是大、小鱼际部分和指端掌面的皮肤充血性发红。两手无名指第二指关节掌面有明显的压痛感。

有长期酗酒史或长期服用某些对肝脏有损害的药物，如四环素、口服避孕药、氯丙嗪、解热镇痛类等药物者应警惕酒精性肝炎或药物性肝炎。

肝癌患者可触及肝脏表面不平整，有结节感，压痛明显。

严重的患者口中常有一种类似烂苹果的气味。

夜间出现适应能力下降或夜盲现象。

两眼巩膜发黄，皮肤、小便发黄或呈浓茶色。

在两耳部相应的肝点区，有一结节状隆起，用火柴棒轻压此点时，疼痛较其他部位明显。

以上只是乙肝的常见症状，最后的确诊还要依赖于医院的理化检查。

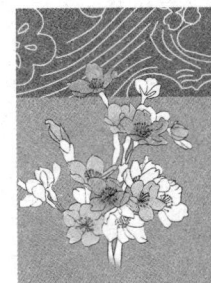

第二章：了解肝病必做的各项检查

出现哪些症状应立即去医院检查

肝病患者轻则无任何不适，重者症状多种多样，常见的主要症状有：感觉肝区胀痛、隐痛、全身倦怠、无力，胃口不佳、恶心、厌油、尿黄、腹泻、低热等。严重的患者还可出现黄疸，症见：巩膜黄、肤黄，如果延误治疗，部分患者会发展成为重型乙肝。症状为肝脏功能损害急速加剧，直到衰竭，同时伴随肾功能衰竭等多脏器功能伤害，患者出现连续加剧的黄疸，少尿、无尿、腹水、意识模糊、谵妄、昏迷。

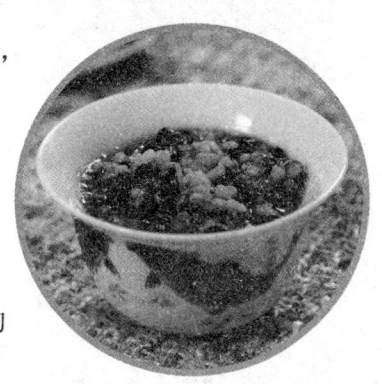

一旦出现以上这些情况，应马上到医院做检查。

肝功能检查的项目

通过各种生化实验方法，检测与肝脏代谢有关的指标，用以判断肝功能的基本状况，通称为肝功能检查。肝脏的实际功能有700多种。但根据临床需要，目前检测肝功能的化验指标主要包括四大类：

1. 反映肝细胞损伤的实验指标

主要有：血清丙氨酸氨基转移酶（ALT）、血清天冬氨酸氨基转移酶（AST）、碱性磷酸酶（ALP）、γ-谷氨酰转肽酶、乳酸脱氢酶（LDH）等。能敏感反应肝细胞损伤及其损伤程度的主要指标为ALT和AST，其中，反映急性肝细胞损伤的以 ALT 最敏感，而反映肝细胞损伤程度则以 AST 较敏感。在急性肝炎恢复期，如出现 ALT 正常而 γ-谷氨酸转肽酶持续升高，提示肝炎慢性化。慢性肝炎 γ-谷氨酸转肽酶持续不降常提示病变活动。

2. 反映肝脏间质变化的实验室指标

主要有：血清蛋白电泳，根据 γ-球蛋白升高的程度可评价慢性肝病的演变和预后；透明质酸酶（HA）、板层素（LN）、Ⅲ型前胶原肽和Ⅳ型胶原的血清含量，可反映肝内皮细胞、贮脂细胞和成纤维细胞的变化，这些指标变化与肝纤维化和肝硬化密切相关。

3. 反映肝脏储备功能的实验室指标

主要有：血浆白蛋白（ALB）、凝血酶原活动度（PTA）和胆碱酯酶（CHE）。这是通过检测肝脏合成功能以反映其储备能力的常规实验指标。白蛋白下降提示肝脏蛋白合成功能减弱，PTA 延长提示肝脏合成各种凝血因子的能力降低，CHE 降低提示肝脏储备功能下降，预后不良。

4. 反映肝脏排泄功能的实验室指标

主要有：检测肝脏对某些内源性（胆红素、胆汁酸等）或外源性（染料、药物等）排泄清除的能力，临床常采用胆红素的定量检测，总胆红素大于 171 微摩/升为黄疸病例；如果胆红素进行性上升并伴 ALT 下降，即酶胆分离现象，提示病情加重，有转为重症肝炎的可能。

肝功能检查要因人而异

检测肝功能的方法虽然很多，但至今尚无一项特异性试验能对某一肝脏疾患的病因、病变程度作出准确的反映，也没有任何一项检查能单独反映肝脏的病变而不受其他因素的影响。再加上肝脏有较强的再生和代偿能力，当病变范围不大、时间不长时，肝功能检查可无异常，故肝功能检查正常并不能说明肝脏没有病变。因此，在选择肝功能检测项目及判断检测结果时，应做全面考虑并结合临床症状具体分析。在具体选择应用肝功能检查时应注意以下几点：

1. 了解肝细胞有无病变及其程度

当临床怀疑肝炎或已确诊为急性肝炎需进一步了解病变程度时，可做氨基转移酶（ALT 或 AST）、复方碘试验、尿三胆试验、血清凡登白试验和胆红素定量检测。如为慢性肝炎，除以上试验外还可检测白蛋白／球蛋白比值，必要时检测血清蛋白电泳。如患者无黄疸且其他肝功能正常而不能排除轻度肝损害者，可通过检测磺溴酞钠滞留试验（BSP）来帮助诊断。

2. 判断黄疸的类型及其程度

当出现黄疸时，首先应检测血清总胆红素、一分钟胆红素和间接胆红素定量、凡登白试验、尿三胆试验、血清 ALT 及 TTT（麝香草酚浊度试验）试验来区别为何种类型的黄疸。如疑为肝脏肿瘤或肝外梗阻引起的黄疸，则进一步检测碱性磷酸酶（ALP）。

3. 检测原发性肝癌

除常规肝功能试验外，可进行甲胎蛋白（AFP）、γ-谷氨酰转肽酶、碱性磷酸酶（ALP）等测定，以帮助临床诊断。

4. 观察治疗效果

药物筛选及判断预后根据病情选择某几项肝功能试验并定期复查做动态观察，可在一定程度上反映治疗是否有效。如急性肝炎病情好转时 ALT 由增高恢复到正常，而 ALT 长期波动或持续升高，则提示肝炎有转化为慢性肝炎的趋势等。

5. 手术前的肝功能检查

在各项大手术前，一般要检测血清 ALT、TTT、白／球比，必要时检测血浆凝血酶原时间以了解肝脏情况，做好术前准备。

6. 排除肝外因素干扰

某些肝外疾病也可致肝功能异常，如肾病综合征、恶性肿瘤等。可导致血浆总蛋白和白蛋白减少，甲状腺功能亢进时可有血清胆固醇降低，而服用某些药物或外伤等均可导致血清氨基转移酶升高。因此，在选择肝功能试验及分析结果时，应排除肝外因素的干扰。

什么是血常规检查

血常规检查是临床上最基础的化验检查之一。血常规检查项目包括红细胞、白细胞、血红蛋白及血小板数量等。血常规用针刺法采集指血或耳垂末梢血，经稀释后滴入特制的计算盘上，再置于显微镜下计算血细胞数目。血常规化验单上的常用符号是：RBC 代表红细胞，WBC 代表白细胞，Hb 代表血红蛋白（血色素），PLT 代表血小板。

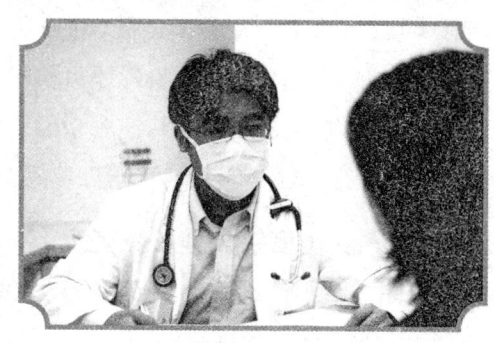

血常规检查一般取用末梢血检查，如指尖、耳垂部位的血。经过血液细胞分析仪器的检测，打出电脑报告结果。此项目已成为检查患者的一个惯例，所以称为血常规。

乙肝做血常规检查的意义是：

判断是否有其他细菌感染。如果乙肝患者为外周血白细胞总数及中性粒细胞升高，应注意是否合并细菌感染。

判断有无脾功能亢进。重度乙肝、肝硬化患者通常存在脾功能亢进症，如果 HBV 感染者外周血白细胞总数和血小板明显降低，应考虑存在脾功能亢进症，应注意检查是否存在肝硬化。

判断是否存在再生障碍性贫血。乙肝病毒感染者如出现不明原因的全血象降低，应考虑是否存在再生障碍性贫血。

抽血检查的项目有哪些

肝炎患者抽血检查的项目主要有：

1. 血清黄疸指数及胆红素定量

肝脏可以制造和排泄胆汁，当肝细胞受损时，胆汁逆流入血造成血清胆红素含量升高。此项检查可以反映黄疸的有无、程度和性质。

2. 血清丙氨酸氨基转移酶（ALT）活力测定

肝脏中 ALT 浓度比血中高 1 万倍。当肝脏病变时，肝细胞膜的通透性增加，肝脏氨基转移酶释放入血，使血清 ALT 含量升高。ALT 升高的幅度常可反映肝细胞的损伤程度。

3. 血清总蛋白、白/球蛋白比值测定

这类蛋白质由肝脏合成和代谢，当患急、慢性肝炎时，可出现白蛋白合成减少，球蛋白无变化或增多，总蛋白量正常或降低，白/球蛋白比值改变或倒置。

4. 麝香草酚浊度试验（TTT）

这是肝脏蛋白代谢紊乱的一种定性试验。肝病患者的血清与麝香草酚巴比妥缓冲液试剂混合后即可出现混浊。通过对混浊程度与事先备好的标准混浊试管进行比较，可测出其混浊程度。其混浊程度与肝损伤程度呈正相关。急性肝炎早期该试验可出现阳性，恢复期转为阴性。持续阳性是向慢性转化的指征。慢性活动性肝炎及肝硬化活动期均可为阳性，静止期可下降或接近正常。

为什么有些检查要抽空腹血

空腹血是指清晨未进餐前所抽取的静脉血，因为此时抽取的空腹血所检查的各种生化成分比较稳定，更具客观性。

一般来说，需要空腹抽血检查的化验，大部分都是生化检验项目，而这些项目易受饮食因素的影响。因此，为避免因饮食因素带来的差异，这些检验项目的正常值范围，均以正常人群的空腹血检测所得的数值，经统计学处理而获得，如肝功能检查中的丙氨酸和天冬氨酸氨基氨基转移酶，正常人群的范围为 0～40 单位/升等。

空腹抽血检查的最大好处是能避开因饮食因素的影响，使检验结果更具客观性，能较真实地反映机体的生化变化。如果在进食后采血，血液中的生化成分会出现暂时性的变化，所测得的结果，就不能客观反映机体的真实情况，而影响临床判断的准确性。

空腹抽血检查的项目一般有肝功能、血糖、蛋白质、脂类等。而对于肝炎病

原学（如甲、乙、丙、丁、戊型肝炎病毒，乙肝和丙肝病毒载量）和血常规等检测，因不受饮食因素影响而不必空腹抽血。

肝病患者的B超检查

所谓B超检查是超声波检查的一种，是一种非手术的诊断性检查。在临床应用方面，B超可以清晰地显示各脏器及周围器官的各种断面像，由于图像富于实体感，接近于解剖的真实结构，所以应用超声可以早期明确诊断。

通过B超获得的人体内脏各器官的各种切面图形比较清晰。B超比较适用于肝、胆、肾、膀胱、子宫、卵巢等多种脏器疾病的诊断。B超检查的价格也比较便宜，又无不良反应，可反复检查。

B超检查对于肝脏来说是最常用、最实用、最经济和无创伤的肝病影像学检查技术，就像一个肝脏的"雷达"，帮助监测肝脏的病变。在B超的协助下，很多乙肝患者可在不受任何痛苦和损害的状况下得到准确的诊断。B超能诊断的肝胆系统疾病包括：肝炎、脂肪肝、肝硬化、肝血管畸形、肝脏肿瘤和寄生虫病等。

肝脏B超的正常值

B超检查对于肝脏疾病能起到辅助诊断的作用。在B超检查时，医生常对肝脏进行测量，根据测量的数据判断病情。所以掌握其正常值能协助看懂检查报告：

1. 右肝最大斜径

不超过12～14厘米。以右肝静脉注入下腔静脉的肋下缘斜切面声像图为标准。

2. 肝右叶前后径

不超过8～10厘米，在肋间切面声像图上测量得到的肝脏前后缘的最大垂直距离。

3. 左半肝厚度和长度

厚度不超过5～6厘米，长度不超过5～9厘米。

4. 肝尾叶长度和厚度

长度和厚度不超过 4.5 厘米。通过下腔静脉纵切面声像图，上为肝左静脉近端，下为门静脉左支横部，宽度不超过 4.0 厘米，厚度不超过 2.0 厘米，通过门静脉左支的斜切面测量下腔静脉与门静脉左支之间的尾叶厚度。

肝病患者的 CT 检查

CT 是英文的缩写，原意是 X 线电子计算机横断面体层扫描。CT 有较高的分辨力，能将人体内各种组织的不同密度显示出差别；测量 CT 值可估计不同密度的阴影所代表的不同组织，因此推测出病变的组织成分。

什么情况下须做 CT 检查呢？因为 CT 是横断面图像，可避免体内各器官的组织相互重叠，并可显示彼此的关系。对肝内占位性病变、原发性肿瘤和转移性肿瘤的生长方式、形态、轮廓、钙化、出血、坏死、囊性变和血运情况都可以显示出来。在注射造影剂的条件下甚至可发现 1 厘米左右的早期肝癌，主要用于鉴别黄疸患者是外科性的（阻塞性）还是内科性的。同时可了解胆囊、胆道、胰腺、肾脏以及腹膜、淋巴结肿大等情况，并为 CT 监视下的肝病治疗提供方便。但 CT 不是肝炎患者的常规检查。只有慢性肝炎、肝硬化患者需排除早期癌变或怀疑肝癌和鉴别黄疸性质时才有做 CT 的必要。但是，有时做完 CT 后，医生还要求做增强 CT，那是为什么呢？

增强 CT 检查是从静脉内注入造影剂，来增强正常肝组织与病变组织之间的密度差。可以发现普通平扫 CT 时未发现的病变，区分肝内、外血管结构与非血管结构，区别实质性病变与囊性病变，根据病变强化的特点做定性诊断及鉴别诊断。因此，对某些患者做增强 CT 还是很必要的。

乙肝患者应做哪些检查

乙肝是由乙型肝炎病毒引起的一种世界性疾病，发展中国家发病率高。据统计，全世界无症状携带者（HBsAg 携带者）超过 2.8 亿，我国占 1 亿以上。乙肝患者多数无症状，其中 1/3 出现肝损害的临床表现。特点为起病较缓，以亚临床型及慢性型较常见。无黄疸性 HBsAg 持续阳性者易慢性化。本病主要通过血液及日常生活密切接触传播，另一方式为母婴传播。乙肝疫苗的应用是控制和预防乙型肝炎的根本措施。

1. 肝功能检查

包括胆红素、麝香草酚浊度试验、AST、ALT、白／球比、凝血酶原时间、血清蛋白电泳等。

2. 特异血清病原学检查

包括 HBsAg、抗 -HBs、HBeAg、抗 -HBe、抗 -HBc、抗 -HBcIgM。有条件可检测 HBV-DNA，脱氧核糖核酸聚合酶（DNAP），Pre-S1、Pre-S2 等。采用原位杂交技术检测肝内 HBV-DNA。

什么是乙肝的五项检查

乙肝五项检查是临床较常用的排查机体有无感染乙肝病毒的血清标志物，主要包括乙肝表面抗原（HBsAg、抗 -HBS）、乙肝表面抗体（HBsAb）、乙型肝炎 e 抗原（HBeAg）、乙肝 e 抗体（HBeAb、抗 -HBe）和乙肝核心抗体（HBcAb、抗 -HBc）这五大项。

其中 HBsAg 是乙肝病毒的外壳蛋白，也是乙肝病毒感染的重要标志（本身不具有传染性），也就是说，只要 HBsAg 呈阳性反应，就说明体内已有完整的乙肝病毒颗粒存在，但不反映病毒复制情况及传染性的强弱，乙肝病毒感染者要想进一步了解乙肝病毒复制情况、传染性的强弱以及肝脏损伤情况，需进一步检查肝功能、乙肝病毒 DNA 以及肝脏 B 超。

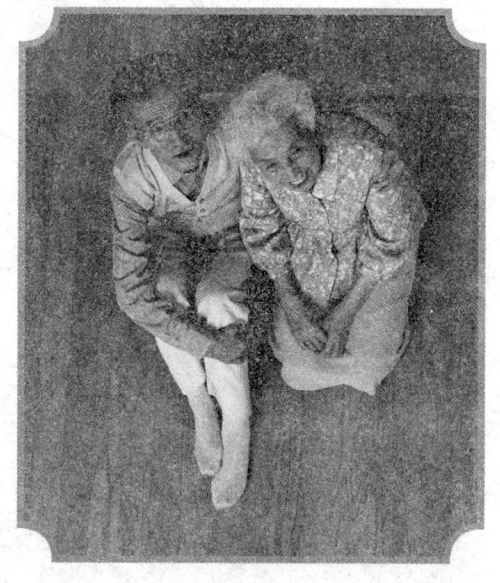

脂肪肝要了解的常规检查

脂肪肝患者的常规检查包括以下几方面:

1. 血液生化检查

血清酶、β-球蛋白、铁蛋白、载脂蛋白A1（ApoA1）以及胆汁酸常升高，白蛋白、胆红素和凝血酶原时间（PT）一般无变化。临床病理研究发现，仅20%～30%的脂肪肝有上述一项或一项以上血清学指标异常，且无特异性，因而实验室检查并不能确切反映脂肪肝及其病因。

2. 影像学检查

（1）超声检查：

弥漫性脂肪肝在B超图像上有其独特的表现。

肝肾对比或肝肾回声差异，肝实质回声强度＞肾回声。

肝前后部回声差异，近场回声密集增强，而远扬衰减。

肝内管道结构特别是静脉变细不清。

肝脏轻度或中度肿大。肝脏轻度或中度肿大。近来趋于把这些标准量级化，以综合积分判断脂肪肝程度。

B超检查可检出脂肪肝含量达30%以上的脂肪肝，脂肪肝含量达50%以上的脂肪肝，超声诊断敏感性可达90%。亦有报道认为，在非纤维化的肝脏中，超声诊断脂肪肝的敏感性达100%。B超检查现已作为脂肪肝的首选诊断方法，并广泛用于人群脂肪肝发病率的流行病学调查。近来国外报道B超检查诊断脂肪肝的阳性预测值为67%。

（2）CT检查：

弥漫性脂肪肝表现为肝的密度（CT值）普遍低于脾脏、肾脏和肝内血管，增强后肝内血管影显示得非常清楚，其形态走向均无异常。CT值的高低与肝脂肪沉积量呈明显负相关，因脾脏CT值常较固定，故肝、脾CT值的比值可作为衡量脂肪肝程度的参考标准，或作为随访疗效的依据。CT对脂肪肝的诊断具有优越性，其准确性优于B超检查，但费用昂贵及有放射性是其不足之处。另外，磁共振成像及肝动脉造影主要用于超声及CT检查诊断困难者，特别是局灶性脂肪肝难以与肝脏肿瘤鉴别时。

3. 肝活检

超声引导下肝穿刺活检组织细胞学检查特别是局灶性脂肪肝的主要方法，在形态学检查时做必要的特殊染色，免疫组化、组织生化测定及特殊细胞学检查等，可提高诊断的目的性。因肝活检有创伤性，患者难以接受，故目前主要用于：

（1）局灶性脂肪肝与肿瘤区别。

（2）探明某些少见疾病，如血友病、胆固醇酯贮积病、糖原贮积病等。

（3）无症状性可疑非酒精性脂肪性肝炎（NASH），肝活检是唯一诊断手段。

（4）戒酒后酒精性肝疾病（ALD）或ALD有不能解释的临床或生化异常表现者。

（5）肥胖减少原体重10%后肝酶学异常仍持续者，需行肝活检寻找其他原因。

（6）任何怀疑不是单纯干细胞脂变或疑多病因引起者。

确诊脂肪肝需做的检查

脂肪肝症状是很多的，但是轻度脂肪肝的症状不是很明显，要想早点确诊脂肪肝就要到正规医院接受定期检查。

确诊脂肪肝的检查：

1. B超检查

弥漫性脂肪肝在B超图像上有其独特的表现，高回声斑点，称为"明亮肝"。肝脏轻度或中度肿大。B超可检出肝脂肪含量达30%以上的脂肪肝，肝脂肪含量达50%以上的脂肪肝，超声诊断敏感性可达90%。

2. CT检查

CT值与脂肪肝沉积量呈明显负相关性，因脾脏CT值一般较固定，故肝/脾CT值的比值可作为衡量脂肪肝严重程度的参考标准。CT对脂肪肝的诊断具有优越性，其准确性优于B超检查，但具有费用昂贵及有放射性损伤等缺点。

3. 磁共振成像（MRI）检查

磁共振成像及肝动脉造影主要用于超声及CT检查难以诊断者，特别是在局灶性脂肪肝难以与肝脏肿瘤鉴别时。

4. 血清脂质检查

血清脂质检查包括三酰甘油、总胆固醇、游离脂肪酸等项目，其中三酰甘油的升高对脂肪肝的诊断最有价值，25%～40%的脂肪肝患者空腹血清三酰甘油升高，且通常伴有LDL-C升高、HDL-C降低、LDL/HDL比值升高。

5. 肝穿刺活检组织细胞学检查

肝穿刺活检组织细胞学检查是确诊脂肪肝的金标准，准确性高，是局灶性脂肪肝的主要检查方法，但因价钱高、创伤性大，所以临床不常应用。

明白了确诊脂肪肝需要做什么检查后，专家提醒患者，随着人们生活节奏的加快和人们饮食结构改变，导致脂肪肝患者越来越多，预防脂肪肝对很多患者来说很重要。为了检查结果的准确性和脂肪肝能够得到有效的治疗，建议到正规医院检查，治疗。

肝硬化患者的常规检查

肝硬化患者的常规检查包括以下几方面：

1. 血常规检查

肝功能代偿期，血常规多在正常范围。在失代偿期，由于出血、营养失调和脾亢等因素，可有不同程度的贫血。脾亢还可致白细胞及血小板降低，其中以血小板降低尤为明显。

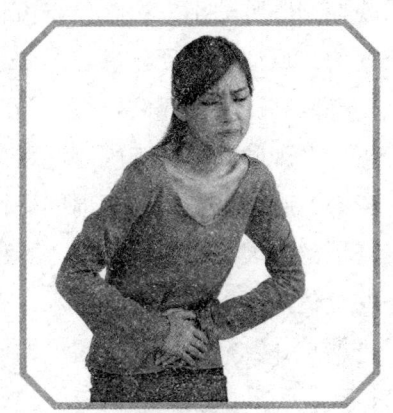

2. 肝功能检查

肝硬化患者可见ALT增高、胆红素增高、胆汁酸增高、白蛋白低于正常，而球蛋白则往往增高。胆红素明显升高多提示肝细胞严重损害。该指标是判定患者预后的一个重要参数。血清氨基转移酶的升高在肝硬化患者多为轻度至中度。白蛋白的减少是肝硬化的重要征象。若肝硬化患者白蛋白低于30克/升，经治疗后不回升或下降至20克/升以下，是预后不良的指标。球蛋白在肝硬化患者的显著增高而表现为A/G（白蛋白/球蛋白）比值下降，甚至出现倒置。当然，这种倒置一定要有血清白蛋白的绝对值下降才有意义。

3. 尿常规检查

肝功能代偿期，尿常规一般无明显变化。在失代偿期，则尿中可出现蛋白和管型。尿胆素原增加，因为肝脏不能将来自肠道的胆素原转变为直接胆红素。另外，由于侧支循环的建立，胆素原可直接进入体循环而从尿中排出。少数患者可有血尿（多为镜下血尿），伴有黄疸时，尿中胆红素亦可增加。

4. 腹水检查

一般肝硬化患者的腹水为淡黄色漏出液，如果并发原发性或继发性腹膜炎，则腹水为渗出液：透明度降低、比重增高（大于1.018，若血中白蛋白浓度太低则比重可能小于1.018，甚至小于1.016）、细胞总数增多、蛋白定性阳性，细菌培养可能阳性。

如果发现血性腹水，应注意是否并发了结核性腹膜炎（腹水白细胞中以淋巴细胞为主）或原发性肝癌（腹水中可发现癌细胞）。

5. B型超声波检查

肝硬化早期B超检查肝脏形态可无明显变化，或肝脏有所增大，边缘变钝。晚期则肝脏缩小，边缘呈锯齿状改变。表面不光滑，肝实质回声增强，增粗，不均匀。典型的肝硬化患者的B超大体表现为肝右叶体积变小，肝左叶体积变大。门静脉高压时，门静脉增宽，门静脉主干内径大于12毫米；脾静脉内径大于8毫米，可探及脾肿大，或脾脏厚度增加，其厚度大于4厘米。彩色多普勒显像（常简称彩超）时，可见门静脉周围彩色斑点样改变。并可通过血流速度和阻力测定估计病情的发展。B超检查所见虽然多为非特异性征象，但对于肝硬化患者具有重要的价值，可以了解有无腹水，有无肝癌之类的占位病变存在。肝癌是肝硬化的一种严重并发症，借助B超早期诊断肝癌，有利于早期采取治疗措施。

6. 内镜检查

通过电子（或纤维）食管镜或胃镜检查可直接观察并明确食管或胃底有无静脉曲张及了解其曲张的程度与范围，有助于上消化道出血的鉴别诊断。此检查诊断静脉曲张的正确率高于X线检查。目前，在很多情况下，内镜用于上消化道出血的治疗，即时止血率可达95%以上。

7. 腹腔镜检查

对于临床表现不明显的肝硬化病例，通过腹腔镜检查可直接观察到肝脏表面的情况而确诊。在代偿期或失代偿期肝硬化的患者中均可见到肝表面淋巴管扩张。在肝表面喷洒靛样红颜料，可以判断肝脏纤维化的程度，肝实质内胶原纤维越多，肝表面附着颜料的范围越广。此外，在腹腔镜直视下还可以取出肝组织做病理检查，其诊断价值高于在体外进行的盲目性肝穿刺，但安全性并不比后者高。

8. CT 或 MRI 检查

对于 B 超鉴别有困难的疑难病例，可以考虑采用 CT，甚至磁共振成像（简称 MRI）检查。但是，CT 或磁共振检查的费用较高，又有一定的放射性损伤，所以，一般不作为肝硬化的常规检查。但 CT 与 MRI 具有分辨率高的优点，不仅有利于筛查是否存在肝癌，也可从影像学角度判定有无肝硬化。在肝硬化时，CT 检查可发现肝脏各叶大小比例失常、肝密度降低、肝内结节、脾大及侧支循环。

MRI 与 CT 相似，但对肝内结节的显示优于 CT。故在对血管瘤、肝细胞癌变结节的鉴别诊断上优于 CT。但由于 MRI 检查比 CT 更为昂贵，目前用于肝硬化患者的影像学检查主要是 B 超，其次是 CT。

9. 肝活组织检查

在严格掌握适应证的情况下，采取肝活组织做病理检查，不仅有利于明确诊断，同时也可了解肝硬化的组织学类型、肝细胞损害和纤维结缔组织形成的程度，有助于决定治疗方案和判断预后。

当怀疑肝硬化患者合并肝癌时，在 B 型超声波或 CT 引导下进行局部穿刺取活组织病理学检查，可以对占位性病变作出定性。

肝癌患者应做的检查

1. 肝功能检查

肝功能异常表明肝癌已属晚期或合并严重肝硬化，这有助于选择治疗方法及了解预后。

2. 酶学检查

早期肝癌阳性率甚低，因此只能作为肝癌诊断的一种辅助方法。

3. 免疫学检查

甲胎蛋白（AFP）检查是目前诊断原发性肝癌最常用最重要的方法之一。

4. 超声检查

B超检查为一种非侵入性的检查方法，可以显示肿瘤的大小、形态与部位，诊断准确率约为90%。

5. 同位素扫描

可见肝脏体积不规则增大、形态异常，肿瘤部位出现稀疏或缺损区。

6. X线检查

透视或腹平片可见肝区密度增高阴影，肝脏影像增大，右肝叶的癌肿可发现右侧膈肌抬高。左肝叶肝癌在行胃肠钡餐造影时可见肿瘤邻近的胃或肠道受压推移。

7. 肝血管造影

通过选择性腹腔动脉或肝动脉造影，可以确定肿瘤的部位、大小及数目。

8. 其他检查

CT、发射性计算机断层摄影术（ECT）、肝穿刺活组织检查、腹腔镜检查等，对诊断有一定的帮助。

心电图检查对肝炎患者的临床意义

病毒性肝炎，尤其是急性肝炎的患者心电图出现异常表现率很高，一般报告有50%～80%。还有报告急性重症肝炎心电图异常表现多达100%，多数显示心脏传导系统异常。

心电图改变与血清胆红素浓度高有关，也与血清白蛋白下降，白蛋白与球蛋白比值改变，血钙下降与γ-球蛋白上升有关，还与肝炎病毒直接侵犯心肌细胞或胆盐直接刺激心脏的迷走神经，以及内分泌、激素紊乱有关。肝病患者通过心电图检查，可以提示肝脏病变信息；随着病毒性肝炎的康复，心电图异常亦可消失，但是严重的心律失常、传导阻滞、电解质紊乱等心电图改变，需要及时治疗，否则易出现严重后果。

胃镜检查对于肝炎患者的临床意义

1. 急性肝炎急性期

这一时期胃、十二指肠黏膜损伤发生率比较高，是引起恶心、呕吐、食欲不振等临床症状的重要原因，必要时要进行胃镜检查。

2. 慢性肝炎患者

由于肝脏门静脉系统瘀血，胃黏膜亦经常瘀血、缺氧，加上肝功能障碍，体内毒性物质不能完全被肝脏清除，同时机体内激素分泌紊乱等都会导致胃溃疡等损害。临床上慢性肝炎患者经常有胃脘不适，嗳气反酸，刷牙时恶心、呕吐等症状，胃镜检查有助于病因诊断。

3. 肝硬化后期

多伴有门静脉高压，长期的门静脉高压使侧支循环开放，血管扩张、迂回、曲张，最突出的是食管和胃底静脉曲张。其中约有 1/3 会发生破裂出血。故定期作胃镜检查，根据曲张静脉的大小、红色征的有无等，可及时发现高危出血患者，以指导治疗。

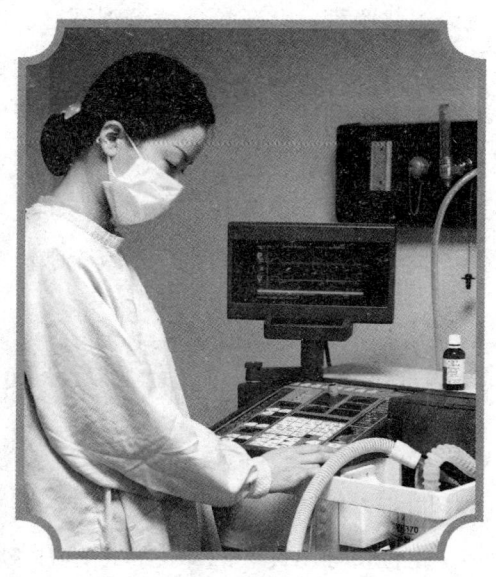

4. 肝硬化门静脉高压患者

该类患者胃炎发生率比较高，重型胃炎危险性大，在摄入油煎、油炸等食物后会发生大出血，因而胃镜检查是诊断门静脉高压性胃炎并进行分型的最可靠办法。

5. 肝硬化患者

肝硬化患者易发生十二指肠球部溃疡、幽门窦区溃疡、复合性溃疡、胆汁反流等。较之 X 线检查，胃镜检查正确率高，可给临床医生提供合理使用抗溃疡药和胃黏膜保护剂的指征。

腹腔镜检查对于肝病患者的意义

从腹部手术切口进入,能直接对部分肝脏的整体和表面的情况进行肉眼观察和摄像,同时可以有针对性地定位穿刺获得肝组织标本,不过前者更为安全可靠。腹腔镜不仅能直接观察肝脏变化,同时可以进行有目的性的定位穿刺,比体表的盲目穿刺准确得多,特别是对于非弥漫性肝病,腹腔镜检查更准确。

肝穿刺检查对于肝病患者的意义

肝穿刺是肝穿刺活体组织检查术的简称。患者通常要局部麻醉,运用负压吸引 1 秒穿刺技术,在 B 超、CT 的定位和引导下经皮肤穿刺,或在腹腔镜的监视下直接穿刺。穿刺获取肝脏标本一般 10～25 毫克,经过处理后作病理组织学、免疫组化等染色,在显微镜下观察肝脏组织和细胞形态。肝穿刺病理学检查主要用于各种肝脏疾病的鉴别诊断,如鉴别黄疸的性质和产生的原因,了解肝脏病变的程度和活动性,提供各型病毒性肝炎的病原学诊断依据,发现早期、静止期或尚在代偿期的肝硬化,判别临床疗效,尤其在确定肝纤维化严重程度上是国际公认的"金标准"。此外,肝穿刺还可以用于诊断性治疗,如肝脓肿穿刺排脓、肝囊肿抽液、肝癌瘤内注射药物或无水酒精等。

肝穿刺对身体有危害吗

有的虽有短暂肝区痛或肝穿部位疼痛,但一般反应轻,不需处理,经过 2～4 小时自行缓解。因此,肝穿刺被认为是较安全的检查法。当然,如果能在 B 型超声下定位,标出针刺的部位和进针的深度,效果更好。

肝穿刺用在治疗方面的例子也很多,其中肝穿刺抽脓,治疗肝脓肿就是一种;同时还可通过穿刺针注入治疗药物,从而使一部分患者避免手术之苦。当前已在一些单位采用 B 型超声引导下的细针穿刺,优点是损伤小,定位准确,对肝内占位性病变确定其性质尤为适用。

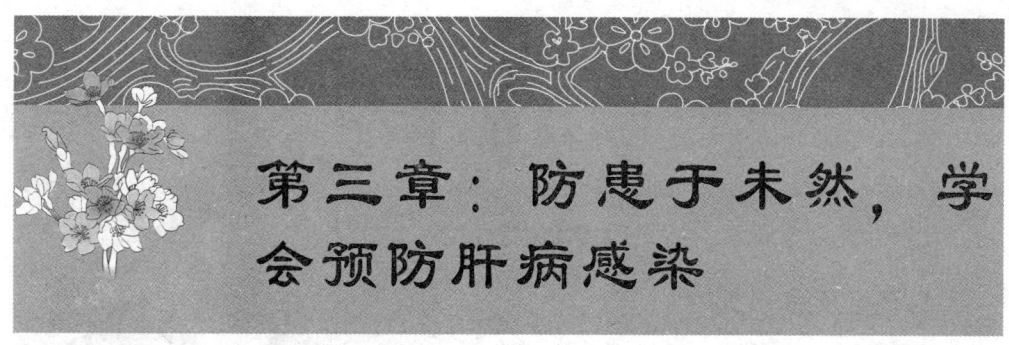

第三章：防患于未然，学会预防肝病感染

生活中怎样预防肝病

1. 疫苗预防

传染性肝炎是一种病毒性传染病，和其他一些病毒性疾病一样，能通过注射疫苗来预防。目前已经正式使用的肝炎疫苗为甲型肝炎和乙型肝炎疫苗。

乙肝疫苗在我国已经列入儿童计划免疫的内容之中，婴儿出生后的当天、1个月及1年内各注射一支乙肝疫苗，能使孩子获得对乙肝的免疫能力，可以免受乙型肝炎的传染。乙肝疫苗在我国许多地区已经使用了近10年，目前已经很少看到10岁以下的孩子患上乙型肝炎。丁型肝炎是继乙型肝炎后跟上来的肝炎，所以预防乙型肝炎也就预防了丁型肝炎。甲型肝炎的疫苗这些年也在逐步推广中，肯定有预防甲型肝炎的作用。

2. 戒酒预防

要保肝，生活中一定要戒酒。酒精百分之百是肝毒性物质，如果长期大量饮酒则必定难逃肝病的厄运。

3. 限脂预防

脂肪肝是近年来明显增多的肝病，常年与肥胖症、糖尿病共存。要远离脂肪肝，应该从饮食入手。控制脂肪饮食当然是必要的，特别是糖类食品，饮食的总量也应该控制，包括米饭、面条。过多的糖类食品在人体内也能演变为脂肪。预防脂肪肝还要提倡运动，运动可以消耗掉体内多余的脂肪，甚至已经患上了脂肪肝的人，随着饮食控制，坚持体育锻炼，适当进行一些慢步跑，骑自行车，上下楼梯，游泳等运动后，能消耗体内热量，控制体重增长。而肥胖减轻之后，肝脏中的脂肪也会随之消退，使肝功能恢复正常，而无须药物治疗。

4. 清洁预防

甲型肝炎与戊型肝炎经过消化道传染，主要的预防方法是：注意饮食卫生，饭前便后洗手，不喝生水。一些水产品生食时有传染甲型或戊型肝炎的可能，最好不吃。

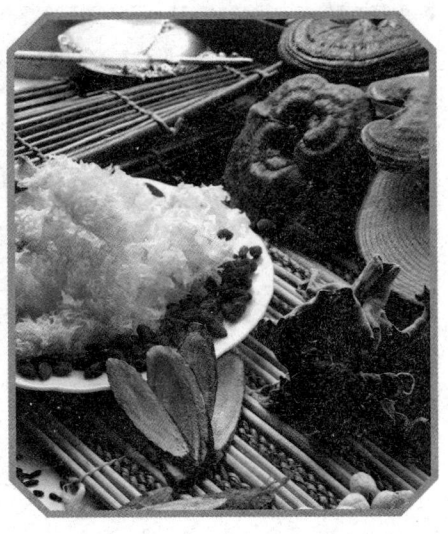

乙型肝炎和丙型肝炎经血液传染，所以应尽量避免应用血液制品，如血清蛋白、球蛋白等。尽量少注射药物，如注射，必须应用一次性注射器。医疗操作都应该强制消毒处理。在家庭生活中，如果家庭成员中有乙肝或者丙肝病毒的传染者也应该注意避免血液的接触。至于一些影响肝病的寄生虫，如肝吸虫病、血吸虫病等，除血吸虫病外，皆属"病从口入"之病，只要把住饮食卫生这一关，便可以预防。

爱护肝胆并不难，总结六句话：注射肝炎疫苗，慎用血液制品，注意饮食卫生，控制脂肪摄入，增强体育锻炼，戒酒戒烟！

预防甲肝的方法有哪些

甲肝主要是经由不洁饮食以及喝生水等途径而感染的，甲肝病毒主要以人体、猕猴、类人猿等灵长类动物为宿主，潜伏期为2～6周；在感染1周内，还可以在粪便中找到病毒的颗粒；而受感染个体就好像得了一场感冒似的，某些个体可能出现高热，或者食欲不振、全身倦怠等非特异性的症状；少数可能出现茶色尿或有黄疸的现象，其并发症较多，有皮疹、蛋白尿、关节酸痛等。

一般预防的重点：首先要注意日常饮食卫生，这是防止食源性感染的重要措施，如平时烹调一定要将菜品洗净、烹熟；吃火锅时要注意将肉类食品充分加热、煮熟煮透，尽量不生吃海产品；吃零食、水果时要注意食品的洁净，饮用开水。其次，要科学合理地安排生活，注意劳逸结合，注重饮食的营养搭配，还要注意加强身体锻炼，改善不良的生活方式，提高身体素质和免疫力。第三，要注意疾病的早发现、早确诊、早治疗。如果近期曾与甲肝患者有过接触，或感觉有明显乏力、纳差、厌油、小便深黄、肝区隐痛等症状，经休息仍不见好转而又找不到其他原因解释的，应及时到医院诊治。患者得到及时隔离治疗，就减少了其他人被传染的机会，也是重要的预防措施。第四，甲型肝炎采用灭活疫苗或减毒活疫苗注射，有较好保护性，丙种球蛋白可被动免疫2～3个月。

另外，注意消灭苍蝇、蟑螂等害虫，避免疾病的传播媒介；不要到卫生设施不全的小型餐馆或路边流动摊贩处就餐。

了解乙肝病毒的传播途径

母婴传播
它是我国乙型肝炎病毒感染的最主要原因，患有急性乙型肝炎和携带HBsAg的母亲都有可能将乙肝传染给新生儿。在分娩过程中传染给新生儿、在子宫内传染给新生儿（宫内传播）、产后感染新生儿。

输血传播
输入被HBV感染的血液和血液制品后，可引起输血后乙型肝炎的发生。

医源性传染
在医院的检查治疗过程因使用未经严格消毒而又反复使用被HBV污染的医疗器械引起感染的，叫医源性传播，包括手术、牙科器械、采血针、针灸针和内镜等。

性传播
乙肝是可以通过性传染的，性传播也是属于体液传播的一种。

生活密切接触传播
生活中长期的密切接触，乙肝病毒会经破损皮肤、黏膜传播，但此类传播较为少见。另外，乙肝病毒不通过消化道和呼吸道传播，因此日常接触如握手、拥抱、工作等无血液暴露的接触，一般是不会传播乙肝病毒的。

怎样预防乙肝的传染性

乙肝病毒主要通过患者的血液和部分体液进行传播，一般的接触，如一起吃饭等不会传染乙肝病毒，不过为了防止意外传染，还是要注意做好预防传染的措施。接种乙肝疫苗是目前预防乙肝传染最重要的手段，接种乙肝疫苗的主要对象首先是新生儿，其次为婴幼儿和高危人群。

预防乙肝传染还要切断传播途径，对献血人员进行严格筛查。对 HBsAg 阳性的孕妇，应避免羊膜腔穿刺，并缩短分娩时间，尽量保证胎盘的完整性，以减少新生儿暴露于母血的机会。性生活传染也是乙肝主要传染途径之一，性伴侣为 HBsAg 阳性的人应接种乙肝疫苗。有多个性伴侣者应定期检查，并提倡使用安全套。

推广安全注射。对牙科器械、内镜等医疗器具严格消毒；医务人员应严格防止医源性传播；服务行业中理发、刮脸、修脚、穿刺和文身等用具应严格消毒；注意个人卫生，不共用剃须刀和牙具等用品。

哪些人群必须接种乙肝疫苗

新生儿和学龄前儿童最应普遍接种乙肝疫苗。根据我国计划免疫要求，所有新生儿都应在出生后立刻接种乙肝疫苗。

乙肝病毒表面抗原携带者的配偶，乙肝患者或乙肝病毒表面抗原携带者的家庭内密切接触者，婚前检查一方乙肝病毒表面抗原阳性时其对方如果是乙肝病毒易感者（乙肝病毒表面、抗-HBc 和抗-HBs 三项均为阴性，或抗-HBsP/N<10 者），均应按 0、1、6 个月（或 0、1、2 个月）程序接种大剂量乙肝疫苗。

医疗卫生人员的预防：医务人员经常要接触大量的乙肝病患携带者，在手术、注射、护理、化验、检查等过程中不可避免地接触阳性患者的血液及其他分泌物，因此感染乙肝病毒机会相对增加。这些人中的易感染者均应按 0、1、6 个月程序接种大剂量乙肝疫苗（剂量同前）。

为阻断乙肝病毒在小学生和院校、军队、运动员等青少年中的水平传播，保护青少年健康，这些人群应按 0、1、6 个月程序接种。

丙肝的传播途径有哪些

丙型肝炎呈全球性流行，可导致肝脏慢性炎症坏死和纤维化，部分患者可发展为肝硬化甚至肝细胞癌。更可怕的是丙肝同样具有极强的传染性，那么，丙肝的传播途径有哪些呢？

血液传播

顾名思义就是通过输血和血液制品发生的传播。由于抗-HCV 存在窗口期（从病毒感染到能够查出抗体的一段时间）、抗-HCV 检测试剂的质量不稳定及少数感染者不产生抗-HCV，至今也无法完全筛出 HCV 阳性者。因此，大量输血和血液制品仍有可能感染丙肝。

性接触传播

性接触也是丙肝病毒的传播途径。目前多数学者以为丙肝病毒存在男性、静脉内药瘾间的性传播，夫妻间的性传播的发生率不高。

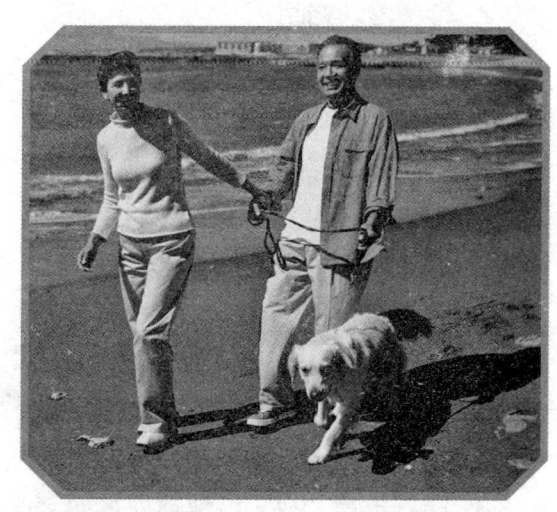

母婴传播

有报告在妊娠期存在丙肝病毒经胎盘的垂直传播及产时、产后感染的母亲对婴儿的密切接触传播。与乙肝病毒相比，丙肝病毒感染率较低；丙肝病毒母婴传播的时机主要在出生或哺乳期。

日常生活接触

家庭内接触可能是丙肝病毒传播途径之一。接触的内容有共用梳子、指甲剪、剃须刀、牙刷等。

丙肝应从传播源头预防

1. 丙型肝炎疫苗预防

目前尚无有效疫苗可预防丙型肝炎。

2. 严格筛选献血员

严格执行《中华人民共和国献血法》，推行无偿献血。通过检测血清抗-HCV、丙氨酸氨基转移酶（ALT）严格筛选献血员。应发展HCV抗原的检测方法，提高对窗口期感染者的检出率。

3. 经皮肤和黏膜途径传播

推行安全注射。对牙科器械、内镜等医疗器具应严格消毒。医务人员接触患者血液及体液时应戴手套。对静脉吸毒者进行心理咨询和安全教育，劝其戒毒。不共用剃须刀及牙具等，理发用具、穿刺和文身等用具应严格消毒。

4. 性传播的预防

对有性乱史者应定期检查，加强管理。建议HCV感染者在性交时使用安全套。对青少年应进行正确的性教育。

5. 母婴传播的预防

对HCV-RNA阳性的孕妇，应避免羊膜腔穿刺，尽量缩短分娩时间，保证胎盘的完整性，减少新生儿暴露于母血的机会。

 ## 丁型肝炎的传播途径有哪些

1. 输入带有HDV的血液以及血制品或使用病毒污染过的注射器以及针头而发生感染

此为传播的主要方式。

2. 通过日常生活的密切接触传播

含有HDV的体液或分泌物，通过破损的皮肤、黏膜感染，甚至能够通过蚊虫叮咬等方式进入易感者血液。同时 HDV 有家庭聚集现象。

3. 性接触传播

接触 HDV 患者的尿液、唾液、精液、阴道分泌物也能够导致 HDV 的传播。

4. 母婴间的垂直传播

HBV 表面抗原以及 HDV 抗体阳性的母亲，HBeAg 阳性者能够直接将 HDV 传播给新生儿，表明 HDV 围生期传播只有在 HBV 活跃的条件下才有可能。

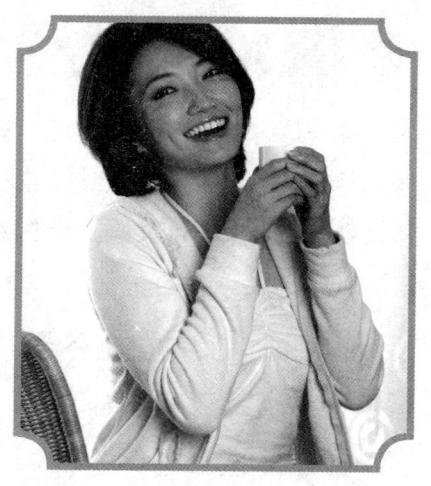

如何预防丁型肝炎

1. 积极防治乙型肝炎

研究证明，乙肝疫苗的接种可有效预防乙肝病毒的感染和随之发生的乙肝和丁肝病毒的混合感染。防止丁肝病毒在乙肝表面抗原携带者中间的传播，应保护皮肤、黏膜免受损伤，避免不必要的针刺纹身，并应注意清洁卫生，防止蚊虫的孳生和叮咬。

2. 防止母婴垂直传播

所有乙肝 e 抗原或乙肝 e 抗体阳性母亲所生婴儿，都应接种乙肝疫苗，以防止丁型肝炎的母婴垂直传播。

3. 慎重使用血液制品

4. 防止性传播

丁肝病毒感染率在妓女和性滥者中较高。预防和杜绝性滥，积极防治性病亦是预防丁型肝炎的措施之一。

5. 严禁吸毒

特别注意的是注射毒品也是丁肝传染的途径之一。

戊型肝炎的传播途径

戊肝是病毒性肝炎的一种，戊肝同其他几种主要的病毒性肝炎一样，具有很强的传染性。要想有效预防戊肝的产生，就要对其传播途径有一定的了解。粪－口途径传播是戊型肝炎的主要传播途径。可呈多种传播方式：

1. 食物污染

带有HEV的粪便污染食物，特别是未煮熟就吃了的蔬菜或壳类水产品。

2. 水传播

水源被粪便污染所致。

3. 日常生活接触的传播

通过污染的手和用具，或直接与口接触传播。

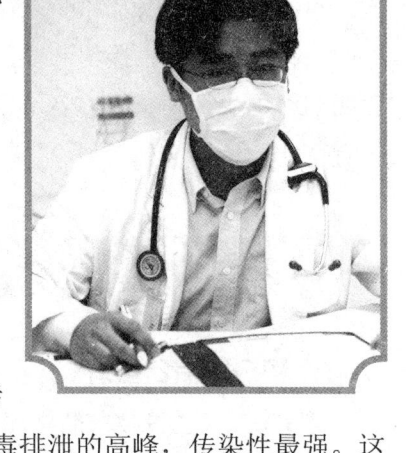

4. 媒介的传播

苍蝇和蟑螂可充当传染媒介，使食物受到污染。戊型肝炎在潜伏期末和黄疸出现前数日是病毒排泄的高峰，传染性最强。这一时期的患者是最危险的传染源。他们的粪便、尿液、呕吐物等排泄物，如果未经消毒处理，就会污染环境，引起疾病的传播。经胃肠道外的传播途径：戊型肝炎的病毒血症的持续时间较短，所以，经血或注射的方式传播的可能性很小。一般不经性传播。母婴之间也没有传播的报道。但戊型肝炎孕妇常发生流产和宫内死胎。

戊型肝炎的预防措施

与甲型肝炎相同。主要采取以切断传播途径主为的综合性措施。为预防水型传播，主要是保护水源，防止粪便管理；注意食品卫生，改善卫生设施和讲究个人卫生也很重要。使用丙种免疫球蛋白及人胎盘免疫球蛋白预防戊型肝炎多数报道无效。最终要取决于疫苗，HEV分子克隆的成功为研制疫苗提供了基础。

脂肪肝的预防方法有哪些

1. 合理膳食

每日三餐膳食要调配合理，作到粗细搭配，营养平衡，足量的蛋白质能清除肝内脂肪。

2. 适当运动

每天坚持体育锻炼，可视自己体质选择适宜的运动项目，如慢跑、打乒乓球、羽毛球等运动；要从小运动量开始，循序渐进，逐步达到适当的运动量，以加强体内脂肪的消耗。

3. 慎用药物

肝脏是人体的化工厂，任何药物进入体内都要经过肝脏解毒，所以，平时不要动不动就吃药，特别不要随便吃广告上宣传的所谓保健类的药物，对出现有症状的脂肪肝患者，在选用药物时更要慎重，谨防药物的毒副作用，特别对肝脏有损害的药物绝对不能用，以避免进一步加重肝脏的损害。

此外，心情要开朗，不暴怒，少气恼，注意劳逸结合也是相当重要的。

 肝癌的三级预防

积极防治病毒性肝炎，对降低肝癌发病率有重要意义。乙肝病毒灭活疫苗预防注射不仅防治肝炎有效果，对肝癌预防也必将起一定作用。避免无必要的输血和应用血制品。预防粮食霉变、改良饮水水质、戒除饮酒亦是预防肝癌的重要措施。在肝癌的一级预防尚未完善之时，肝癌的早期发现、早期诊断、早期治疗，即在肿瘤学上被称为"三级预防"，显得十分重要。

一级预防

个人一级预防应在人群预防的基础上进行，除了自觉接受人群预防的各项措施外，针对致病因素，采取适当的措施。国内外的流行病学研究已经证明，病毒性肝炎（乙型和丙型）、黄曲霉毒素污染粮食及蓝绿藻污染饮水是原发性肝癌的最重要病因。因此，我国学者早在20世纪70年代提出的"改水、防霉、防肝炎"仍然是指导肝癌一级预防的方针。也就是说，注意饮水卫生，多饮用安全的深井水来降低肝癌的发病率；要防止食用霉变的食物，不能吃发霉的、糊了的食物，这类食物含有黄曲霉素。玉米、花生、花生油、花生酱等是容易发霉的食物，要注意保管。给新生儿及其他高危人群注射乙型肝炎疫苗是减少乙型肝炎病毒携带者、预防肝硬化、肝癌的关键。目前尚无有效的丙型病毒性肝炎疫苗，但在献血员中严格筛查、应用一次性、干净安全的注射器和手术器具，有助于减少其发病率，从而减少由丙肝导致的肝癌的发生。

二级预防

对于有乙肝、丙肝等肝病病史的患者应定期复查血AFP水平和肝脏B超，对肝癌做到早发现、早诊断、早治疗。对于肝炎基础上发展而来肝癌患者，应注重抗病毒治疗的重要性，尽早抗病毒治疗能有效控制肝癌的进展。一旦确诊肝癌，应根据肿瘤的大小、部位、有无肝内外转移及患者全身情况选择合理的肝癌个体化治疗方案。目前手术切除仍然是肝癌治疗的最有效手段。多模式的综合治疗和多学科团队联合诊疗能明显改善患者的预后。肝移植是一种有效根治肝癌的手段，尤其适用于合并肝硬化、肝功能失代偿的小肝癌患者，但对于晚期肝癌应严格把握其适应证。

三级预防

预防肝癌的饮食，对不能手术或手术后的患者，争取康复治疗，这些患者可采用放疗或中医中药、免疫治疗等方式，以减轻痛苦，提高生活质量。

总之，一级预防是根本，它减少了肝癌的发生；二级预防是延长患者生存时间、提高肝癌治疗效果的关键；三级预防则注重提高肝癌患者的生活质量。

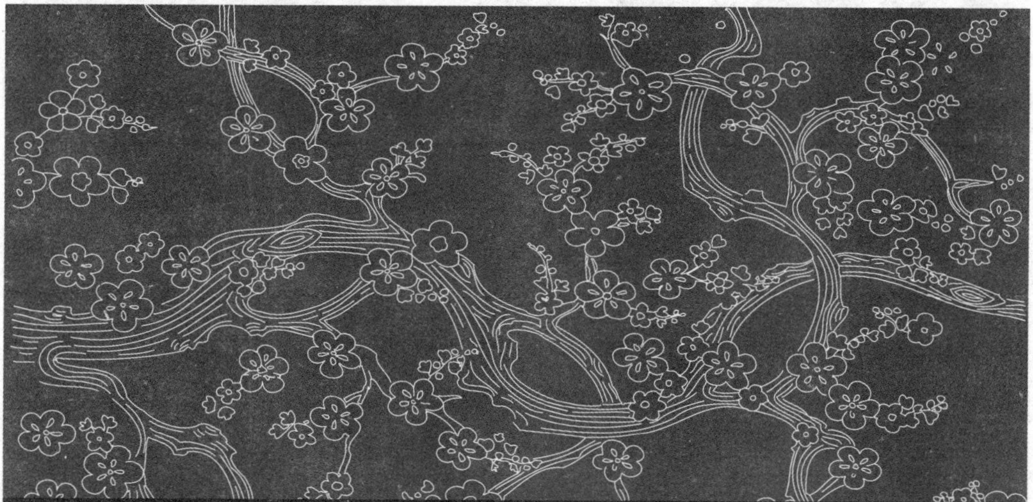

【第三篇】
护肝的健康养生智慧

篇首语

现代人们十分**关**注肝脏的健康，而护养**肝**脏又离不开生活中衣食住行的方方面面，那么如何做好护养肝脏的工作，怎样预防和改善肝脏疾病，需要人们学习相关护**养**常识和方法。

第一章：日常生活的养肝细节

生活起居规律有益于养肝

人类生活的自然环境，复杂多变的气候无时无刻不在影响着人体，故我们必然采取顺应自然规律的方法来保护自己。因四时气候变化来调节起居活动；因季节不同，增减衣物和选择不同的活动项目；因时令不同，可调配饮食。如春季温，饮食应偏凉；秋季燥，饮食宜偏滋润；冬天冷，则多食温热之品。

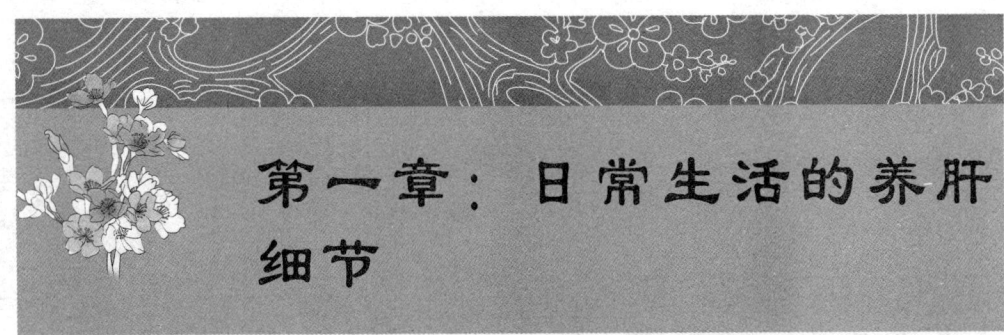

古人说："日出而作，日落而息。"也就是说人们的日常起居，都应该遵守自身生物钟的节律。而当今社会，大多数现代人拥有丰富的夜生活，比如唱歌、跳舞、聚会、上网、看电视等。长久熬夜打乱了生物钟，从而使自身内分泌系统失调。因此对于养肝来说一定要依照生物钟的节律，安排睡眠、吃饭、休息、学习，适量的活动和工作，并且养成习惯。生活有序，才能使内脏器官工作有序，这样才会促进肝脏细胞得到很好的恢复。

经常从事有益的劳动，既有助于提高身体健康，增强机体免疫力，也可以减少疾病的发生。适当的休息，则可消除疲劳，以便有充沛的精力去更好地工作和学习。但必须做到劳逸结合，防止过度疲劳。生理学认为，早期的疲劳是一种一时性的生理现象，无论是体力劳动还是脑力劳动所致的疲劳，都是大脑皮质的一种保护性反应，它预示着人体需要休息。这种现象若长时期地得不到恢复，就会造成过度疲劳。而过度疲劳可降低抗病力，易受细菌的侵袭，身体健康则受到威胁。

晚上泡脚对肝脏的益处

热水泡脚即足疗,是一种常见的中医外治法。热水泡脚对足部穴位及经络有刺激渗透作用,改善局部血液循环,驱除寒冷,促进代谢,从而起到养生保健作用。

根据"中医经络学说",人体的五脏六腑在脚上都有相应的穴位。经常洗脚,按摩脚趾、脚掌心,能防治局部及全身的诸多疾病。大足趾是肝脾两经的通路,可疏肝健脾、增进食欲、治疗肝脾肿大;二足趾外侧属阳明胃经,可调节肠胃功能;第四趾属胆经,能防治便秘、胁痛;小趾属膀胱经,能治疗小儿遗尿症,矫正妇女宫体位置;脚掌心是肾经涌泉穴所在,能治疗肾虚体亏。

另外,晚上睡前泡脚还能有助于睡眠,而丑时是肝经当令的时辰。只有好的睡眠才能有助于肝脏的养护。泡脚的时候还可以用柴胡、白芍、防风、艾叶、桂枝、玫瑰花等中药,将其配合在一起,起到养血柔肝、升发阳气、温经通络的功效。在春季使用此方泡脚,对肝脏具有非常好的养护作用。

但是需要注意的是:最好用较深、底部面积较大的木质桶,或者目前流行的电控足浴盆,水量则以没过小腿的2/3至及膝为最佳,泡脚的水温宜在40～50℃。时间不能太长,最好控制在15～20分钟。饭后半小时内不宜泡脚,它会影响胃部血液的供给,长期下来会使人营养不良。泡脚后不能马上睡觉。趁着双脚发热的时候揉揉脚底,及时穿好袜子保暖,待全身热度缓缓降低后再入睡效果最好。

学会静坐闭目养养肝脏

吃完饭后静坐休息,闭目养神 10～30 分钟,再睡觉或运动,能保养肝脏。肝脏是人体造血和用血的重要器官,身体内的营养成分也要借助血液经由静脉运送到肝脏。饭后身体内的血液都集中到消化道内参与食物消化的活动,当人体由躺下到站立,流入肝脏的血流量就要减少30%,如果再行走、运动,血液就又会有一部分流向手足,此时,流入肝脏的血流量就要减少50%以上。如果肝脏处在供血量不足的情况之中,它正常的新陈代谢活动就会受到影响,从而导致对肝脏不同程度的损害。所以,吃完饭以后最好不要马上运动。

当人们过于劳累或心情抑郁时，可伤及肝脏，使眼睛出现干涩、困乏、酸胀等表现，这时不妨让眼睛晒晒温和的阳光，可起到补充肝阳、疏泄肝气的作用。

晒眼睛时，要全身放松，仰头对着太阳，闭上眼睛，把意念集中到眼周，想象太阳的热量像热水一样注入身体，一般15分钟左右即可，晒眼睛的时间最好选择在早晨或傍晚，以免被阳光灼伤。

充足睡眠对于肝脏的益处

好的睡眠姿势和优质的睡眠不仅可以消除疲劳，还有利于肝脏功能的恢复。这是因为人在睡眠的时候，会分泌大量的生长激素，这些激素能够促进生长、合成人体必需蛋白质等重要物质。此外，肾上腺皮质激素半夜开始分泌，它具有使体内物质分解、代谢和提高机体产生热量的作用。

在肝炎恢复期患者及慢性肝病患者每晚睡足8小时，中午保证午休1小时就可以了。久卧会造成新陈代谢下降、营养障碍、气血不畅、筋脉不舒。睡眠的姿势最好采用右侧卧位为佳，这种姿势能使全身肌肉得以充分放松，使劳累一天的各个器官得到充分的休息，还可以避免右肺和纵隔对心脏的压迫，并且促进胃肠道蠕动排空，可使睡眠安稳、舒适、自然。记得要有一个良好的睡眠环境，卧室要尽可保持安静，温度适宜，通风。

另外，晚饭不要吃得太迟太饱，睡前不要饮浓茶、喝咖啡或刺激性饮料，以免引起大脑过度兴奋而影响睡眠。

适当午休有利于肝脏恢复

卧床休息有益于肝病患者的康复，特别是午后休息1小时效果较好。具体来说，午后休息1小时的好处有：

缓解疲劳

肝病患者由于身体虚弱，比较容易疲劳、烦躁，而午休1小时则可以缓解这一问题。当人们进入睡眠状态后，身体的各个部位都得到放松，身体的紧张度降低，同时，呼吸比较平稳、脉搏稳定，人体的各个组织器官都处于相对安静状态，这样，人体就会储存大量的能量，为下午的工作和学习做准备。而且，由于肝脏的代谢减少，肝脏的负担也会减轻。处于睡眠状态的人，体内代谢的有害物质减少，而且还能分泌大量的可以增强免疫力的物质，从而有效调节人体的免疫机制，提高人体的抗病能力。

利于肝细胞恢复

午休一般选择卧床而眠，卧床能够增加肝脏内血液流量，尤其是饭后，人们的消化和吸收能力都比较活跃，这样，肝脏能够得到更多的营养成分和氧气，促进了肝细胞的恢复和再生。同时，由于血液运行通畅，肝脏的负担就会减少。

午休 1 小时对于肝病患者的康复发挥着积极的作用。在这里需要提醒大家的是，要让午休发挥作用，需要保证午休的质量：尽量不要在午饭之后就立刻午睡，这样会有腹胀感，影响入睡。睡眠的环境尽量安静舒适；选择合适的睡眠姿势，不要伏到桌子上睡，在床上侧卧睡最好。

长时间看书、看电视对肝脏有害

人的视网膜感光功能的正常维持，依赖于视网膜视觉细胞和维生素 A 的正常，维生素 A 是人体吸收胡萝卜素后在肝脏内转变而成。由于肝病患者胆汁分泌量减少，使脂肪代谢受到影响，从而使脂溶性的维生素吸收降低。同时，肝病患者体内的含锌量低，而维生素 A 的吸收代谢在锌缺乏的情况下也会降低。所以长时间看书、看电视就会增加肝脏的负担，同时也使视觉受到障碍，如视物不清、夜盲、眼部干涩不适等症状。此时，饮食上要注意补充维生素 A 的食物，如胡萝卜、奶，以及锌含量丰富的食物，如肉、动物内脏等。

记得经常洗手预防肝病

"病从口入"人人皆知，手是除了飞沫之外，最可能传递病菌的媒介。因此，注意手的卫生是预防病从口入的重要环节。科学家做过这样一个调查，一只没有洗过的手，至少含有4万～40万个细菌。指甲缝里更是细菌藏身的好地方，痢疾杆菌在手上可存活3天。流感病毒可在潮湿温暖的手上存活7天。外出旅游、参观学习、执行任务，手经常接触一些物品，都会把手弄脏。特别是传染病患者和一些病毒携带者，常常把致病微生物传播到各种用品、用具上，当健康人的手接触后，致病微生物便来到你的手上。如果饭前便后不洗手，就可以把细菌带入口中，吃到肚里，这就是人们常说的"菌从手来，病从口入"。所以要养成勤剪指甲，饭前、便后、劳动后洗手的习惯。

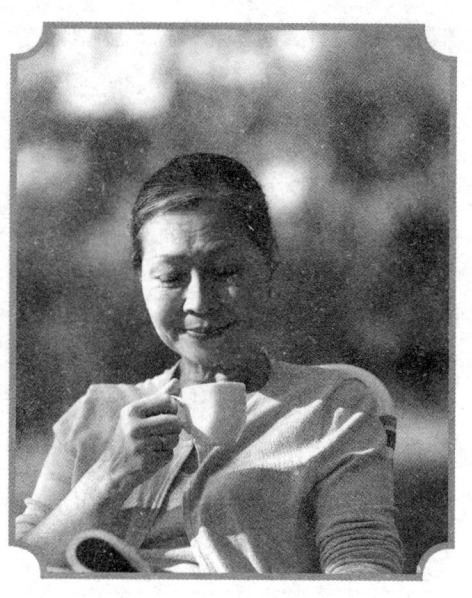

洗手最好使用38～42℃的温水，因为温水比冷水的清洁效果好。洗手前需要去除手部首饰，如戒指等，以便更好地清除手上细菌。洗手时，最好涂抹一些肥皂，再用流水冲洗。

勤敲打、按摩经络，疏通肝气

经络学是在中医学当中一个重要组成部分，平时多按摩几个肝经的重要穴位。敲打敲打肝经，对疏通肝气是有帮助的。肝经起于大脚趾内侧趾甲缘上，沿腿的内侧向上到达肋骨缘期门穴，肝经上有14个穴位，比较常用的按摩穴位有这么几个，一个就是在脚上，还有两个是在躯干。脚上的叫太冲穴，就是足部的大趾和第二个趾头的指缝，然后再往上面一寸的地方。另外两个穴，一个是期门穴，一个是章门穴，这都是肝脏当中两个重要的穴位，期门穴的位置在第四肋间隙。章门穴正好是向下两肋，是第六肋间隙，正对着乳头这个地方。肝经左右两侧都有，经络穴位按压感觉酸胀是气血不足，感觉疼是经络不通，要敲打、按摩通畅。

旅途中肝炎的预防

旅行本来是一件很惬意的事情，但是在这份惬意中要小心疾病来袭，尤其是预防肝炎。那么，在旅途中我们该如何预防肝炎呢？

甲型肝炎和戊型肝炎的传播途径主要经消化道传播；乙型肝炎和丙型肝炎主要的传播途径是经血液及体液传播。因此，外出旅游最易感染最需预防的是甲型和戊型肝炎，其次是预防乙型肝炎。

注射疫苗

如果想出去旅游，应该考虑在出发前半个月至1个月，接种甲肝减毒疫苗或甲肝灭活疫苗，以保证出行时体内已产生了充足的免疫力。

注意饮食卫生

避免在卫生条件差的街边进食，尤其是流行季节更需提高警惕。去南方沿海地区旅游时，避免生食水生贝类、海鲜如蛤蜊、泥蚶、毛蚶、牡蛎等食品。

养成良好的卫生习惯

饭前、便后流水洗手，餐具、茶杯、毛巾单独使用，不吃半熟菜，不吃不洁凉拌菜，水果要洗净削皮。

注意劳逸结合

游玩时跋山涉水，极易形成"旅途疲劳综合征"，机体免疫力、抵抗力下降，此时遇上肝炎病毒极易感染。外出时一定要注意劳逸结合，讲究养生之道，必要时可因人因时服用一些补药，以增强机体的抵抗力和免疫力。

分餐制有益于预防肝病

共餐是我国绝大多数家庭的进餐方式，这种进餐方式明显是不卫生的，它是家庭疾病的重要传播途径之一。传播的疾病包括肝炎、结核病、胃炎、消化性溃疡及多种细菌性胃肠炎。其中甲型肝炎病毒主要是通过口腔进入人体的；乙型肝炎虽然以血液传播为主，但生活方面的密切接触也是传播途径之一当和乙肝患者或病毒携带者共餐时,如果他们的口腔或肠道黏膜有破损,乙肝病毒就有可能沾染到食物上,而如果此时恰好你的口腔或者肠道黏膜也有破损,那么乙肝病毒就有可能通过破损的黏膜进入人体血液而导致感染。严格来说,这也是血液传播的一种形式。

而当与乙肝患者或携带者共餐时,如果你能够保证你的消化系统黏膜是完整的,没有破损,一般是不会感染乙肝的。

社交是人们生活中一项重要的内容,完全为了预防乙肝而不与人共餐是不可能的。而黏膜破损一般不容易发现,因此,最好的方法是接种乙肝疫苗,一旦你产生了乙肝抗体,就可以把共餐感染病毒的机会减少到最低。

专家还建议:分餐制也是一种很好的方式,采用分餐制,就切断了传播途径。

肝炎患者用过的餐具要消毒

肝炎病毒具有很强的传染性,肝炎患者用过的餐具上,可能感染了病毒,而这些病毒用清水是很难除掉的。因此,为了避免再次感染,肝炎患者必须把餐具消毒,而一般采用的消毒方法有以下 3 种:

煮沸消毒

将患者的餐具、茶具、玩具、耐热的物品和小件布料衣物浸没水中,加盖煮沸,100℃,1 分钟就可使甲、乙两型肝炎病毒失去传染性,煮沸 15～20 分钟可杀灭肝炎病毒。

蒸气消毒

家用大一点的高压锅或做饭用的大蒸锅、蒸笼,适用于金属、玻璃、陶瓷器、餐茶具、钱币及书报的消毒,消毒时间为水沸冒气后 20～30 分钟。

洗消液消毒

肝炎消毒洗涤灵对甲型、乙型和其他各型肝炎病毒具有高效消毒的洗涤剂。加水 40～60 倍可洗消茶具、餐具、厨房用品;加水 40 倍可洗消家具、浴池、厕所、便盆;加水 100～200 倍可洗消鱼、肉、蔬菜及水果;加水 1 倍可洗消患者疾渍、粪便、血污。

肝病患者洗澡的注意事项

肝病患者不同于健康人,洗澡时应注意以下问题:

1. 不能洗澡的时候

急性肝炎 COT 值超过 500～1000 时应禁止洗浴。洗澡等同于轻量运动,在需要静养的时期洗澡只会恶化病情。

2. 允许洗澡的时候

急性肝炎患者患病 3 周后 COT 值降到 100 以下后,就可以一周洗一次澡。愈后初浴千万小心,切勿疲劳。按医生要求渐渐增加洗浴时间和洗浴次数。慢性肝炎患者可以一周洗两次澡,尽可能使用淋浴。用浴盆泡澡时,勿长时间洗澡,宜温水快浴,不要疲劳。

3. 温泉疗养

出行前要得到主治医生的许可。洗温泉时间不宜长,并将洗浴次数控制在两三天一次。有些肝硬化、慢性肝炎患者虽然病情已完全稳定,但过度泡温泉,也会使病症恶化。呼吸新鲜空气,吃些美味佳肴,放松心情,清除紧张情绪更为有效安全。

肝炎患者饭后不宜百步走

对健康人来说,"饭后百步走"是有益无害的运动。但对肝炎患者,尤其是肝炎活动期的患者,就不一定适合了。因饭后胃肠道消化吸收的负担增加,血液循环加快,进入肝脏的各种营养物质也增多了,肝脏的各种功能活动必定要加强,如果饭后散步,四肢血流量增加,而进入肝脏的血液量就相应减少了。

凡是处于氨基转移酶升高阶段的各型肝炎患者,饭后以相对休息为好。为了保证肝脏的血流和减轻肝脏的负担,以利于受损的肝细胞能得到很好的修复,肝炎患者饭后最好先卧床休息一段时间,再适当散步较为适宜。

肝炎患者在家休息时应注意哪些

肝炎患者在家休养时除了要养成良好的生活习惯，保证充足的睡眠和劳逸结合、防止疲乏以外，还应注意些什么呢？

1. 要有乐观的情绪

肝炎患者应抱有"既来之，则安之"的思想，正确对待疾病。如对肝炎缺乏信心，过分忧虑或情绪波动，都会直接或间接地影响肝功能的康复。相反，如果能正确对待，做到心胸开阔、情绪饱满，就会减轻病痛，促进免疫机制的增强，将有利于治疗和病体的康复。

2. 要预防各种感染

慢性肝炎患者机体免疫力低下，在病中或病后极易被各种致病因子感染，如引起感冒、支气管炎等，会使已恢复或静止的病情再度活动和变化。因此，一定要根据气候变化及时增减衣服，注意起居及个人卫生，做好预防。

3. 一定要在医生的指导下用药

肝炎患者一定要注意不能随便用药，特别是不要过多用药，因为许多药物都要经过肝脏代谢，会加重肝脏的负担。要尽可能地少用药，尤其是要少用对肝脏有害的药物，以达到保护肝脏的目的。用药一定要根据病情的需要和患者的身体状况，在医生的指导下进行。

4. 要定期复查肝功能

一般急性肝炎半个月至1个月检查1次，急性肝炎恢复期或慢性肝炎1～3个月检查1次。平时要注意自我感觉，若出现乏力、食欲减退、尿黄等情况时要及时检查。但也有些患者症状表现不明显，病情却在进展，如部分急性肝炎患者急性期症状消失后，肝功能并未正常，若不坚持治疗就可能使病程迁延，导致慢性肝炎。又如不少慢性肝炎患者症状不明显，但病情仍在进展，易使病情加重，发展为肝硬化等。因此，应定期检查身体，复查肝功能，为临床治疗提供依据。

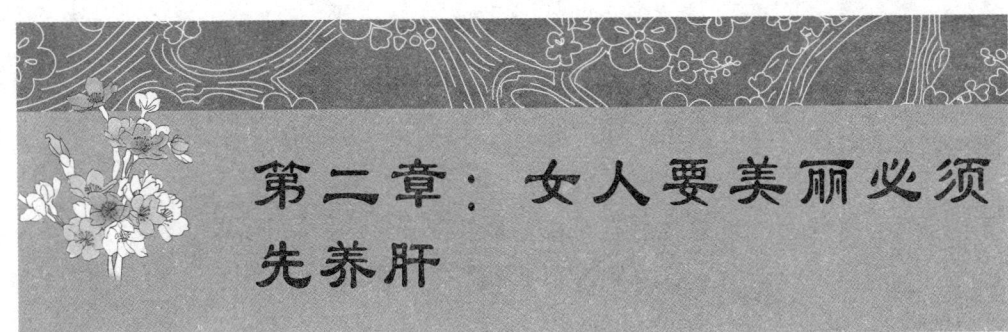

第二章：女人要美丽必须先养肝

肝与人体衰老有密切联系

人体的衰老是一个很复杂的过程，衰老的开始及其进程受到许多因素的影响。脏腑功能减退、精神失于调养、工作生活环境恶劣、生活起居无规律、不良的饮食习惯等皆是导致和加速衰老的重要因素。虽然导致和影响衰老的因素很多，由于人体是以五脏为中心的，在衰老这一渐进性过程中，五脏功能的减退是主要的因素。然而各个脏腑之间由于功能不同，在人体内所占的位置也不同，所以并非同步衰老，而是具有一定的顺序性。

《灵枢·天年》曰："五十岁，肝气始衰，肝叶始薄，胆汁始减，目始不明。六十岁，心气始衰，若忧悲，血气懈惰，故好卧。七十岁，脾气虚，皮肤枯。八十岁，肺气衰，魄离，故言善误。九十岁，肾气焦，四脏经脉空虚。百岁，五脏皆虚，神气皆去，形骸独居而终矣"。这段话详细的描述了人体衰老过程中五脏功能衰退的时间顺序，其中肝在五脏中最先出现衰老征象。一旦出现了肝衰的症状，就标志着人体衰老的开始。人进入中年后常常出现两目干涩、视物模糊、烦躁易怒、指甲无光泽、活动不灵敏等症状，这些都是由肝功能减退，肝血逐渐减少，不能濡养官窍、筋脉，甚至不能抑制肝阳所致。因此，肝衰是人体衰老的先导，即是衰老这一程序的启动因子。但是如果通过各种手段保肝护肝，维持肝的功能正常，就会推迟衰老的发生，达到延缓衰老的目的。

人体脏腑之间生理功能相互协调，病理变化相互影响。衰老是一个复杂的过程，并非某一个脏腑的异常，而是整个机体的功能趋下。肝属木，主少阳春生之气，能鼓舞脏腑气化，协调诸脏功能。脾之升清、胃之降浊、心血畅行、肺气肃降、肾之藏泻，无不受肝之疏泄的推动。周学海在《读医随笔》中说："凡脏腑十二经之气，皆必借肝胆之气以鼓舞之，始能调畅而不病"。脾胃的运化功能与肝之疏泄有关，肝气疏泄正常，气机调畅，胆汁分泌能够促进脾升胃降，保证水谷的正常运化，使气血生化有源。故《素问·宝命全形论》中说"土得木而达"，若肝失疏泄，会导致木旺乘土或木不疏土，从而影响脾胃的运化功能，出现腹胀、纳呆、便溏等症状。《血证论》中说："木之性主于疏泄，食气入胃，全赖于肝木之气以疏泄之，而水谷乃化，设肝之清阳不升，则不能疏泄水谷，渗泄中满之症在所难免。"

　　肝藏血，肾藏精，精血互化，肝与肾同源。血能生精，血旺则精充，血亏则精衰。肝主疏泄，肾主闭藏，肝疏泄功能正常才能使女子月事以时下，男子精气溢泄。另外，肝调节气机协助肾之气化，疏通水道，促进水液代谢。肝气主升，肺气主降，一升一降调节全身之气的升降出入，故《素问·刺禁论》中讲道："肝生于左，肺生于右。"在生理上，肝能调和脏腑气血，对于维持气血充和、脏腑协调、增强正气、抵御外邪具有重要的作用。故《黄帝内经》中称肝为"将军之官"，不仅说明肝有易升易动的特性，更具有疏泄毒气、保卫机体、抵御外邪的作用。在病理上，肝的功能失常，必然导致其他脏腑功能气化失司，气血运行失常，引发疾病，如木火刑金、心肝火旺、肝气犯胃、肝气乘脾等。故魏玉璜称"肝为万病之贼"，叶天士称"肝为传病之源"，《医门八法》中云"诸病多生于肝"，因此，治肝受到历代医家的重视。《读医随笔》曰，"知者善调于肝，乃善治百病"；《续名医类案》中提出要"治病不离肝木"，故调肝可治百病。在临床实践中，许多疾病如月经不调、不孕、不育、消渴、偏头痛、水肿、泄泻等都可从肝而治，并取得良好的疗效。

女人要养肝的重要性

俗话说男人怕伤肝,女人怕伤肾。其实,养肝对女性来说也是很重要的事,养好肝,女人的气色才会好。女人该如何养肝呢?为你盘点养肝的好处,教你如何养肝,让你养出好身体好气色。

肝好,胃口好

肝脏是人体最大的消化腺,参与糖类、脂肪、蛋白质、维生素等多种物质的代谢,由肝脏分泌的胆汁更是消化脂肪的最重要的消化液。一旦肝脏功能受损,就会出现恶心、厌油、食欲不振等消化道症状。

肝好,皮肤好

白里透红的皮肤是所有女性追求的目标,一旦肝脏功能出现问题,内分泌也会出现紊乱,表现在皮肤上就是面色晦暗、毛发干枯。

肝好,脾气好

从中医角度讲,肝是主疏泄的。肝功能不好,疏泄功能差,患者往往情绪不稳定,易急躁、抑郁。

记得女人以养血为本

好女人是用血养出来的,没有了血,女人的幸福就是无米之炊。而女人的肝,作为身体的大血库,先天就比男人要脆弱得多。女性天生的敏感和思虑过多也很容易使肝受伤。所以,好好地养肝护肝,才是女人获得幸福的王道。

女人每个月都要来月经,也就是每月都要失去一部分血,流产、生小孩要大量地流血,当了妈妈以后,需要哺乳,而乳汁也是由体内最优质血液的精华凝练而成的。还有,大部分的女性都爱哭,眼泪也是血液化生的。所以说,不论是从女性的生理特点来看,还是从其心理特点来看,女人的一生,都在大量地流失血液,所以,中医一直强调:"女子以养血为本。"

土地如果缺水就会贫瘠,甚至开裂,在这样的土地上长出的树木和花草也会是枯黄、没有生气的。同样，女性的肝缺血的话，就会出现皱纹早生、面色枯黄、唇甲苍白、头晕、眼花、乏力、心悸等症状，并且会老得很快。还有的人会觉得四肢麻木，出现月经量少，甚至闭经的现象。

具体来说，25～35岁的女性常常表现为痛经、闭经、乳房胀痛有肿块、两胁胀痛，甚至不孕等；36～50岁的女性多表现为情绪失调，同时伴有头晕头痛、失眠健忘、食欲减退等，也就是人们常说的更年期综合征，同时，还会出现黄褐斑。

在女人的身体里，肝脏就是血库，负责血液的贮藏、调节和分配。

除了要储藏足够的血液，保证首先供应心脏外，肝脏在人体的血液循环中还扮演了总导演的角色，身体哪里有需要，肝脏就把血液及时输送过去。我们伸伸胳膊、踢踢腿，甚至是动动眼珠子等每一个细微的动作，都得靠肝来指挥。

同时，肝还根据您身体的情况来调节循环的血量：身体处于睡眠状态时，所需血量减少，部分血液会回流入肝贮藏起来；在工作或剧烈活动时，血液则由肝脏输送到经脉，以供全身所需。

 ## 补肝养肝让女人的皮肤变得无瑕

对于女人来说什么最重要，当然是美，对于她们来说只要是能够让自己变美，她们都愿意去尝试和体验。女人要变美，首先要有一个好皮肤，可是皮肤好不好要看你的肝脏情况怎么样。肝脏是人体最大的消化腺，参与糖类、脂肪、蛋白质、维生素等多种物质的代谢，代谢好了，我们的皮肤就会特别好。有些人皮肤白皙有光泽，而有些人皮肤则暗淡无光，这就需要从养肝开始。

清朝著名医学家叶天士提出的"女子以肝为先天"一直为近代名医所尊崇。肝是美丽的发动机，肝好的女人，体态发肤都充满活力，要想让容颜不老，一定要把疏肝放在首位。中医强调，人要经常疏肝气、清肝毒、降肝火、养肝血，疏肝气可使全身气机疏泄通畅，体内不堵则面上无痘；清肝毒可化解消除体内污染，体内无毒则脸无暗色；降肝火可使体内阴阳平衡，体内不焦则皮肤滋润不燥；养肝血可以滋养全身脏器，肝血充盈则体表光泽有弹性。修复受损肝脏，使全身气机疏泄条达，全身气血顺畅运行，以达到疏肝养颜的目的。

疏肝气

体内不堵，面上无痘。《黄帝内经》用将军比喻肝脏性情刚烈，一旦遇到伤害就会肝气郁结。疏肝气，使全身气机疏通畅达，活力焕发，面色光洁，不生疮痘。

清肝毒

体内无毒，脸无暗色。肝脏是人体内的"化工厂"，摄入的食毒、药毒、酒精毒、烟毒等都依赖肝脏分解。当这些毒素慢慢积累越来越多时，就会导致化学性肝损伤。化解并清除肝内毒素，才能使肌肤光滑细腻，充满弹性。

降肝火

体内不焦，皮肤不燥。肝病一般都是肝阳上亢，引发肝火过旺。导致口疮、眼热、皮肤干燥、色斑等，所以人们称黄褐斑为肝斑。降肝火，平阴阳，才能使皮肤润而不燥，白嫩无瑕。

养肝血

体内充盈，体表光泽。肝藏血，滋养女人的全身脏器。肝血虚亏则面色无华，皮肤枯槁。肝血充沛，则目光清亮照人，体态丰盈，充满活力。

排毒能够养颜却不能持久，洗肠能够养颜却不能彻底，因为排毒养颜和洗肠养颜都是将漫延在肠道的毒素排出体外，而没有对毒素的源头围剿。产生毒素的源头是肝。当肝不能很好地完成解毒工作时，毒素就在体内漫延。疏肝养颜首先从肝脏健康入手，让健康的肝脏完成各项解毒工作，彻底切断毒素来源，让容颜持久美丽。

《黄帝内经》中眼与肝的关系

肝主藏血：肝藏血是指肝脏具有贮藏血液、防止出血和调节血量的功能。故有肝主血海之称。而"肝开窍于目，肝受血而能视"，双眼受到血的给养才能视物，而过度用眼，会使肝血亏虚，使双目得不到营养的供给，从而出现眼干涩、看东西模糊、夜盲等。

肝气通于目，肝和则能目辨五色：《灵枢·脉度篇》指出："肝气通于目，肝和则目能辨五色矣。"说明肝脏的精气通于目窍，视力的强弱和肝是有直接关系的。肝气通调顺达，目才能分辨五色；肝气太过或不及就会造成肝气不和，使目产生疾病。《诸病源候论·五脏六腑病诸候》："肝气不足，则病目不明。"肝有病变，亦往往从目反映出来。如肝之阴血不足，则两目干涩，视物不清或夜盲；肝经风热，可见目赤痒痛；肝阳上亢，肝火上炎，可见目眩、目赤肿痛；肝风内动，则目斜上视等。可见，无论在生理上还是病理上，肝与目均密切相关。

泪为肝之液：肝开窍于目，泪从目出，故泪为肝之液。泪有濡润眼睛、保护眼睛的功能。泪的过多过少均属病态，且与肝有关。肝阴不足，泪液分泌减少，则两目干涩，甚可干而作痛；肝经风热而患风火赤眼，又可见目眵增多，或迎风流泪，悲哀伤感，或情绪骤变，累及于肝，可见泪液自流等。

肝主筋，筋之精为黑眼：肝主全身筋膜，与肢体运动有关。肝之气血充盛，筋膜得其所养，则筋力强健，运动灵活。《灵枢·大惑论》："五脏六腑之精气，皆上注于目而为之精……筋之精为黑眼……"。黑睛，为肝之精气结聚而成，所以说，黑睛产生疾病一般都与肝脏有关。

明眸善睐全靠肝养

中医认为肝的经脉上联于眼，眼得肝血的濡养，才能发挥正常的视觉功能，肝开窍于目，其华在爪，肝健康，眼睛才能看得清楚，指甲才会坚韧明亮。这是因为肝的经脉从足起始，沿下肢内侧上行到腹部，再由内在的脉络进一步和眼睛联系起来。深藏于身体内部的肝脏通过经络通道，将养分源源不断地提供给眼睛，这样，我们的眼睛才会顾盼生辉、灵活有神。如果肝血不足或是肝的功能不好，我们的双目就会失去濡养，出现视物不清、眼睛干涩、毫无神采甚至呆滞等疾患。反过来看，如果眼睛不好，肝脏可能就有问题了。

另外，《黄帝内经》上说：人或恚怒，气逆上而不下，即伤肝也。总结起来，其实就是"怒伤肝"，就是说经常生气容易危害到人体的肝脏。《黄帝内经》上也记载着"肝开窍于目"，所以肝脏不好，眼睛就会受到影响。因此，经常生气的人往往眼睛无光。要想拥有一双明眸，保护好眼睛，就不能生气，正如《医医偶录》中所说："怒气泄，则肝血必大伤；怒气郁，则肝血又暗损。"怒气可以说是眼睛的大敌。每当我们生气的时候，都不妨看看自己的眼睛，要想拥有明亮的眼睛，最好还是止住自己的怒气吧！

做一做保眼养肝法

保眼养肝法主要有以下几种方法：

1. 健美按摩法

此即眼部美容按摩法。眼是心灵的窗户，是容貌美的一个重要感觉器官。健美而炯炯有神的双眼会使人精神倍增、赏心悦目。尤其是在当前眼疾不断增多的情况下，更有必要对眼睛进行保健。

（1）运转眼球。端坐凝视，双眼先顺时针旋转30次，然后再向前凝视片刻，逆时针方向旋转10次，向前凝视片刻，最后双目轻闭，两手食、中指轻轻抚摸同侧眼睑1～2分钟。

（2）按揉穴位。第一，两手拇指按揉睛明穴约30次；第二，两手食指指端按揉同侧攒竹穴30次；第三，两手食指指腹着力按压在太阳穴上，有酸胀感后再按揉30次；第四，两手食指指端按压四白穴，有酸胀感时再按揉30次。

（3）分刮眼眶。两手握拳，用食指近侧指间关节的桡侧缘紧压眼眶，做自内向外的刮动，分刮上下眼眶各15次，以出现酸胀感为宜。

（4）分抹眼睑。微闭双眼，两手五指并拢，用中指和无名指指腹贴附在睛明穴，向外分抹至瞳子髎穴，重复30～50次。

上述方法可每日早晚各做一次，也可在用眼疲劳时做一次。上述健美按摩法，清脑明目，增强视力，消除眼疲劳，预防皱纹，健美双眼。现代医学研究证实，按摩眼周可改善眼周围组织的血液循环，调节视觉神经和动眼神经的功能，并能使眼肌疲劳得到缓解，还能延缓眼睑皮肤下垂和眼周皱纹的出现。本功法对近视、远视、散光、斜视、眼底病等均有防治作用，但在眼睛患急性炎症时不宜按摩。由于眼区比较敏感，手法宜轻柔，按揉时以有酸胀感为度，不可用力过猛。此外，每次操作前均应洗手，并清洁眼周。亦可配合使用美容营养霜等化妆品，先涂于眼周围再做手法，更增加效果。

2. 目宜常动

身体保健要多做运动，眼睛保健也应如此。眼睛的运动主要是靠眼球的运动，以锻炼其功能，可采取多种方法进行运目锻炼。

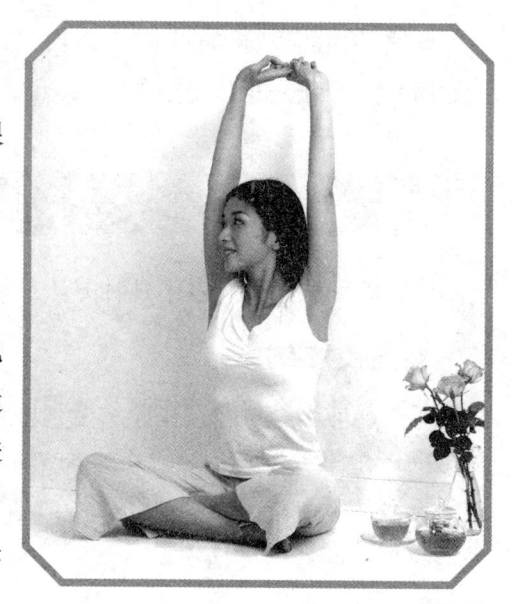

（1）运睛。两脚分开略宽于肩，头稍仰，瞪大双眼，尽量使眼球向外突出，然后头部保持不动，使眼球转动，先向左转7次，再向右转动7次，最后自上而下转动7次。重复做3遍。此动作最好清晨在有树林的地方做，可以看到周围的绿色，使眼睛更感到舒适。这种眼睛保健方法不仅能缓解视疲劳，还可起到增加眼睛的光泽和灵敏性的作用，并能适当纠正近视和远视。

（2）熨目。中医名著《诸病源候论》里说："鸡鸣，以两手相摩令热，以熨目、三行，以指抑目。左右有神光、令目明、不病痛。"此即熨目法，意思是说，当黎明来临之时，用双手掌面相对，摩擦，待手搓热后，用手掌放于两眼之上。稍后再将双手搓热，再放于眼上。这样反复做几次后，再用食指、中指、无名指轻轻按压眼球，稍停片刻，此即"以指抑目"。常做这种按摩，可以使两眼明亮，炯炯有神，且不易发生眼部的病痛。

（3）左右虎视。端坐，两手分别置于大腿上，或站立两手互握，放于腹部。回头尽量向左右方看，至头颈不能两转为止；然后自左向右旋转，尽量向右后方看。如此重复做16次。注意转动要慢，动作轻柔舒松，身体保持不动。此动作能保护视力，消除长时间视物所带来的眼的疲劳。

（4）手掌遮盖。这是一种直接松弛眼睛的方法，做法是：双眼半闭，用搓热的双手掌心遮住双眼，下半部放在颧骨上，手指位于额上。这是，眼前可能呈现出各种舒适的视觉记忆，比如一幅风景画、童年的一幕……使已经疲劳的眼睛得到休息。

（5）眨眼。平时可利用一开一闭的经常眨眼的方法来振奋防护肌，并且还可通过轻度摩擦来增加眼睛的滋润。闭眼时，要竭力挺起双眉，同时两眼紧闭，这时，太阳穴至耳朵的皮肤肌肉都感到收紧，角膜也受到一种轻微的压力。眼周围的结膜也由此得到滋润。但要注意在做本动作时，不要面对强烈的阳光，以免损害眼睛。一定要使不太强烈的日光晒在眼睑上。眨眼是一种避免或延缓视力迅速减退的良好方法，因为它能使眼睛四周的肌肉得到更多血液和淋巴液的供应，增加眼睛的营养，逐渐增强视力。

（6）远眺。如眺望远山，远望窗外的白云、蓝天。其好处是能起到良好的眼调节作用，避免眼球变形而导致视力减退。对于经常伏案工作者，紧张的写作或看书半小时后，就应该站起来向远处眺望一下，这样就能避免因看近物较多，使眼睛疲劳。

秀发出众也要肝脏的呵护

三千发丝的健康不仅影响外观，从中医角度看，更是身体脏腑健康发出的信号，不能轻忽大意。中医认为"肾藏精，其华在发"，而且"肝藏血，发为血之余"，所以头发能反映我们"肝"、"肾"的健康状态，也就是"肾精"、"肝血"是否充沛。一个人如果肾精不足，头发容易失去光泽，提早出现白发；而肝血亏虚的话，没有足够养分可送达头发末梢，就比较容易掉发。婴儿在3～6个月的时候一旦出现贫血，头发会很少，而婴儿肾气正在上升期，正常的话不应该少发。所以这一点充分证明，肝主生发，肾主发色（光华）。

肝血是哺育头发的土壤，肝脏是血库，而"发为血之余"，所以，只要好好调理肝脏，头发就会变好。对于肝脏来说，最常见的保养方法无非是情绪稳定，多吃解毒的食物，像绿豆、蜂蜜和豆腐等。还有饮食清淡和生活有规律。最有效的方法就是理顺气机，然后补血。先通过敲打和按摩经络顺气，气机顺畅了，补进去的营养才能够被真正吸收，否则很容易化成虚火。所以，按摩和食疗两种方法都要做，两个方面都要兼顾，才能收到好的效果。

远离妇科病一定要养肝

对于女人来说，肝脏似乎更容易受伤。每个月的"大失血"让血总是处于亏损状态。血虚又会影响肝的功能，所以月经时女子出现火气大也就不足为怪了。不但是月经，女子的一生几乎都与肝经存在着密切的联系。除了月经外，女子的白带、怀孕、分娩、哺乳等都需要耗费大量的气血。也就是说，女子的生理功能只有依赖雄厚的气血滋养才能完成，因此才会有"女子以血为主，以肝为养"的养生古训。

肝藏血，主疏泄。它相当于一个"血库"，这个血库充盈，肝的疏泄功能正常，则任冲二脉通畅，月经就会准时到来，妊娠、孕育及分娩等也得以顺利进行。如果"血库"告急，或是肝的疏泄功能不正常，以致冲任失调，就会导致月经紊乱、白带异常等病症，严重时还会导致不孕不育。

另外，女性大多心思细腻，多愁喜怒，这样的心理特点使女性较男性而言更容易肝气郁结。在五行理论中，肝属木，脾属土，木克土，脾土归肝木管辖，也就是说，肝是脾胃的直接上司。正常情况下，它们各司其职，相安无事。但当我们生气或郁闷的时候，就容易肝气过旺或肝气郁结。这样呢，肝就会把所受的气全部撒在其下属脾胃身上，从而造成肝旺脾虚。

因此，在这里告诫女性的是，想要远离妇科病一定要养好你的肝。

 ## 肝脏是月经的阴晴表

肝脏是人体新陈代谢的中心站，它很像一座巨大的化工厂和营养库，可以制造和贮存人体需要的各种物质，是参与激素代谢的重要器官。人体分泌的激素种类很多，正常情况下，血液中各种激素都保持一定的含量，经肝脏处理后被灭活。女性的规律性月经来潮与机体内分泌的雌激素有关。当女性患了肝炎之后，肝功能就会受到损害。因此，雌激素在肝脏内被灭活的功能下降，致使体内雌激素相对增多，引起卵巢功能紊乱，导致性生理发生某些变化，如月经不调等症状。肝炎导致月经异常的另一种表现是月经的错后或阶段性闭经。妇女患病毒性肝炎后，除可导致月经不调外，还会出现营养不良、贫血、出血等症状。

祖国医学认为，肝藏血，主疏泄，肝经与任冲二脉相连。肝脏功能失调后可以导致任冲二脉受损，肝气不和，肝郁气滞，从而引起经期紊乱；若阴血不足、血海空虚、脉道受阻、血行不畅，就会经血量少，经期后延或闭经；若肝阳上亢、湿热内蕴、热盛易迫血上行，则可引起月经周期提前，经血量过多或流鼻血等症状。

肝脏病变引起的月经异常是一种可逆性病症，只要肝脏病变能得到积极的治疗和控制，月经即可恢复正常。因此，患者不必过于忧虑，更不可盲目投医用药，以免加重肝脏的负担，从而导致病情恶化。

小心肝气郁结带来的危害

女性大多心思细腻，多愁喜怒，这样的心理特点，使女性较男性而言更容易肝气郁结。在五行理论中，肝属木，脾属土，木克土，脾土归肝木管辖，也就是说肝是脾胃的直接上司。经常有女性朋友一生气就吃不下饭。这时候，一般人肯定会说，不值当得啊，再生气也别跟自己的肚子过不去。但是，遇到这种情况，劝她吃也没有用。因为不是她不想吃饭，而是她一生气，肝气郁结，肝把气全都撒在脾胃上了，脾胃受了委屈，当然没精神干活了，人就不想吃饭。所以，女性生气了不想吃饭的情况只是身体的一种本能反应而已，劝是劝不过来的。只要让她的肝气畅通了，脾胃的气儿也顺了，她肯定就想吃饭了。另外，肝气郁结还会使乳房胀痛，月经不调，甚至患上子宫肌瘤。眩晕、腹泻、反胃、呕吐、打嗝、腹部胀痛、便秘等脾胃系统的疾病也会是您身体的常客。

女人养肝要学会息怒

"七情伤身"之说认为，"喜伤心，怒伤肝，思伤脾，忧伤肺，恐伤肾"。这是有一定道理的。特别是女人，常常发怒很容易伤肝。所以说女人养肝请先"息怒"。

女人生气的时候容易伤肝。生气时，人体会分泌一种叫儿茶酚胺的物质，作用于中枢神经系统，使血糖升高，脂肪酸分解加强，血液和肝细胞内的毒素相应增加。所以，不妨学着放松，可疏肝理气。

此外，女人不息怒还容易导致很多危害。

1. 伤肺

女性情绪冲动时，呼吸就会急促，甚至出现过度换气的现象。肺泡不停地扩张，得不到放松，从而危害肺的健康。

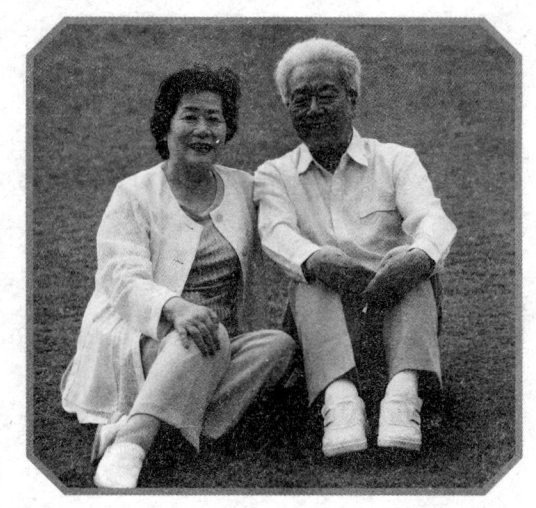

2. 长色斑

生气时，血液大量涌向头部，血液中的氧气会减少，包括二氧化碳在内的毒素增多。而毒素会刺激毛囊，引起毛囊周围程度不等的炎症，从而出现色斑问题。

3. 心肌缺血

大量的血液冲向大脑和面部，会使供应心脏的血液减少而造成心肌缺血。心脏为了满足身体需要，只好加倍工作，于是心跳更加不规律，容易引发心脏病。

4. 胃溃疡

生气会引起交感神经兴奋，并直接作用于心脏和血管，使胃肠道中的血流量减少，胃肠道蠕动减慢，食欲变差，严重时还会引起胃溃疡。

女性养肝护肝的方法

自古以来，中医理论就肯定了情绪与健康的关系，"喜伤心"、"怒伤肝"、"悲伤肾"、"忧伤肺"、"思伤脾"等。人有七情，喜、怒、忧、思、悲、恐、惊七种情志变化，皆为人们正常的情绪变化活动。若当抒不抒，当泄不泄，一味忍耐，无疑会摧残人体健康。

对于女性而言，肝脏这个器官的重要性不言而喻。中医认为肝为将军之官，主疏泄，性喜条达而恶抑郁。肝藏血，在志为怒，开窍于目，主一身之筋，所以怒伤肝,与眼睛有关的疾病、与筋有关的疾病、妇女月经不调等妇科问题往往与肝有关。

肝的生理特点就是"主升、主动、主散",怎么样养护好我们身体里的这个重要器官呢?主要从肝的特性入手。肝在五行中属木,所以养肝首先要滋阴,以达到"滋水涵木"的目的。其次是养血。肝负责储藏血液,调节血量,如果身体里血液供应出了问题,肝肯定难辞其咎,所以养肝必须养血。

如何做到疏肝解郁,保持健康的情绪,专家建议多参加体育锻炼。健康的年轻人,可以进行大运动量的锻炼,而中老年人每周则至少要参加3次运动,每次至少15～30分钟,这样才能达到释放情绪的效果。对于长期在办公室内工作的年轻白领,专家建议每天至少应运动1小时,既可以早晨15分钟、午间15分钟、晚饭后半小时,也可以一次性运动45分钟以上、总量在1小时以上。专家还特别强调,运动贵在坚持。只有坚持长期运动,才能够真正起到提高身体免疫力、改善体质、防癌抗癌的效果。

女性美丽养肝法

这里给所有的女性推荐一套养肝功法,不管是居家女性还是上班族,都可以在家务和工作的间歇练一练,保护自己的肝脏,疏通肝经,让各种负面情绪都可以顺利地疏泄出去。做法很简单。

1. 伸懒腰
两臂上举,可稍作停留。

2. 按掌转腰
双手重叠向两腿下按,两臂伸直,同时身体缓缓向右转动。

3. 伸臂翻掌
两手相握,屈肘置于胸前,用力向左右方向拉,做3～5次;随后向外翻5～6次。做这套动作的过程中,用力时吸气;放松时呼气,争取做到呼吸均匀。这一套动作下来,时间不超过10分钟,却可以很好地行气血、益肝脏、通经络。

从现代健身的角度来说,也可以很好地锻炼胸肺,运动上肢,消除手臂的赘肉。所以,每一个女性都有必要将其视为终身的保健方法,长期练习。

女性食疗养肝的方法

1. 合理膳食

在饮食上应注意合理膳食、均衡营养,选择一些对肝脏有益的食物,如菌类食品、豆制品、新鲜的瓜果蔬菜等。在饮食上有所选择与注意,以及时补充机体营养所需,对肝脏的滋养与修复、机体免疫力的提高都是很有利的。另外,多吃一些含维生素的新鲜蔬菜和水果,如小白菜、青椒、西红柿、胡萝卜、苋菜、芝麻、青色卷心菜、梨、香蕉、苹果、西瓜、葡萄等,不但可以帮助肝脏排毒,还对受损的肝脏有修复作用。

2. 饮食宜忌

在饮食的选择上有所避免与注意,少吃或不吃辛辣、油腻、刺激性食物,避免各种湿热之气蓄积,造成肝气不疏;养肝上不盲目进补,营养过剩不仅对肝脏的修复不利,而且还会加重肝脏的代谢负担、热量的剩余,继而可能加重病情或形成脂肪肝。因此,在饮食上应合理化,才可达到其有利的一面。

戒酒:寒冷的冬季,酒成为餐桌上的宠儿。殊不知酒精对肝脏有严重损害,尤其是肝脏有疾患的人群,肝脏的解毒代谢功能大大降低,饮酒无疑是雪上加霜,进而可能导致病情的复发或加重,因此,保护肝脏就要远离酒。

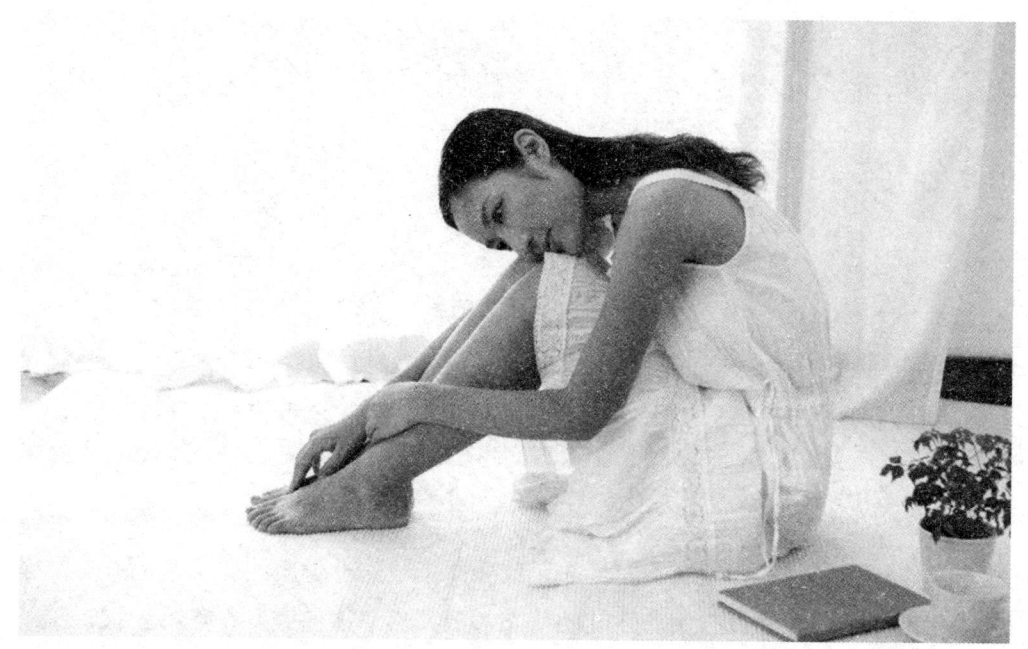

 ## 多吃酸性食物宜养肝

"酸入肝"是指吃山楂、五味子、乌梅、白芍等酸味食物或药物可以养肝。

"养肝"指的是通过"滋肝阴，养肝血"，达到柔肝、调肝的意思。只有肝阴、肝血充足了，肝脏的各项生理功能方可正常发挥。腹胀、食欲不振、水肿、月经不调、眼睛不适等症，往往从肝论治。

在日常饮食中，可以适当进食一些酸味食品，如山楂、橘子、葡萄等，在进餐或做某些菜肴时，依需要和习惯适当加点醋也可以起到适当作用。

值得注意的是，酸味食物并不是一年四季都适宜吃。春季肝气旺盛，由于酸味食品会使肝气过盛而损害脾胃，固要少吃。而秋季万物收敛，应"减辛增酸，以养肝气"，增加酸味食物的摄入以顺应秋季的敛纳之气。

如果咳嗽有痰，或有腹泻及排尿不畅等，就不宜食用酸味食品或药物，因为酸味有"收敛"、"凝滞"作用，不利于病邪的排出。此外，血糖较高，或有消化性溃疡、胃酸过多的患者，也不适宜。

养肝就是养健康

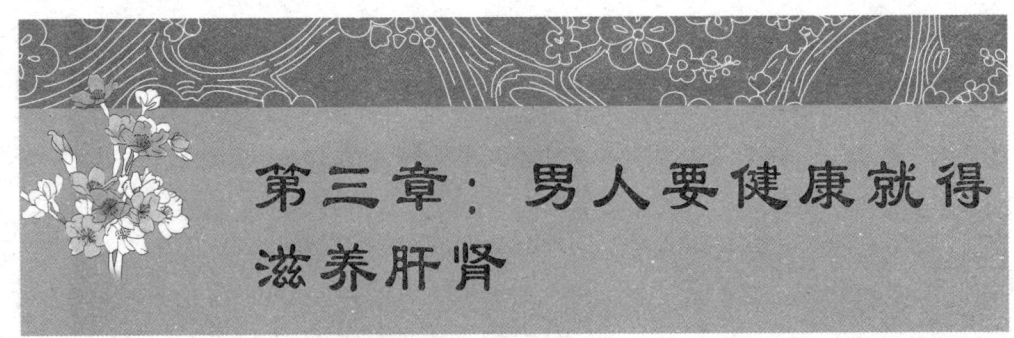

第三章：男人要健康就得滋养肝肾

 男人亚健康有可能是肝疲劳

世界卫生组织将机体无器质性病变，但是有一些功能改变的状态称为"第三状态"，我国称为"亚健康状态"。亚健康即指非病非健康状态，这是一类次等健康状态，是介于健康与疾病之间的状态，故又有"次健康"、"第三状态"、"中间状态"、"游离（移）状态"、"灰色状态"等称谓。实际上就是人们常说的"慢性疲劳综合征"。因为其表现复杂多样，国际上还没有一个具体的标准化诊断参数。由于都市生活的不良饮食、生活习惯、环境污染，导致体内酵素大量缺失，体内毒素沉积，从而影响到机体健康。

专家指出，传统中医认为，亚健康是多种因素造成人体整体性的功能下降，气血功能紊乱，阴阳平衡失调，脏腑气机升降失常，情志不舒的一种状态。其发生和现代人的生活方式如生活节奏快、竞争激烈、心理压力大、熬夜等不良生活习惯、环境污染严重等因素有关。

中医认为，亚健康人群多以正气不足为主要病理表现。"正气"是现代医学所说的机体免疫调节功能，神经—内分泌—免疫系统构成了人体的免疫调节网络。人体正气虚衰，卫外不固，免疫功能低下，抗邪无力，可导致多种疾病的发生。比如说，人体感受风寒之邪，抗病无力，免疫功能调节低下，就容易引起感冒、肺炎、病毒性肝炎、乙型脑炎等传染性疾病。而机体免疫缺陷更可引起各种癌肿、艾滋病等免疫缺陷性疾病。

另外，中医还认为，亚健康状态也有可能是肝疲劳引起的。例如：《素问·举痛论》指出"百病皆生于气"，"一有怫郁，百病丛生"，这表明情志因素可直接作用于机体，使脏腑气血的运行发生改变，从而导致一系列的临床症状。肝主疏泄，性喜条达而恶抑郁，并通过调畅周身气机，使气机的升降出入运动协调有序，从而维持各脏腑器官功能活动的正常。若肝气充足、升发条达，则疏泄功能正常，气机通利、气血和平、脾升胃降、心肾相交，精神情志得以调畅。肝气调畅，人体对情志刺激的耐受性就高，自我调节能力也强，反之则差。亚健康疲劳状态的患者常有心情抑郁、急躁易怒、注意力不集中、神志恍惚等多种精神情志症状，多因长期忧思郁怒伤肝，肝气郁结所致。现代医学认为，现代化的快节奏、高效率的生活方式，不良的情志刺激、社会环境因素等导致机体神经内分泌紊乱、免疫系统功能失调。精神过度紧张，或长期抑郁，超过机体的调节能力，导致肝失疏泄、气机不畅，出现人体的疲劳感，自我调节能力下降，对社会适应能力减退等精神情志、脏腑功能及气血津液失调的病理变化，即亚健康疲劳状态。《素问·气交变大论》论及"肝木受邪"时云："肃杀而盛，则体重烦冤。"可见，肝气调畅与否在亚健康疲劳状态的发生、发展、演变过程中起着重要作用。因此，肝郁气结是亚健康疲劳状态发病的重要病机之一。

拒绝酒精对肝脏的伤害

各种酒都有不同含量的酒精，酒精进入人体后只有10%自肠道排出，90%则在肝脏中代谢。酒精的主要成分是乙醇，乙醇进入肝细胞后经氧化为乙醛。乙醇和乙醛都具有直接刺激、损害肝细胞的毒性作用，能使肝细胞发生脂肪变性甚至坏死。

日常生活中，经常饮用的酒有啤酒、葡萄酒及白酒。各种酒的来源、酿造工艺及乙醇含量即酒精度数各不相同。长期饮酒可以导致体内多种营养素缺乏。酒是纯热能食物之一，在体内可分解产生热量，但不含任何营养素。过量饮酒第一减少了其他含有多种重要营养素（如蛋白质、维生素、矿物质）食物的摄入。其次，可使食欲下降，摄入食物减少，以及长期过量饮酒损伤肠黏膜，影响肠道对营养素的吸收，以上都可导致多种营养素缺乏。酒中乙醇对机体的组织器官有直接毒害作用，对乙醇最敏感的器官是肝脏。连续过量饮酒能损伤肝细胞，干扰肝脏的正常代谢，进而可致酒精性肝炎及肝硬化。

为了拒绝酒精肝和肝硬化的发生，需要注意以下两点：

1. 情志

肝胆之病，易于郁滞，应以疏泄条畅为佳。若情恋不畅，精神抑郁，则使气机逆乱，阴阳失调。诱发或加重疾病症状。应帮助患者克服和消除恼怒、忧郁、疑虑、悲伤、恐惧等不良情绪，树立治疗肝病的信心，促进疾病的康复。在日常生活中我们应学会如何排解自己心中的不快，以免出现气郁的不良身体反应。

2. 戒酒

饮酒可导致多种疾病的发生，而尤其以伤害肝脏为甚，是酒精性肝病的根本原因，故而在疾病的治疗过程中及疾病康复后，必须绝对禁止饮酒。在临床上，因不能戒酒使疾病复发以及病情恶化的情况，也不少见，应引以为戒。若能彻底戒酒，消除病因，则可提高治疗效果，促进疾病康复，防止疾病的复发、恶化或病变。

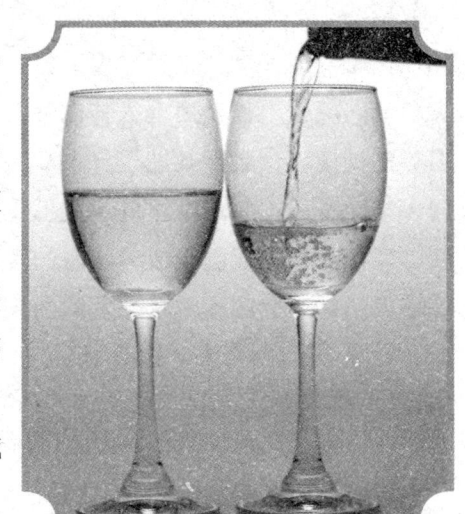

另外，在不得不喝酒的情况下，如何减少酒精对肝脏的伤害，应注意以下几点：

（1）喝白酒时，要多喝白开水，以利于酒精尽快随尿排出体外；喝啤酒时，要勤上厕所；喝烈性酒时最好加冰块。不要多种酒混合饮，因为各种酒成分、含量不同，互相混杂，会起变化，使人饮后不舒适，甚至头痛、易醉。

（2）不要大口猛喝

要慢慢喝酒，不时地停顿一下，喝酒时不要喝碳酸饮料，如可乐、汽水等，以免加快身体吸收酒精的速度。

（3）喝酒时多吃绿叶蔬菜和豆制品

绿叶蔬菜中的抗氧化剂和维生素可保护肝脏；豆制品中的卵磷脂也有保护肝脏的作用。

（4）空腹时不要饮酒

一面饮酒,一面进食,酒在胃内停留时间长,酒精受胃酸的干扰,吸收缓慢,就不易酒醉。

缺乏运动伤害你的肝脏

缺乏运动不只让你发胖,过剩的脂肪向身体中部堆积,肝细胞被脂肪塞满,自然失去了正常的功能。而且比起首先胖在腿部和臀部的女性,首先胖在肚子上的男性更容易中招。

一个人是否肥胖的标准不只是看体重,还要看体脂率。体脂率又叫体脂百分数,是指人体内的脂肪重量在人体总体重中所占的比例。一般成年人正常的体脂率范围为男性15%～18%、女性25%～28%,若体脂率超过30%就算是肥胖。

肥胖的人会使自己的内脏器官产生油脂堆积,内脏淤积的多余脂肪会"跑"到肝脏等部位,进而诱发脂肪肝。所以,缺乏运动会使肝脏受到伤害。为了避免这种伤害,需要积极地运动起来。

积极从事体育锻炼是护肝的又一有效方法,因为运动既可削减超标体重,防止肥胖,消除过多脂肪对肝脏的危害,又能促进气体交换,加快血液循环,保障肝脏能得到更多的氧气与养料。

从护肝角度看,一要选好运动场地,以场地宽广、视野开阔、空气清新的地方为佳;二要选择好锻炼项目,以锻炼体力和耐力为目标的全身性低强度动态运动为好,如慢跑、快速步行(每分钟110～120步)、骑自行车、上下楼梯、爬坡、打羽毛球、踢毽子、拍皮球、跳舞、跳绳、游泳、打太极拳等。每天1次,每次持续20～30分钟,以运动后疲劳感于10～20分钟内消失为宜。

另外,护肝保健操也有裨益,做法是:

揉大敦穴

盘腿端坐,赤脚,用左手拇指按压右脚大敦穴(脚大趾甲根部外侧),左旋按压15次,右旋按压15次。然后用右手按压左脚大敦穴,手法同前。

按太冲穴

盘腿端坐,用左手拇指按右脚太冲穴(脚背第一、二趾骨之间),沿骨缝的间隙按压并前后滑动,做 20 次。然后用右手按压左脚大敦穴,手法同前。

揉三阴交穴

盘腿端坐,用左手拇指按压右三阴交穴(内踝尖上 3 寸,胫骨后缘处),左旋按压 15 次,右旋按压 15 次。然后用右手按压左三阴交穴,手法同前。

推搓两肋法

双手按腋下,顺肋骨间隙推搓至胸前两手接触时返回,来回推搓 30 次。

学会休息养肝脏

如今许多男性或有工作的压力,或由于不良的生活习惯,经常熬夜。熬夜,一直不被提倡。但随着现代生活和工作节奏的加快,晚上加班加点工作已经让不少上班族习以为常。这时,睡眠不足、饮食没规律、精神状态不佳等状况很容易导致肠胃、肝脏、内分泌等身体功能疾病的出现。据养生专家介绍,一般情况下,成年人正常的睡眠时间应该为 8 小时,从 23 时左右开始上床睡觉,到了凌晨 1～3 时进入深睡眠状态,这个时辰是养肝血的最佳时间。反之,就会养不足血。

传统中医认为,熬夜给肝脏带来的伤害主要有以下几个方面:

1. 肝主疏泄,过子时不睡,可引起肝疏泄不利,肝气郁结,可见易怒、头痛头晕、眼红、眼痛、耳鸣、耳聋、胸肋胀痛、便秘,也可引起肝气升发不足,人会目倦神疲、腰膝酸软、晕眩、失眠、惊悸、精神恍惚,重则会晕倒在大街上,不省人事。

2. 肝有藏血、调节血液的功能,过子时不睡,会造成肝血不足,还会引起吐血、流鼻血、皮下出血、牙龈出血、眼底出血、耳出血等出血症状。

3. 肝开窍明目,过子时不睡,易引起肝虚,出现视力模糊、老花、夜盲、畏光、迎风流泪等症状,还会形成青光眼、白内障、眼底动脉硬化、视网膜病变等眼疾。

4. 肝主筋,其华在爪,过子时不睡觉,会引起肝血不足,就出现筋痛、麻木、手指屈伸困难、痉挛抽搐、易造成灰指甲、缺钙、髌骨软化、癫痫病、骨质疏松等症。

从上可以看出熬夜对肝脏带来的伤害是毋庸置疑的，提醒熬夜的男性，还是少熬夜，合理安排休息时间和睡眠。专家建议，晚上不适宜从事太过耗损脑力的工作，容易影响睡眠品质。适当的休息则有助于强化肝脏，平时累了就要休息。对肝最好的方式，就是每天找时间休息。我们的身体很敏感，只要忙了、累了，就随时调节、抓空档休息，比如中午睡午觉，通常疲倦的感觉就可以清除。

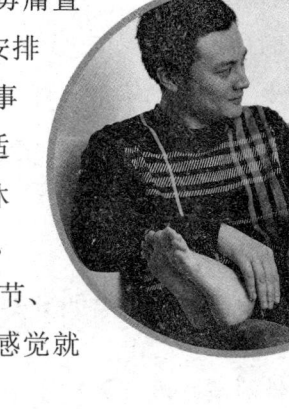

 戒除暴躁易怒对肝的伤害

易怒者

中医云："忧伤脾，怒伤肝。"中医认为，在七情之中，最不利于肝的就是怒，怒可导致肝的疏泄失常，造成肝气郁滞，时间一长易惹肝病上身。

人在情绪剧烈波动时，体内激素分泌失去平衡，导致血液循环障碍，影响肝的血液供应，使肝细胞因缺血而死亡，这就是中医所说的"忧伤脾，怒伤肝"。

对于暴躁易怒者首先要学会调养自己的情志，戒躁戒怒。

充分认识躁怒的危害：当人处于暴躁易怒的状态时，常会失去理智做出一些不可逆转的事情，有时候一些小事也会引发大的矛盾而导致事件升级。因此，对于这种暴躁易怒带来的后果与危害要有充分的认识。

学会克制

增强理智感，可以使我们遇事多思考，多想想别人，多想想事情的结果，认真对待，慎重处理。一旦发觉自己出现了冲动的征兆时，及时克制，加强自制力。

聆听音乐可以调节情绪：情绪容易兴奋、激动者，建议平时多听听节奏缓慢、旋律轻柔、音调优雅、优美轻松的音乐，对安定情绪，改变暴躁的脾气也是有帮助的。

换个角度考虑问题，体谅他人感受：做人应当有一点儿"雅量"，即容人之量,要"待人宽,责己严",不要动辄指责怪罪别人。因区区小事而对人发脾气,是极不礼貌的行为。你发了火,泄了气,痛快了,可这种痛快是建立在别人的痛苦之上,如果把你调个位置,有人对你大发脾气,你会怎么想?所以,一个时时想着别人,处处体谅别人的人,即使自己心中不快,也不会迁怒于人,更不会把自己的不愉快强加给别人。

不爱喝水对肝脏的危害

很多男性对喝水没多大兴趣,甚至不觉得它重要,其实这样很容易对身体造成伤害。我们体内新陈代谢的废物主要是由肝脏和肾脏处理,仅占人体体重1%的肾脏却要接受全身1/4的心血输出量,每分钟会有1～2公升的血液经过肾脏,因此,肾脏接受的废物远远多于其他脏腑器官。肾脏最重要的是负责调解人体内水分和电解质的平衡,代谢生理活动所产生的废物,排于尿中,但在其进行这些功能的时候,需要足够的水分来进行辅助。

身体如果缺少水就会有以下危害:

1. 肠道排毒不畅

身体缺水容易导致消化液不足,影响食物的吸收与消化,人体消化需要大量水分,如果缺水的话,则需要从其他器官吸收,引发其他脏器干燥,食物容易在肠道内聚集,导致身体衰老。

2. 损害肝脏

体内缺水易导致毒素无法通过其他渠道排出体外,因此缺水的时候对肝脏的压力较大,容易导致肝脏疲劳运作、肝火旺盛。不少人秋季肝火旺就是由于水分摄入量不够导致的。

因此,要学会科学饮水,以提高机体的免疫力。正常人每天平均耗水量为2000～2500毫升,体内物质氧化可生水300毫升,故每日应补充水分2200毫升,包括饮食中的含水量。夏天每日补充水分在3000毫升左右,才能满足人体需要。一般成年人每天平均排尿约1.5升,通过呼吸和排汗散失水分0.5～1升,为了保证健康,我们每天至少应饮水2～2.5升。

正确喝水时间表,第一杯水:6:30(排毒又养颜);第二杯水:8:30(体贴又健康);第三杯水:11:00(解乏又放松);第四杯水:12:50(减负又减肥);第五杯水:15:00(提神又醒脑);第六杯水:17:30(消化又吸收);第七杯水:22:00(解毒、排泄、增进血液循环)。

盲目进补小心伤肝

男人很辛苦,想补一补强身健体,殊不知"是药三分毒",肝脏首当其冲,长期过量服药,难免危及肝脏健康。那些看似安全的药物,也可因误用或滥用而给肝脏埋下隐患。按照传统的中医理论,滋补通常可分为四类:补气、补血、补阴、补阳。

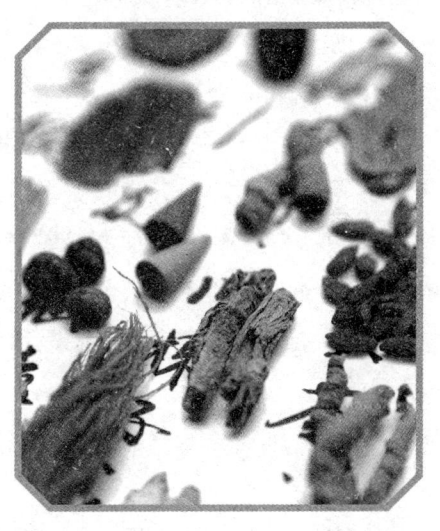

然而,如果不知道自己体质是气虚、血虚、阴虚、阳虚,只是盲目地将各种补药同鸡、鸭、龟等炖食,或者长期过量服用如人参、鹿茸、阿胶等药物,反而会对人体造成损害。近年来,据药理学研究和临床发现:很多人对于进补问题已走入一个误区,因为盲目药补,不同程度地出现了心情烦躁、口干舌燥、流鼻血、腹胀等滋补综合征。

1. 生吃何首乌

生何首乌,有润肠、通便等作用,但需要注意的是生何首乌里含有一种蒽醌衍生物大黄酚,这种衍生物对身体具有一定的毒性作用,主要体现在肝脏损害和刺激肠道充血。大量服用何首乌或含有何首乌的产品后可能出现头痛、恶心、呕吐、腹痛、腹泻、肢体麻木、烦躁不安。严重者可有四肢抽搐、呼吸麻痹,也可出现全身皮疹和疟疾样发热。

2. 肝病患者盲目补充白蛋白

若血浆白蛋白本身就高于正常值,这时再补充白蛋白的话,就会损害肝功能,这就是为什么一些晚期肝癌腹水的患者补充白蛋白 2～3 次后马上出现不适应的症状的原故。所以，对血浆本身白蛋白不低的患者，切勿乱补白蛋白（白蛋白 >35 克/升的患者建议不再补充白蛋白）。

男性应注意饮食养肝

饮食护肝有两大要点

一是优选食物供足养分，满足肝脏的各项生理需求；二是注意食品卫生，防止细菌、病毒入侵肝脏。

营养学家告诉我们，人体需要的蛋白质、脂肪、碳水化合物、维生素以及矿物元素等五大类养分，也正是肝脏所必需的。不过，肝脏对蛋白质、碳水化合物以及维生素需求较多，而脂肪过量有引起脂肪肝之虞，必须适当限制。为此，建议将以下细节贯穿于每天的食谱中：

奶、蛋、鱼、瘦肉、豆制品等食品，每日膳食轮流安排，为肝脏提供足量优质蛋白质。

适当食用葡萄糖、蔗糖、蜂蜜、果汁等易于消化的单糖与双糖类食物，以增加肝糖原储备。

酵母富含 B 族维生素，不可冷落。

山楂含有熊果酸，能降低动物脂肪在血管壁的沉积，有一定的防止或减轻动脉硬化的作用。如平时吃些鲜山楂，用干山楂泡水喝，或在炖肉时加入山楂，既调味，又能帮助消化。

绿茶清热解毒、消食解腻；菊花平肝明目；玫瑰花舒肝解郁。常饮这类茶水有益护肝。

枸杞子滋补肝肾、养肝明目，泡茶、炖汤、熬粥皆可。

常吃核桃仁、开心果之类的坚果，以疏肝理气、缓解焦虑。

有面色发黄、睡不好觉等肝气不足征候的人，不妨每周吃 1 次畜禽肝脏，以收到"以肝养肝"的效果。

忌食酒精和一切辛辣及刺激性食品。避免油炸及干硬食品。

清除食物污染，包括蔬菜、瓜果的农药残留；某些食品添加剂，如面粉增白剂、防腐剂；熏烤食物及变质食物，如烂姜、发红的元宵、长芽的土豆等。对策：尽量选购农药污染轻或不用农药的蔬菜，并多用清水清洗。吃瓜果削皮。尽量少吃或不吃含添加剂的食品，如罐头等。远离熏烤与变质食物。

多喝白开水。白开水要保持新鲜，每天3～4次，每次1小碗。白开水可增加循环血量，增进肝细胞活力，有利于代谢废物的排除，收到护肝之效。

男性要做好护肝预防

1. 接种疫苗

除了注意饮食卫生之外，最有效的手段是接种甲肝疫苗和乙肝炎疫苗。每3年做一次乙肝抗体检测，然后考虑是不是进行加强免疫，可以最大限度保护肝脏。

2. 饮食均衡

食物中蛋白质与维生素要丰富，每天一杯牛奶，一个鸡蛋，100克瘦肉，3种蔬菜，2种水果。这些食物对延缓肝脏组织的老化、加速肝细胞的修复、更新与解毒能力的增强大有裨益。

3. 多喝开水

白开水要保持新鲜。每天3～4次，每次1杯。

4. 男性也要有腰

适度运动削减体重后，不少人的脂肪肝都会随之减轻。

5. 性格平和

易怒者：中医云："忧伤脾，怒伤肝"。人在情绪剧烈波动时，体内激素分泌失去平衡，导致血液循环障碍，影响肝的血液供应，使肝细胞因缺血而死亡。

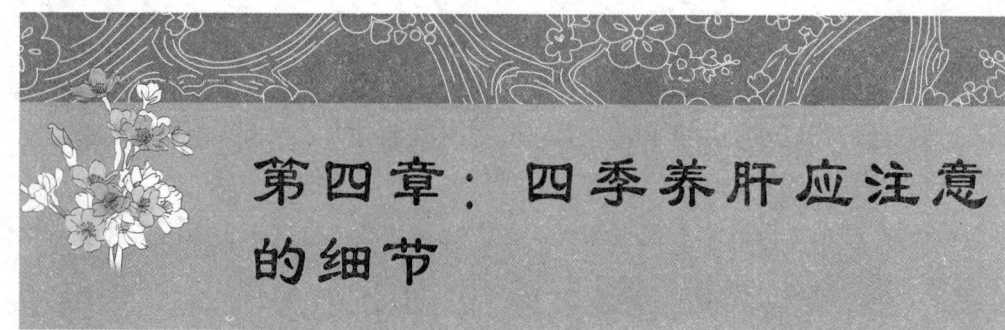

第四章：四季养肝应注意的细节

 春季养肝正当时

《素问·六节藏象论》中说道："肝者……通于春气。"《难经·四十一难》中也说："肝者，东方木也，木者，春也。"这些充分说明了五脏之中肝与春季的关系密切。从事物的五行属性看，肝属木，应于春。春归大地，树木抽丝吐绿，舒展枝桠。肝胆生理特性就像春天的树木一样，具有生长、生发的特征，因而肝气易生发为顺，主人体一身阳气之升腾。所以古人把肝的特性描述成"喜条达而恶抑郁"，"条达"原为树木枝条旁达舒展、顺畅不屈之意，为木之本性。在正常的生理情况下，肝气之升发，犹如树木之舒展，柔和顺畅，既非抑郁，也不亢奋，以冲和条达为顺。中医认为，肝主疏泄（即疏通畅达之意），有保证全身气血运行顺畅的功能。肝主藏血，有储藏血液和调节人体血量分布的作用。肝还能调节情绪、分泌排泄胆汁和帮助饮食消化吸收。就如城市交通秩序的井然有序需要交警有条不紊的指挥一般，肝性条达，肝气调畅肝功能正常，才能保证人体气血调和，经脉通利，脏腑器官等活动正常协调。若肝失条达，不能疏泄，则周身气血运行紊乱，脏腑器官的功能活动也将受到干扰而产生疾病。

明代医学家张景岳说："春应肝而生。"春天的到来，温暖的气候使人体的新陈代谢日趋旺盛，无论是血液循环还是营养供给都相应地增多加快，以适应人体各种生命活动的需要。肝主疏泄，调节血量，有能促进脾胃对食物的消化和吸收，所以在春季，人体的生命活动、新陈代谢与肝的关系极大。春季养肝是多方面的，如精神情绪、饮食起居、运动锻炼、休闲娱乐等，都要顺应春季阳气升发的气候特点，以促进肝阳的生长、肝气的生发条达，使气血流通。

此外，中医还认为："肝开窍于目。"即肝与眼睛的关系较为密切，所以春季养肝还应特别注意眼睛的保健和视力的保护。

春季养肝重在睡眠

传统养生学理论认为"春与肝相应"，说明春季的气候特点与人体的肝脏有着密切的关系，故春季的养生保健应以保养肝脏为主。《杏林箴言》说："春令进补有诀窍，养肝明目是首要"。如果肝功能正常，人体气机通畅，气血就会和谐，各个脏腑的功能也能维持正常工作。

中医认为，肝脏最重要的功能就是藏血。人卧则血归于肝，在该休息的时候，一定要注意休息，尤其是凌晨两三点，肝经当令，若人处于睡眠状态，肝血推陈出新，是修补损伤细胞和养气血的最佳时机。

长期睡眠不好伤肝又伤身。养肝最好的方式就是保证高质量的睡眠，特别在春天，护好肝对一整年的健康都有非常重要的意义。然而现在很多人都被睡眠障碍所困扰——入睡困难、早醒、睡眠不安、易醒、失眠等。长期下来容易消耗肝阴，往往有眼睛干涩、脸色蜡黄、精神不易集中、健忘、消瘦等症状，不仅伤肝还伤身。

因此，要注意，春季养肝重在睡眠，要记得按时休息，不要熬夜，中午有时间的话可以小憩1小时。

春季养肝的饮食建议

饮食方面，应多吃些温补阳气的食物，如：葱、姜、蒜、韭菜、芥末等。研究表明，大蒜不仅有很强的杀菌作用，还能促进新陈代谢，增进食欲，预防动脉硬化和高血压，甚至还有补脑的功效。大葱有很高的营养价值，同时还可预防呼吸道、肠道传染病。此外，饮食中应少吃性寒食品，如：黄瓜、茭白、莲藕等，以免阴止阳气的升发。

春天，肝的功能旺盛，如果再多吃些酸味食品，肝气更加旺盛，会导致脾胃的消化、吸收功能下降，影响人体的健康。因此要少吃酸味的食品，以防肝气过盛。

春季宜吃甜品食物，以健脾胃之气，如：大枣，性味平和，可以滋养血脉，强健脾胃，既可生吃，亦可做枣粥、枣糕，以及枣米饭。山药也是春季的饮食佳品，有健脾益气、滋肺养阴、补肾固精的作用。

度过冬季之后，人们普遍的会出现多种维生素、无机盐及微量元素摄取不足的情况，多发口腔炎、口角炎、舌炎和某些皮肤病等，这些均是因为新鲜蔬菜吃得少而造成的营养失调。因此，春季到来，人们一定要多吃蔬菜。

春季饮食中还要多补充优质蛋白质，以增强抵抗力，如鸡蛋、鱼类、牛肉、鸡肉和豆制品等。

肝阳旺盛的人，在春天容易头痛、眩晕，所以配膳注重滋阴补血，以防肝阳上亢、肝风内动所致的高血压、中风等疾病的发生。可选用含钾高的食物，如香蕉、柠檬、梨、绿豆和芹菜。

过量饮酒可引起食欲减退，造成蛋白质及B族维生素缺乏，发生酒精中毒，还可导致脂肪肝、肝硬化，急性中毒可引起死亡。因此，日常生活中切忌过量饮酒，以免损伤肝脏。

不同体质的养肝方法不一

从中医角度讲，按照个体的缺陷，针对肝脏功能主要分为两种类型：阴虚体质和阳盛体质。

阴虚体质指肝阴虚，其易导致肝阳上亢，使血压升高，诱发高血压病加重，甚至并发脑血管病。阳盛体质主要是内热火上。春天天气逐渐转热，使人的体内余热加重，从而影响肝脏的疏泻，造成肝精余热余火，易出现情绪抑郁或躁动，爱发脾气等。此在中医为实证。阳盛体质在青年、中年人、肥胖、营养过剩的人群中较常见。

分清体质，养肝要有针对性。对于阴虚体质的人，养肝原则是滋阴潜阳，让上亢的阳气降下来。多吃动物性食材，如动物肝脏等，蔬菜可选择生菜、大头菜等。对于阳盛体质的人，养肝原则是疏肝解瘀、清热降火。多食芹菜，多喝菊花茶。菊花可清肝明目、降火，防止头晕眼花等。

春季养肝应注意运动锻炼

冬季人体新陈代谢变慢，阳气下降，春暖花开之时，正好可以重新补充身体的阳气。起早运动，舒筋活络也是养护肝脏的方法之一。

专家指出，万木吐翠的春天，正是采纳自然阳气养肝的好时机，而运动则是绝好的方法。各人应根据自身体质状况，选择适宜的锻炼项目。清晨、傍晚及节假日，可漫步于芳草小径，舞拳弄剑于河畔林间，或去郊外踏青问柳，游山戏水，赏花行歌，登高望远，身心融入大自然之中，人天合一，无形之中增强了心身健康。

还可以练习一下气功，气功不但可以缓和神经肌肉，还能平衡自主神经系统。初学的人可以试试看最简单的呼吸调节法：静静坐下或站定，全神关注在呼吸调节中，慢慢地，一点一点用鼻子吸气、吐气，并重复数次。简单的深呼吸可以排除体内积热，让身体重新获得能量。

春季养肝护肝应注意情绪舒畅

春季养生，情绪上要乐观，不宜抑郁或发怒，不要过分劳累，以免加重肝脏负担。有肝脏疾患的人，要做到心宽、心静。在繁忙浮躁和充满诱惑的尘世纷扰下，要做到"恬然不动其心"，就能保持机体内环境的稳定，防治心理疾病的发生。

尽量保持精神愉快，尤其要避免怒气。科学研究发现，快乐可以增加肝血流量，活化肝细胞。而怒气不仅伤肝，也是古代养生家最忌讳的一种情绪："怒气一发，则气逆而不顺。"所以一定要注意多休息，会休息，有节奏地工作和生活，不能劳累。多看点老庄之类的书籍，多接触一点中医，以接受一些养生方面的知识，"淡泊以明志，宁静而致远"，知足常乐，用平和的心态为人处世。

平时还要多注意培养一些兴趣和爱好，培养乐观和积极向上的态度。

夏季护肝要注意养心

夏季应对于心，所以夏季以养心为主。但是肝与心的关系极为密切，具体来说：心主血脉，肝主藏血；心主神志，肝主疏泄，调畅情志。故心与肝的关系，主要表现在血液和精神、情志方面。

1. 血液方面

心主血，推动血液在经脉内运行不息；肝藏血，贮藏血液并调节全身各脏腑组织器官的血量分布。心肝两脏相互配合，共同维护血液的正常运行，只有血液充盈才能心有所主，肝有所藏。

2. 精神和情志方面

心主神志，为五脏六腑之大主，精神之所舍；肝主疏泄，调畅情志。精神和情志活动，均以血液为物质基础，而心肝两脏在血液运行方面关系密切，故心肝两脏共同调节人的精神、情志活动。

一般来说，到了夏天，人体的免疫功能就处于一种比较"衰弱"的状态，这与气温高、食欲下降、营养物质摄取不足等有关。持续高温、大量出汗，引起体内水和电解质的丢失，消耗大量的生命能源，自然损伤肝细胞。夏天湿热，容易上火伤阴，要护肝首先要"心气"足。感冒、腹泻以及消化道等疾病都可能导致肝功能的异常波动。夏季护肝养肝，应以清热利湿、护阴为主，吃一些动物肝脏或者喝一些醋，对护肝都是有好处的。生活中应当劳逸结合，饭菜也要荤素搭配，清淡不油腻，饮酒更要适度。可适当吃一些西瓜、芹菜、西红柿等，蔬菜要搭配合理，保证营养均衡。

夏季养肝的饮食注意

首先，要做到饮食清淡，少吃热性水果，如桂圆等。多吃凉性水果，如西瓜、苹果等时令水果。现在有很多反季节的蔬果，最好少吃。要少吃动物脂肪，不要吃肥肉，宜吃瘦肉，腌制过的食物也是一大禁忌。

另外，烟酒最好不沾，尤其是白酒，要坚决杜绝。即使没有肝病史，也要高度警惕，现在不少人应酬多，各种诱惑也大，肝病的传染和发作潜在机会越来越多。特别是夏天，病菌的传播更快，途径也更多，大家千万不能马虎大意。

对于肝病患者，饮食上要更加严格要求自己。不要求有特别营养，新鲜的水果、蔬菜、鱼（青占鱼除外）、蛋、肉、牛奶都可以吃，但吃得要适量，不要暴食暴饮。因为有肝病，肠胃消化力减弱，一次性吃了大量营养物质，不仅消化吸收不了，而且会加重肝脏的负担，有的甚至引起脂肪肝、糖尿病、冠心病等。

夏季养肝的最佳食物

1. 蛋类

其富含优质蛋白质、卵磷脂，在修复细胞的同时还可促进细胞再生，并且蛋类含有的蛋白质易消化吸收，建议每天食用1～2个鸡蛋，对身体及肝脏都是有益的。

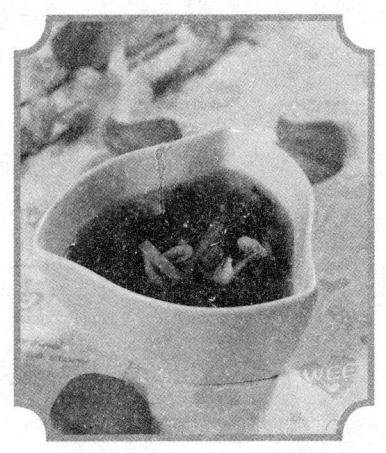

2. 奶制品

可有效补充机体蛋白质，选择酸奶为佳，因酸奶可调整肠道菌群，并促进毒素排出，从而减少有毒物质对肝脏的损害。

3. 番茄

生吃或凉拌都可谓是夏季的一道果蔬，其富含维生素C且低糖、低热量，经常食之有助于提高免疫能力、清热解毒、凉血平肝、防止毒素对肝细胞的损害等，可谓是养肝护肝、减肥降脂的佳果。

4. 葡萄

可谓是养肝佳品,其富含B族维生素、维生素C、多酚类物质及钙、钾、磷、铁等矿物质,不仅有利于及时补充机体所需,而且其具有很强的抗氧化活性,对调整肝脏细胞的功能,抵御或减少自由基对肝脏的损害都是很有益的,因此葡萄被列入养肝、护肝、抗癌保健食品之中。

5. 草莓

对于肝火旺盛的人来说,草莓既能养肝,又是去肝火的高手。从中医角度讲,草莓性凉、偏酸甜,能养肝护肝,又因红色入心,可去心火。

6. 香蕉

其性凉,有滋阴之功效,属于高营养、低热量的食品,富含高蛋白质、钾、维生素A、维生素C、膳食纤维等有益成分,具有养肝、修复肝细胞、调免、促进代谢等功效,可谓是适宜的饮食之选。

夏日炎炎也要适当运动

加强锻炼,提高自身免疫力。中医专家指出,运动可防脂肪肝,消耗掉体内多余的脂肪。已经患了脂肪肝的人,应坚持体育锻炼,适当进行一些慢步跑、快步走、骑自行车等有氧运动,这些都可消耗体内热量,控制体重增长。

每天保持适量运动,并根据个人肝功能的不同情况逐渐控制运动量。运动初期,可在不影响身体舒适度的情形下慢跑,以疲劳度控制慢跑时间。养肝绝非一日之功,任何事情都贵在坚持,养肝也是如此。

夏季养肝记得适当喝点中药

天气炎热,人们容易脾气暴躁,肝火上升也会引起身体的疾病,有的表现为情绪不稳定、眼内分泌物过多、食欲不振、皮肤干裂,口舌生疮,心烦肺热等。肝火上升不要吊以轻心,要及时调节营养,去火养肝。肝火旺盛是人体内脏气血调节出了问题。

中医认为肝不可补,一补即上火,补脾、补肾即可养肝。脾虚的人,服用人参健脾丸、薏苡仁(薏米)、山药、芡实熬粥。肾虚的人可以服用六味地黄丸,用枸杞子、天麻炖鸡。肝火大的人可服用丹栀逍遥丸,用菊花泡茶等都可护肝。

适当喝点金银花茶也有益于肝脏。这是因为,夏季易肝火旺盛,喝些金银花茶,具有清肝明目、清热解毒、凉血平肝、抗病毒等功效,适时适量饮用有益于肝脏。那些生活不规律的人,每天取10克枸杞子坚持泡水饮用,对养肝阴和修复肝细胞是很有益的。

夏季养肝要注意保持心境平和

夏季气候炎热,人们的情绪也往往会受到影响,而情绪与肝脏疾病密切相关。中医认为,肝主疏泄,调畅气机。而气机通畅、气血畅达又依赖于人的精神状态的舒畅开朗。中医讲的"肝喜条达"理论,就是说积极乐观、舒畅开朗的情绪是肝脏功能保持正常的前提。现代医学认为,当人情绪低落时,人体的免疫力就下降,使人易患病;而暴怒、抑郁会使人处于不平静状态,使肾上腺素分泌异常而损害肝脏,从而诱发肝脏疾病或使原有的肝脏疾病加重,乃至迅速恶化。

宋代道家丘处机说,"夏三月,欲安其神者",应"澄和心神,外绝声色,内薄滋味,可以居高,朗远眺望,早卧早起,无厌于日,顺于正阳,以消暑气"。他还说,为了避免暑热,不仅宜在"虚堂、水亭、木阴等洁净而空敞之处"纳凉,更宜"调息净心,常如冰雪在心,炎热亦于吾心少减;不可以热为热,更生热矣"。此说很有见地,心静自然凉也。

《黄帝内经》里明确指出:"使志无怒,使华英成秀,使气得泄,若所爱在外,此夏气之应,养生之道也。"意思是说,在夏天要使精神像含苞待放的花一样秀美,切忌发怒,使机体的气机宣畅,通泄自如,情绪外向,呈现出对外界事物有浓厚的兴趣,这才是适应夏季的养生之道。

夏季养肝要注意饮食卫生

夏季各种细菌、病毒容易滋生繁殖,人们户外活动增加,客观上造成了细菌、病毒感染机会的增多。肝炎患者一旦重叠感染其他病毒或细菌,往往可以诱发已经平稳多年的肝病复发、加重。因此,肝病患者应少去人口密集的活动场所,同时注意及时接种有效预防其他病毒、细菌的疫苗,例如甲肝和流感疫苗等。

所以,应注意碗筷的卫生,多吃新鲜易消化的食物。不宜长时间在空调低温环境中逗留。空调房中不是自然风,空气污浊,易孳生病菌,损伤肝脏。因此,降温应适当。在空调环境中一段时间后要到户外活动,如打拳、散步,但不要大汗淋漓,过分消耗。

秋季养肝要注意养肺

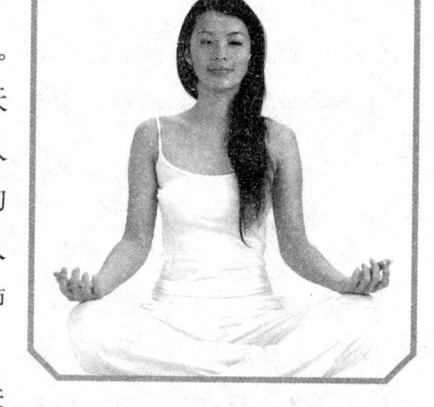

秋天一到,天气就慢慢变得凉爽了。秋天是由炎夏走向寒冬的过渡季节,天气变幻莫定,时凉时热,时寒时暖,如此多变时节,最难将息。这种多变的气候往往使人着凉感冒,所以秋天发生咳嗽痰喘的患者很多,患有咳嗽老病的人最易发作。中医根据季节的变化对人体影响的规律,总结出了秋季易损肺气的理论,警示人们在秋季应注意天气的不断变化,好好保护肺气,避免发生感冒、咳嗽等疾病。

秋季养肝注重养肺,这是因为肝和肺的关系密切。肺与肝的关系主要表现于气机的调节方面。肝主升发,肺主肃降,肝升肺降,气机调畅,气血流行,脏腑安和,所以两者关系到人体的气机升降运行。

肝和肺的关系主要体现在气机升降和气血运行方面。

1. 气机升降

"肝生于左,肺藏于右"(《素问·刺禁论》)。肺居膈上,其气肃降;肝居膈下,其气升发。肝从左而升,肺从右而降,"左右者阴阳之道路也"(《素问·阴阳应象大论》)。肝从左升为阳道,肺从右降为阴道,肝升才能肺降,肺降才能肝升,升降得宜,出入交替,则气机舒展。人体精气血津液运行以肝肺为枢转，肝升肺降，以维持人体气机的正常升降运动。

2. 血气运行

肝肺的气机升降，实际上也是气血的升降。肝藏血，调节全身之血；肺主气，治理调节一身之气。肺调节全身之气的功能又需要得到血的濡养，肝向周身各处输送血液又必须依赖于气的推动。总之，全身气血的运行，虽赖心所主，但又须肺主治节及肝主疏泄和藏血作用的制约，故两脏对气血的运行也有一定的调节作用。

在病理情况下，肝与肺之间的生理功能失调，主要表现在气机升降失常和气血运行不畅方面，如肝火犯肺（又名木火刑金）之候等。

所以，秋天养肝护肝重在养肺。

秋季肝脏易受伤

为什么秋季肝脏容易受到伤害呢？中医专家认为，立秋过后，肺与秋季相应，而秋季干燥，气燥伤肺，容易产生疾病，因此需要润燥、养阴、润肺。而此时，肝脏、心脏及脾胃还处于衰弱阶段，立秋过后肺功能开始处于旺盛时期，因此要加强调养，使肺气不要过偏，影响机体健康。

另外，在肺盛之时易影响到肝，而肝主情志，疏泄气血，肝气受制的秋天，人们容易出现情绪低落等，生理方面容易引起气血失调等疾病的发生，比如内分泌紊乱、月经失调、心慌心悸、失眠等。

还需要注意的是肺金当秋而旺，可制约肝气，导致秋天肝气多虚，易伤机体阴津，肝脏"体阴而用阳，阴亏则肝气虚"，故秋季是肝病复发的危险季节，特别是乙型肝炎和肝硬化，而且比春季持续时间更长，复发的患者数量也更多，肝昏迷和腹腔感染的发生、乙型肝炎的重叠感染多发生在秋季。

肝病患者秋季"四防"

1. 防秋燥

秋天气候干燥，对于运动者来说，每次锻炼后应多吃些滋阴、润肺、补液生津的食物，如梨、芝麻、蜂蜜、银耳等，若出汗较多，可适量补充些盐水，补充时以少量、多次、缓饮为原则。

2. 防受凉

秋日清晨气温低，不可穿着单衣去户外活动，应根据户外的气温变化来增减衣服。锻炼时不宜一下脱得太多，应待身体发热后，方可脱下过多的衣服；锻炼后切忌穿汗湿的衣服在冷风中逗留，以防身体着凉。

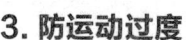

3. 防运动过度

秋天是锻炼的好季节，但此时因人体阴精阳气正处在收敛内养阶段，故运动也应顺应这一原则，即运动量不宜过大，以防出汗过多，阳气耗损。运动宜选择轻松平缓、活动量不大的项目。

4. 防运动损伤

由于人的肌肉韧带在气温下降环境中会反射性地引起血管收缩，肌肉伸展度明显地降低，关节生理活动度减小，神经系统对运动器官调控能力下降，因而极易造成肌肉、肌腱、韧带及关节的运动损伤。因此，每次运动前一定要注意做好充分的准备活动。

秋季多补水有利于肝脏排毒

肝脏作为人体最大的解毒器官，所有体内的毒素几乎都要经过肝脏代谢，排出体外。这个过程需要大量的水，水分不够，体内的毒素不容易被稀释，较难排出体外，这对肝脏来说也是不小的负担。

而秋季气候干燥，人体水分蒸发加速，身体容易缺水，所以秋季护肝，首先要为身体补充足够的水分。多喝水是为了补充干燥的秋季造成的身体水分流失，避免内脏缺乏水分。同时，及时补充水分促进了血液循环，加速身体代谢废物的排出，减轻对肝脏的损害，起到清洗身体内部的作用。

秋季养肝应注意情绪

中医认为，秋季气候干燥，机体阴津易亏，肝气多虚，此时肝病患者宜注意养阴。中医的五脏分别对应五种情绪，分别是怒、喜、思、悲、恐。其中，肝脏对应的是"怒"，正所谓"怒伤肝"，长期精神抑郁或突然怒火中烧都会导致肝脏气血失调，影响肝的疏泄功能。

秋季是个萧瑟的季节，秋天的气温和场景总能让人陷入莫名的悲伤中。所以古人有"悲秋"之说。心情抑郁，经常发火对于肝脏是很不利的，很容易造成肝火旺盛，气血不畅。不仅伤肝，而且对于正常生活还会造成不利影响。所以，尽量不要生气，调整好情绪，保持良好的心情是秋季养肝的重要方法。

青色入肝，秋季养肝食物

祖国传统医学素来有"五色饮食"的说法，而肝主青色，"青色入肝经"，因此平时可多吃一些青色的食物，例如菠菜、西蓝花、芥蓝、青瓜、冬瓜、绿豆等，具有滋阴润燥，舒肝养血的功效。此外，"肝性喜酸"，根据酸味入肝的原理，可以在日常多食用一些米醋或酸味食物，如山楂、山萸肉、枸杞子等具有保肝敛肝之效。还可以多吃一些富含蛋白质的瘦肉、鱼类、蛋类、牛奶和豆制品。这些食物里含的蛋白质，是肝脏合成蛋白质的基础物质。此外，还要注意尽量少吃辛辣、油腻、过咸的食品，少喝酒。

不少中药都具有健肝疏肝的作用，如山楂、决明子、郁金、陈皮、茵陈、白芍、枳壳、绞股蓝等。这些中草药在中药店都有饮片，在中医师的指导下自己平时可适当配一些袋泡茶饮用，不仅对脂肪肝的恢复能够起到良好的作用，应酬多、需要饮酒的人群经常饮用也有保护肝脏的作用。

乙肝患者在秋季要记得体检

秋季气候变化不定，容易使人体抵抗力下降。如果是肝病患者的话，其免疫功能紊乱易使肝病复发。加之营养的缺乏和繁重的体力或脑力劳动，更易感染其他病毒或者使潜伏的病毒复制,如乙肝病毒,可能诱发肝脏疾病。

由于大部分慢性乙肝复发无症状,在此,特别提醒乙肝患者及病毒携带者定期复查肝功能。尤其是乙肝病毒携带者或慢性乙肝长时间无症状者,更应重视肝功能复查。

在乙肝高发的秋季,当出现食欲下降、容易疲劳、口干、口苦等明显症状时,请及时到医院检查。一旦不注意就会引发一些列的危害,造成病情治疗困难,出现恶化的情况。

冬季养肝先养肾

冬天是人体阳气潜藏的时侯,而肾脏的主要功能就是"养藏"。此时,肾脏既要为维持冬季热量支出而准备足够的能量,又要为来年"春温春生"积蓄力量,以提高机体的防疫功能和抗病能力,减少疾病的发生和发展。

如果肾被冬天的寒气所伤,容易发生腰膝冷痛、易感风寒、夜尿频多、咽干口燥、头晕耳鸣、内分泌功能紊乱、免疫功能低下、怕冷等症状,还可影响其他脏腑器官的生理功能。

具体来说,肝脏与肾脏的关系也极为密切。这是因为,肝藏血,肾藏精;肝主疏泄,肾主闭藏。肝肾之间的关系称为肝肾同源,又称乙癸同源。因肝肾之间,阴液互相滋养,精血相生,故称。

肝与肾的关系主要表现在精与血之间相互滋生和相互转化的关系。

1. 阴液互养

肝在五行属木,肾在五行属水,水能生木。肝主疏泄和藏血,体阴用阳。肾阴能涵养肝阴,使肝阳不致上亢,肝阴又可资助肾阴的再生。在肝阴和肾阴之间,肾阴是主要的,只有肾阴充足,才能维持肝阴与肝阳之间的动态平衡。就五行学说而言,水为母,木为子,这种母子相生关系,称为水能涵木。

2. 精血互生

肝藏血,肾藏精,精血相互滋生。在正常生理状态下,肝血依赖肾精的滋养。肾精又依赖肝血的不断补充,肝血与肾精相互资生相互转化。精与血都化源于脾胃消化吸收的水谷精微,故称"精血同源"。

3. 同具相火

相火是与心之君火相对而言的。一般认为，相火源于命门，寄于肝、肾、胆和三焦等。故曰："相火寄于肝肾两部，肝属木而肾属水也。但胆为肝之府，膀胱者肾之府。心包者肾之配，三焦以焦言，而下焦司肝肾之分，皆阴而下者也（《格致余论·相火论》）。由于肝肾同具相火，所以称"肝肾同源"。

4. 藏泄互用

肝主疏泄，肾主闭藏，两者之间存在着相互为用、相互制约、相互调节的关系。肝之疏泄与肾之闭藏是相反相成的。肝气疏泄可使肾气闭藏而开合有度，肾气闭藏又可制约肝之疏泄太过，也可助其疏泄不及。这种关系主要表现在女子月经生理和男子排精功能方面。

总之，因为肝肾的阴液、精血之间相互资生，其生理功能皆以精血为物质基础，而精血又同源于水谷精微，且又同具相火，所以肝肾之间的关系称为肝肾同源、精血同源。又因脏腑配合天干，以甲乙属木，属肝，壬癸属水，属肾，所以肝肾同源又称"乙癸同源"。

因此，肝与肾之间的病理影响，主要体现于阴阳失调、精血失调和藏泄失司等方面。临床上，肝或肾不足，或相火过旺，常常肝肾同治，或用滋水涵木，或补肝养肾，或泻肝肾之火的方法，都是以肝肾同源理论为依据。此外，肝肾同源又与肝肾之虚实补泻有关。

 ## 冬季养肝的饮食注意

饮食护肝有两大要点

一是优选食物供足养分，满足肝脏的各项生理需求；二是注意食品卫生，防止细菌、病毒入侵肝脏。

营养学家告诉我们，人体需要的蛋白质、脂肪、碳水化合物、维生素以及矿物元素等五大类养分，也正是肝脏所必需的。不过，肝脏对蛋白质、碳水化合物以及维生素需求较多，而脂肪过量有引起脂肪肝之虞，必须适当限制。

清淡饮食

肝病患者在冬季饮食上应避免过于辛辣、油腻、刺激性食物，避免各种湿热之气蓄积，造成肝气不疏；避免胃肠道的刺激造成不适症状，在饮食上应注意养肝护肝。

不宜饮酒

初冬时节，寒气较盛，少量饮酒有利于通经、活血化瘀和肝脏阳气之升发。但千万不能贪杯过量，因为肝脏代谢酒精的能力是有限的，多饮必伤肝。尤其对于肝病患者来说更不可取，喝酒不仅会加重本已受损的肝脏，而且可能导致肝病的复发或诱发其他疾病的发生。

进补要小心

冬季人们的户外活动相对减少，而在饮食上若又盲目进补，不仅不能保护肝脏，反而会加重肝脏的代谢负担，而且可造成热量过剩，蓄积在皮下及肝内，形成脂肪肝，因此食补要科学，否则护肝不成反伤肝。

冬季养肝也要加强锻炼

根据自身体质选择适宜的运动项目，加强身心锻炼不仅可强身健体、提高机体免疫功能而且有利于怡情养肝、疏肝理气。因此。在养肝护肝方面也是很有益处的。

从护肝角度看，一要选好运动场地，以场地宽广、视野开阔、空气清新的地方为佳；二要选择好锻炼项目，以锻炼体力和耐力为目标的全身性低强度动态运动为好，如慢跑、快速步行（每分钟110～120步）、骑自行车、上下楼梯、爬坡、打羽毛球、踢毽子、拍皮球、跳舞、跳绳、游泳、打太极拳等。每天1次，每次持续20～30分钟，以运动后疲劳感于10～20分钟内消失为宜。

冬季锻炼需要注意的是，锻炼前应先做些简单的四肢运动，这对安全有效地锻炼身体大有好处；雾天不宜进行锻炼；冬季锻炼时应养成用鼻子呼吸的习惯，因鼻毛能滤清空气，使气管和肺部不受尘埃、病菌的侵袭。另外，寒冬气温低，冷空气进入鼻孔后即可得到加温，再进入肺部就不会产生刺激了；冬季锻炼时注意防寒保暖，开始锻炼时不必立即脱掉外衣，待身体微热后再逐渐减衣。锻炼结束时，应擦净身上的汗液，立即穿上衣服，以防感冒；清晨血糖偏低、人体血液黏滞，加上气温低、血管收缩等因素，若空腹锻炼就可能会低血糖。中老年人尤其易因心脑疾患而猝死，故不宜晨起空腹锻炼。

冬季要注意情绪保养

严寒的冬季，朔风凛冽，草木凋零，阳气潜藏，阴气旺盛，人体的阴阳消长代谢也处于相对缓慢的水平。所以，冬季精神调养也要着眼于"藏"，即要保持精神安静。此外，就是要防止季节性情感失调症。它是指一些人在冬季发生情绪抑郁、懒散嗜睡、昏昏沉沉等现象，这种症状主要是寒冷的气候所致。但一味保暖不能达到预防效果，正确的方法是多晒太阳。同时，要加强体育锻炼，尽量避免因自主神经功能失调而引起的紧张、易怒、抑郁等状态。

调节情志，化解心中的不良情绪，使自己始终拥有一份好心情，有益于肝的养生保健。如果情绪波动，则可使体内激素分泌失去平衡，导致血液循环障碍，影响肝的血液供应，使肝细胞因缺血而死亡，这就是中医所说的"忧伤脾，怒伤肝"。中医认为，在七情之中，最不利于肝的就是怒，怒可导致肝的疏泄失常，造成肝气郁滞，时间一长易惹肝病上身。

情绪护肝的核心是要学会制怒，即使生气也不要超过 3 分钟。尽量做到心平气和、乐观开朗、无忧无虑，从而使肝火熄灭，肝气正常生发、顺畅而长保健康。

冬季的睡眠作息要规律

冬季作息时间应"早睡晚起"，起床的时间最好在太阳出来之后。因为早睡可以保养人体阳气，保持温热的身体，而迟起可养人体阴气。待日出再起床，就能躲避严寒，求其温暖。不要贪暖而蒙头睡。被窝里的空气不流通，氧气会越来越少。人在这样的环境中睡觉，就会感到胸闷、恶心或从睡梦中惊醒、出虚汗，第二天会感到疲劳。

睡眠时人体处于卧位，肝脏能享受到更多的血流灌注，加上身体处于休息状态，肝脏的负担最轻，故高品质的睡眠护肝功效显著。反之，睡眠质量差，尤其睡眠障碍，容易累及肝功能。

中医学认为，一天之中人的睡眠有两个时辰最重要，一是午时（上午 11 时到下午 1 时），一是子时（晚上 11 时到凌晨 1 时），这 4 小时也是骨髓造血的时间，流经肝脏的血液最多，有利于肝功能修复。换言之，要把握好午睡与夜间睡眠，尤其是夜间睡眠，最好晚 10 时前上床，保证 11 时左右睡熟，为肝功能的修复作好铺垫。

春节期间的保肝原则

古人说："冬气寒，宜食用黍以热性治其寒，禁热饮食，温炙衣服"。意思是说，冬天气候寒冷，阳气深藏，五脏属肾。因此，肝病患者要根据自己的需要合理安排生活作息。体寒怕冷者可以食用羊肉、狗肉等食物，体热者可以食用鸭肉等食物。但不要食用生冷、黏硬的食物。还可以食用萝卜和白菜。另外，苹果和柑橘也可以交替食用。

春节是我国的传统节日，这个时候全家团圆，也是肝病发作的高发时节。肝病患者在这个特殊的时期要特别注意。

1. 春节期间切忌情绪的大喜大悲

春节期间要保持平稳的情绪，千万不要让喜庆的节日蒙上一抹灰色。

2. 要注意保持良好的生活习惯

春节期间由于家人团聚，心情比较兴奋，可能会长时间地进行看电视、聊天、打麻将、玩扑克、下棋等娱乐活动，导致生活没有规律，甚至暴饮暴食。这些不良的生活习惯对肝病患者都是不利的。

3. 坚持服药

春节期间要根据医生的建议坚持服药，如果感到身体不适，要及时就医。

4. 坚持锻炼

肝病患者可以在冬日的中午坚持锻炼，以提高抵抗力。

5. 预防感冒

肝病患者还要注意，春节期间的气温不稳定，要注意预防感冒。

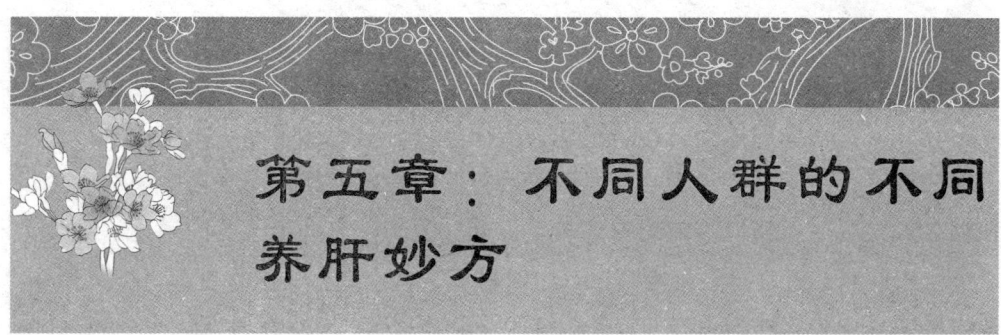

第五章：不同人群的不同养肝妙方

 慢性肝炎患者日常如何护理

常言道："三分治疗七分调养。"这说明自我调养在疾病治疗过程中的重要性。慢性肝病患者因病程较长，病情常易反复，十分容易产生急躁、悲观情绪，会对疾病的康复带来不利影响，故更要注意自我调养。

1. 树立乐观向上的生活态度

这是保持病情稳定的心理基础。慢性肝病会加重人的异常心理表现，如自卑、自怜等，心理负担很重。但人是社会的人，和社会有着密切的联系，只有通过和社会的交流，才能得到快乐，如朋友之爱、同事之爱、亲人之爱、医护人员之爱可筑成一张情感支持网，使患者感到温暖，从而摆脱孤独感。同时，友好的情绪也会向大脑皮质发送积极的信息，使机体各系统做出积极的反应，从而调动机体的生理潜能，抵抗疾病。

2. 制订严格的生活制度

这是保持病情稳定的生理基础。正常的生活制度是按照人的生理需求制订的。个别患者为了排除一时的寂寞，误认为只要按时服药就可以夜以继日地打扑克、搓麻将，这样往往会导致慢性肝病的复发。保证合理的作息时间，实际上是在有效地调动人体的血液供应肝脏。因为人体血液的分布是根据人体的需要随时调整的，人在平静时，人体血液除维持各系统的功能外，还会调动其余血液流向患病脏器，以帮助该脏器修复。因此，劳逸结合十分重要。

3. 注重饮食调理

注意饮食质量，调整饮食结构，养成良好的饮食习惯，并严禁饮酒，是慢性肝病患者康复的重要条件。在日常饮食中应注意忌食发霉食品，不用过了保质期的陈油炒菜，不吃油炸食物。在饮用牛奶时要咀嚼式饮用或用小匙一小口一小口地品尝式饮用，以使口腔内的唾液与牛奶充分混匀，有助于营养的消化、吸收，避免引起腹胀。进食时要细嚼慢咽，定时进餐，饮水有节，不吃过饱，防止便秘，荤素搭配，合理用醋。

4. 加强自我修养，培养良好心态

慢性肝病患者应特别注意加强自我修养，按照现有的身体条件重新制订生活目标，不与人攀比，心态平和，运动量适度，不滥用药物，多听音乐，调整情绪。此外，还要适当控制性生活，以免因过劳加重病情。

乙肝患者的日常生活起居

现代医学证明，持久的心理紧张和心理冲突会造成精神疲劳，人体免疫功能会减弱，对康复不利。患病后产生焦虑、害怕心理，这是正常现象。其实乙型肝炎并不可怕，毕竟它不是绝症，目前已有不少有效的治疗方法。患者在积极配合医务人员治疗的同时，保持乐观平和的心态，对疾病的康复具有十分重要的意义。正确对待疾病，听听音乐，看看电视，与人聊天，室外活动等，都可以转移患者的注意力，有利于从忧郁中解脱出来。培养乐观情绪，心胸开阔，心境平和，保持乐观情绪，不仅有利于疾病的康复，而且也是延缓衰老、健康长寿的要诀。

病情的恢复过程中要适当注意休息，避免过度的脑力劳动或繁重的体力劳动。但休息并不意味着成天躺在床上，可以适量地运动，如散步、打太极拳、养花、养鱼等。特别是在饭前要适当地活动，这样有利于增进食欲，但饭后一定要休息，而且应该平卧为好，这样可以让更多的血液流入肝脏，有利于肝细胞再生以及病体康复。晚上不要睡得太晚，应保证每晚 $7 \sim 8$ 小时的睡眠时间。如果有失眠现象，应设法求医后去除有关病因，不能擅自服用安眠药或镇静药。

乙型肝炎患者的营养原则上为营养平衡的饮食，以适口、清淡、新鲜、易

消化的食物为佳,保证供给一定量的优质蛋白质,适量脂肪、糖类和热量,同时辅以足量的维生素。蛋白质可选用乳类、蛋类、豆制品及鱼、禽或虾类,少用红肉类,如猪、牛、羊肉等。减少油腻或高脂肪饮食的摄入。糖类的摄入一般每天250～300克,或占总热量的60%～65%。进食要有规律,按时就餐,切不可早一顿、晚一顿、饥一顿、饱一顿。

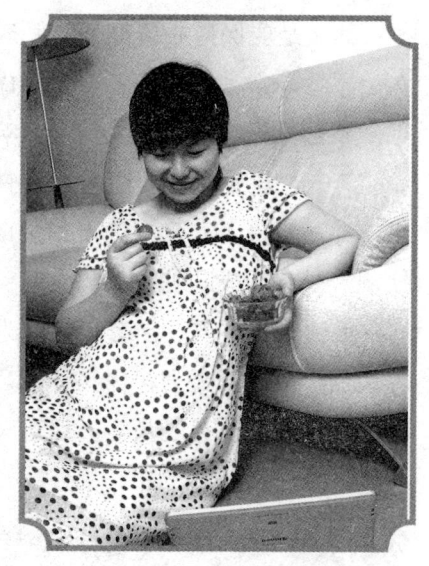

乙型肝炎患者应自觉养成良好的卫生习惯:不吸烟,禁酒,适量饮茶,和谐适度性生活。香烟在燃烧时烟雾中含有3000多种有毒化学物质,除了对呼吸道有损害外,对口唇、胃肠道、肝脏、胰腺、心血管、膀胱、前列腺等都有危害。嗜酒可导致多种危害,如酒精性肝炎、肝硬化、肝癌、诱发糖尿病、胰腺炎等。急性肝炎和慢性肝炎急性活动期患者应暂停性生活,急性肝炎痊愈后可恢复正常性生活。慢性肝炎肝功能稳定时要节制性生活,次数以房事后和次日不觉疲劳为度。另外,就防止疾病传播角度而言,最好使用避孕套,以杜绝肝炎病毒经性交传播。

家人同时应做好隔离工作。一般认为,成年人间密切接触而感染发病的机会是极少的,而患者对婴幼儿的感染,则多数可使其成为慢性感染者。故未感染乙肝病毒的家庭成员,尤其是儿童,最好注射乙肝疫苗,这对共同生活的成员有非常好的保护作用。

定时在医生指导下用药,定期复查肝功能和病毒指标。一般在出院后的前几个月,每月复查一次,如无自觉不适,半年后可适当延长复查时间,每2～3个月1次。同时也应定期复查B超,看看肝、脾的变化。

乙肝"小三阳"患者的生活注意事项

首先要做到的就是生活要规律。因此,充足的睡眠、合理的营养、规律的生活,每天坚持早操,劳逸结合对于乙肝"小三阳"患者是比较重要的。

其次是要保持心情舒畅。肝病患者应忌恼怒、悲观、焦虑等,因为肝病患者久治不愈,常常会使患者产生焦虑而导致胡思乱想,容易发火而郁怒伤肝,肝气郁结不舒只会给治疗带来负面影响,不利于患者的康复。

第三,该病患者要注意饮食宜忌方面的知识,一日三餐要注意摄食以清淡为主,并适量摄入富含维生素和蛋白质的新鲜果蔬,尤其是那些养肝的食物。严禁饮酒,以免造成肝脏中毒。

最后就是不要过于劳累。肝为人体重要代谢器官,肝炎患者肝功能异常,营养失调,故疲乏无力,需多休息。因此,多休息是治疗关键,但是也要进行适当的运动,需要注意的是,一切运动的前提是以不导致劳累为宜。

乙肝"大三阳"患者的生活注意事项

养成良好的作息习惯,早起早睡,保证充足的睡眠,是很有利于乙肝"大三阳"的诊治的。

养成良好的饮食习惯,不偏食挑食、暴饮暴食,以清淡的食物为主,注意更不要乱吃所谓的补品,以免造成肝脏负担加重而受损。

保持一个愉悦的心态,坚信规范的治疗一定可以治好自己的疾病。在日常生活中,多做一些运动,如打打太极、散步、慢跑等。

如果在生活中遇到了自己能力所解决不了的问题,一定要及时地咨询医生之后再行决定,这也是乙肝"大三阳"的日常护理中不可忽视的。

乙肝表面抗原携带者的日常注意细节

乙肝表面抗原携带者并不能算是肝炎显症患者,这类患者往往不会出现明显的乙肝症状,可以和常人一样学习、工作和生活,但这类人群应该做好个人的卫生工作,并须注意以下几个方面:

1. 乙肝表面抗原携带者应进行定期的检查

尽管乙肝表面抗原携带者并不会出现肝炎患者的体征与症状,但实际上患者的肝脏会一直呈一种潜在感染状态,所以患者须定期进行复查,这样可以进一步了解病情,有利于及早进行治疗。通常来说,当查出 HBsAg 和 HBeAg 双阳性的人,至少应每隔 3 个月进行一次复查;若患者为单纯 HBsAg 阳性,HBeAg 阴性,并无明显症状,则可每隔 6 个月至 1 年进行一次复查。

2. 应注重饮食的合理性

尽量做到营养丰富、饮食均衡,且应戒烟忌酒。

3. 尽量要减少服用种类过多的药物

因为目前仍没有治愈 HBsAg 转阴的特效药,常用的大多是对症治疗、辅助治疗药等。如果 HBsAg 携带者经检查肝功正常,并没有出现任何症状和体征时,则不必吃药。一些患者由于治病心切,往往会服用各种药物,这样不仅对疾病的治疗没有太大的帮助,还可能影响正常的消化功能。此外,如果服用过多的药物就会大大加重肝脏的负担,不利于患者的康复。

4. 要尽量做好消毒和隔离工作

若为 HBsAg 阳性者,则尽量与家人分食,患者也不宜同家人共用食具、剃须刀、牙刷、注射器、穿刺针等。若为 HBsAg 和 HBeAg 双阳性的女性患者,则须特别注意经期的卫生,以免经血对手和日常生活用品造成污染,患者的脸盆和毛巾最好同他人分开使用,也应避免赤手触摸他人的伤口,以免将病毒传染给他人。此外,如果 HBsAg 携带者出现外伤出血的情况,则须进行妥善的处理,对伤口进行细致的包扎,若有被患者血液污染的药棉、纱布等,则应尽快销毁,如果有回收利用的器物,则必须经过严格的消毒才能再次使用。

5. HBsAg 携带者不可从事育儿等工作,也不能参与食品的加工,更不可参加献血,以免引起病毒的传播。

6. HBsAg 携带者不可纵欲。应限制性生活的次数,因为性生活会消耗患者很多能量,如果太过频繁不利于患者的康复。

总之,只要 HBsAg 携带者在日常的生活中认真约束自己,多注意以上几个方面,就会对自身的健康和生活的质量提供很大的益处。

乙肝表面抗原携带者要注意劳逸结合

1. 首先要消除眼睛的疲劳

睡眠是保护眼睛、消除疲劳的最好方法。所以我们提倡乙肝表面抗原阳性携带者除要保证每晚7～8小时睡眠外，中午最好能午休半小时。另外，长时间过多地看书读报或用眼操作，常常会影响肝功能变化。工作、生活中看书写字超过1小时者应以视远观景5～10分钟作为休息；需集中用眼者应学会工作一段时间后闭目养神10分钟作为休息。眼睛疲劳时应多看一看绿色的草坪或树木，以解除劳累。

2. 用交叉工作法积极休息

脑力劳动时间持续2小时后可更换为体力劳动或做操运动一下，常是驱走疲劳的积极办法；上班时精神过于集中在办公书写和思考上，下班时提壶开水，买菜做饭亦可算积极休息。

3. 有爱好，就能劳逸结合

上班时的精力集中，紧张的脑体劳动常使你精疲力尽，没精打采；但只要你有爱好，如养花赏花、打扑克、下象棋、练习书法绘图、听音乐、跳舞、打太极拳、去公园散步、钓鱼、养金鱼、喂小鸟、唱京剧、哼小曲……用娱乐生活使你精神放松，帮助你消除脑体上的疲劳。

4. 注意动静结合和自我保健

工作学习搞得你头晕眼花，休息时间争取去田间小径、公园、游乐场所去走一走，或找个僻静处与友人、亲人散散步、聊聊天，吃顿"野餐"，学会久动后以静休息，久静后以运动休息。动静结合不仅能健身，更能养心和保肝。当你白天奔波走累之后可用热水烫脚消除你的疲劳；当你因站立劳动腰酸腿痛时可用捶腰揉腿自我保健；思考累了闭目按摩上下眼眶、内外眦、天柱、太阳穴3～5分钟就能使你消除疲劳。

夏季丙肝的保健常识有哪些

1. 保持良好的心态

应心情舒畅，应有乐观、豁达的精神，是战胜丙肝的一剂良药。只有这样，才能调动人的主观能动性，提高机体的免疫功能，加上某些提高机体免疫功能的药物应用，才有可能使丙肝患者康复。

2. 在夏季，丙肝患者尤其要注意适当休息，勿过劳

掌握动静结合，休息好，有利于恢复，特别有利于肝脏应用的供给和肝细胞的修复。这也是很重要的夏季丙肝的保健常识之一。同时，运动可以增强体力，增强丙肝患者的抗病能力。两者相结合，对保护肝脏、促进肝细胞再生、阻止肝细胞坏死及纤维化的形成，都具有积极意义。

3. 在饮食上应保证适当的营养供给

在如今的生活条件下，不宜过度强调高糖类、高蛋白质、高维生素及低脂肪饮食。但营养的搭配要均衡，荤素搭配，多吃蔬菜、水果、肉类、蛋奶类等，其摄入量依人的胖瘦来决定，严禁烟酒。

4. 定期复查肝功能并做 B 超检查肝、胆、脾

乙型、丙型、庚型等型肝炎，易迁延、复发，定期复查肝功能，就能及时发现问题，然后再根据自己的病情对症治疗，避免的病情发展。

脂肪肝患者的科学生活起居

脂肪肝是指由于各种原因引起的肝细胞内脂肪堆积过多的病变。脂肪性肝病正严重威胁国人的健康，成为仅次于病毒性肝炎的第二大肝病，已被公认为隐蔽性肝硬化的常见原因。脂肪肝是一种常见的临床现象，而非一种独立的疾病。其临床表现轻者无症状，重者病情凶猛。一般而言，脂肪肝属可逆性疾病，早期诊断并及时治疗常可恢复正常，日常合理的生活调节也有助于疾病的康复。

1. 及时治疗

对脂肪肝患者，给予健康指导。较重患者或伴有肝功能异常者应收住院治疗。而对于一般患者嘱其应坚持门诊治疗，指导患者定期复查B超，抽血检查肝功能、血脂、血常规等项目，防止并发症的发生。

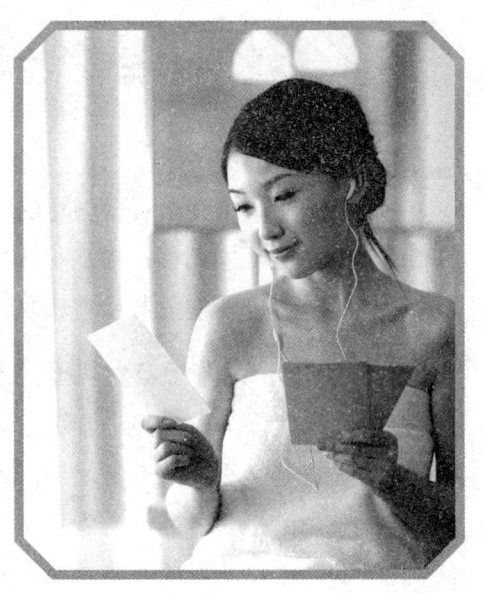

2. 饮食调护

控制脂肪肝的主要办法是调整饮食结构，控制饮食，限制胆固醇、饱和脂肪、糖类及酒精的摄入，增加抗氧化维生素及富含纤维食物，饮食治疗的总目标是降低已升高的血脂水平，维持营养上的合理需求，维持体重在标准水平。

3. 心理调节

肝病患者多急躁易怒，因此在调理过程中，就要重视舒缓情志，心身并治，保持一颗"平常心"。脂肪肝人群可以通过适当的娱乐来达到调节情绪的目的，如听音乐，看喜剧，可使人分泌一些有益于健康的激素：酶和乙酰胆碱等物质，能使胃的蠕动变得有规律，有利于消化功能的改善。同时，脂肪肝人群也要多交朋友，常与朋友交流。

4. 适当运动

每天坚持体育锻炼，可视自己体质选择适宜的运动项目，如慢跑、打乒乓球、羽毛球等运动。要从小运动量开始，循序渐进逐步达到适当的运动量，以加强体内脂肪的消耗。

5. 戒除不良生活习惯

吸烟对血脂有不良影响，血脂与吸烟成正相关，而嗜酒者往往出现血脂增高，酒精中间代谢产物乙醛对肝脏有直接损害。因此，患者应戒烟、减肥、不饮烈性酒。

脂肪肝患者睡眠护理细节

临床观察发现，多数脂肪肝患者伴有失眠、情绪不稳定、倦怠、乏力等症状。因此，对于脂肪肝，尤其是重度脂肪肝的治疗，应着重强调睡眠的重要性。休息能减少体力的消耗，而且能减少机体活动后的糖原分解、蛋白质分解及乳酸的产生，减轻肝脏的生理负担。因为卧床休息可以增加肝脏的血流量，使肝脏得到更多的血液、氧气及营养的供给，促进肝细胞的康复。据日本学者观察，肝脏的血流量在立位时比卧位时减少40%，立位伴有运动时，肝血流量比卧位时减少80%～85%。肝血流量减少，可直接影响肝脏的营养及氧气的供给。但对所有的肝病患者过分强调卧床休息与睡眠反而会加重患者的精神负担，影响大脑的调节功能和内脏功能的协调，也不利于机体的新陈代谢。

当然，万事万物都是过犹不及的。久卧会造成新陈代谢下降，营养障碍，气血不畅，筋脉不舒。所谓"久卧伤气"就是这个道理。保证充足睡眠的同时，应注意与之有关的一些事项。晚睡前切勿饮浓茶、咖啡或刺激性饮料。晚饭宜清淡，切勿过饱。入睡前用温热水泡泡脚，做几节保健按摩操都有利于入睡，保证睡眠充足。睡眠姿势一般以右侧卧位为佳，可使心脏不受压迫，促进胃肠道蠕动排空，加上全身肌肉放松，可使睡眠安稳、舒适、自然。一些不符合睡眠卫生的方式如张口呼吸、蒙头大睡等也应避免。总之，睡眠是人体的基本生理需要，过之有余，差之不足。对于肝病患者，只有充足而适量的睡眠才能保证机体内环境的调节和稳定，提高抗病能力，使病情日趋康复。

肝硬化患者日常护理方法

肝硬化在我国是一种常见的疾病，在临床上以肝功能受损和门脉高压为主要表现，晚期常出现消化道出血，肝性脑病，继发感染等严重并发症，所以也是我国主要死亡原因之一。患者既要重视这种疾病，但也不能为此而担忧绝望，因为及早积极治疗，并在日常生活遵循一定的规律，是可以避免病情进一步发展的。

关键是做到合理休息，忌过度劳累：起居要有规律，这样有利于恢复健康。

每天必须要有充足的睡眠，适当参加力所能及的轻微活动，但要注意不要劳累，一旦病情进展，须卧床休息，积极治疗。

1. 科学饮食

饮食要细软易消化，食物温度不能太高（与体温接近），一次进食量不能过饱。每日摄入蛋白质为 100～150 克，并应含多种维生素。如肝功能显著减退或有肝昏迷先兆现象时，应严格限制蛋白质入量。动物脂肪不宜过多。保持大便畅通。如出现腹水和水肿，应限制盐摄入量（吃淡一点）。食物必须清洁卫生，严防腹泻。

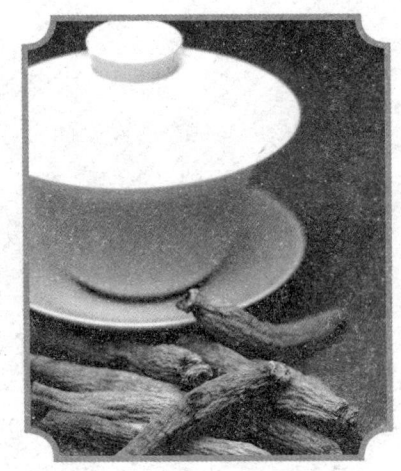

2. 注意精神调护

中医认为"怒伤肝"，怡情制怒对保养肝脏显得尤为重要。患者要善于忍耐克制，正确对待病情，认识病后发怒对病变痊愈不利，平时旷达情怀，消忧平怒，使肝脏在心平气和中得以调养。

3. 防止便秘

宜保持大便通畅，在大便干结时，可服用蜂蜜（乳）等制品，切勿用力排便，或者干过重的体力活，否则会造成门静脉压力突然增加，引起食管静脉曲张破裂出血。蔬菜、水果、蜂蜜、芝麻可以防止便秘的发生。

4. 劳逸结合

在代偿期和病情不活动的情况下，应减少体力和脑力活动；失代偿期和并发症出现时必须卧床休息，不可过度劳累；可以做些活动量不大的锻炼，如太极拳之类的运动，进行有节奏的深呼吸，促进肝脏的血液回流，改善肝脏血液循环，以利于肝脏病变的修复。

肝硬化是一种慢性的疾病，从代偿期肝硬化到肝功能衰竭是一个长期的过程，所以定期到医院就诊，检测病情的发展，配合治疗，再加上好的生活习惯，是很有希望阻止病情向前发展的。保持良好的心态，勇敢地面对，肝硬化患者同样可以有令人满意的生活。

怎样远离肝癌的侵害

医学研究表明，肝癌的发生与肝炎、肝硬化有明显关系。乙型、丙型等肝炎治疗不及时易转成慢性肝炎而逐渐发展成肝硬化。有研究报告称70%～100%的肝硬化患者可发展成肝癌患者。肝癌的防的重于治，从点滴生活习惯入手。

先预防肝炎：接种疫苗是一种途径。防止肝炎传染给自己的家人，肝炎病毒携带者要定期去医院检查，防止疾病的转化。

1. 注意饮食卫生

肝癌的发病原因之一是由病毒传染引起的，要预防乙肝病毒还要从饮食卫生、生活习惯着手。要勤洗手，分餐。不能吃发霉的食物，这类食物含有黄曲霉素，可以致癌。

2. 劳逸结合

免疫力下降是引起各种疾病的罪魁祸首。连续超负荷会降低机体免疫力，要做到合理工作，合理休息，心情舒畅，以便时时保持自身免疫系统处于良好状态，就可减少和杜绝各种疾病的发生。

3. 戒烟戒酒

吸烟、喝酒也对脂肪肝不好，虽然喝葡萄酒、啤酒、少量的白酒可以活血化瘀，但酒精总是对人的身体有害。胃黏膜对人体有保护作用，酒精能够损伤胃黏膜，使胃的细胞受伤，导致食物中的有毒物质被胃吸收。这样就容易引起酒精性的肝炎，降低肝脏的免疫功能及全身的免疫功能，损害肝脏的解毒功能。这就是为什么喝酒的人解毒功能差，易引起酒精性肝硬化，一部分肝硬化会转变为肝癌的原因。

4. 定期体检

肝癌早期无明显症状，不经过细致的检查很难被及时发现，患慢性乙肝或丙肝的患者比正常人患肝癌的概率高 10～30 倍。虽然肝炎好了，但肝炎病毒对肝脏的损害可能并没有消失，也就是说癌变的基础还是存在的，所以应定期检查。35 岁以上乙肝表面抗原阳性，患慢性肝炎、肝硬化 5 年以上，直系亲属三代中肝癌家族史的人每半年检测甲胎蛋白和肝脏 B 超，是早期发现肝癌的最有效方法。

5. 及时治疗

对于慢性病毒性肝炎患者，且有抗病毒治疗适应证者，应进行积极的抗病毒治疗。干扰素治疗可以减少乙型和丙型病毒性肝炎患者的肝癌发生率。中西医结合抗纤维化治疗能够延缓、阻断甚至部分逆转肝纤维化及早期肝硬化，因而也有可能减少肝癌的发生。对慢性肝病患者定期进行甲胎蛋白和 B 超检查有助于早期发现肝癌。一旦确诊，应根据肿瘤的大小、部位、有无肝内外转移及患者全身情况选择合理的治疗方案。

6. 康复治疗

对不能手术或手术后的患者，争取康复治疗，这些患者可采用放疗或中医中药、免疫治疗等方式，以减轻痛苦，提高生活质量。

老年人应如何养肝

随着年龄的增加，肝脏的体积和重量均会逐渐减小。70 岁以后，肝脏的重量会出现明显的下降。一般来说，青壮年时期肝脏的总重量占体重的 2.59%，而老年人的肝脏总重量只占体重的 1.6%。在肝细胞数量逐渐减少的同时，肝细胞微细结构也会发生变化，如出现"肝细胞缩小"、"双核细胞"、"核染色体变性"等现象。如此一来，经过肝脏的血液会逐渐减少，用以供应肝脏的营养物质也会逐渐减少，肝脏中的代谢物也会因此不易清除。如果肝脏出现损伤，也会因血液的供应量不足而难以修复，但年老者整个肝脏的功能基本上是正常的。

人老肝也老，只有进行科学合理的保养才能更好地呵护肝脏，确保身体的健康。年老者应重视以下几个问题：

1. 规律进餐

年老者往往会出现饮食习惯多变的现象，想吃的时候吃一些，这样容易反射地影响肝功能，引起分泌紊乱等现象。因此，年老者最好要养成规律进餐的习惯，减少随意食用零食。如果是身体较为虚弱的老年人，其消化功能较差，则可遵循"少量多餐"的饮食原则，通常来说，可每天进餐 4 次或 5 次，但最好不要超过 5 次，要有规律。

2. 忌烟酒浓茶

年老者肝脏有众多的弱点，对烟酒、浓茶的刺激比较敏感，经常吸烟、饮酒、喝浓茶等会引起肝脏的病变。因此，老年人应戒烟、忌酒，少喝浓茶。此外，吸毒，尤其是静脉吸毒会传播肝炎，应坚决戒除。

3. 不滥用药物

药物，尤其是口服药在人体中的代谢主要依靠肝脏来进行。年老者肝功能有所下降，对药物的处理能力也会随之下降，这必然引起药物在人体中出现堆积，产生毒素，有些药物还可直接损伤肝细胞。调查显示，年老者如果用药种类较多，尤其是经常服用多种所谓的"保健药""营养药"会使肝脏负担加重，时间一长就会影响肝脏的健康。因此，年老者一定要慎重用药。

4. 防大怒大愁

如果年老者经常发怒、抑郁、闷闷不乐，并且很难得到发泄，就会影响到肝脏的健康，久而久之还可能会诱发肝癌。因此，年老者应该时刻保持乐观的情绪状态，保持心理的平衡，这样可以预防肝病的发生。

5. 多活动锻炼

肝细胞有分泌胆汁的功能，倘若年老者长期卧床不起或长时间坐着不进行活动，就可能引起胆汁在肝中潴留，会对肝脏造成较大的影响。适量的运动可以有效促进胆汁的分泌，使肝脏的新陈代谢得到改善，并会增进人的食欲，增强体质。最重要的是运动可以减少年老者脂肪的堆积，预防脂肪肝的发生。

乙肝患者何时怀孕最佳

急性乙肝患者经过适当治疗和合理调养后，数月内可获得痊愈，此时检查肝功能恢复正常，乙肝病毒抗原指标都已转阴。患者再修养一段时间，体力完全恢复，即可怀孕。

慢性乙肝患者应该首先搞清自己病情的轻重程度，再考虑是否怀孕。

如果患者属于病毒携带者，长期随访检查肝功能始终正常，B超检查不提示肝硬化，可以考虑怀孕。

如果患者乙肝炎症正处于活动阶段，检查肝功能异常，自觉疲乏、食欲不振、腹胀等，这时应避免怀孕。肝脏炎症活动阶段怀孕，身体负担加大，肝炎不易恢复，

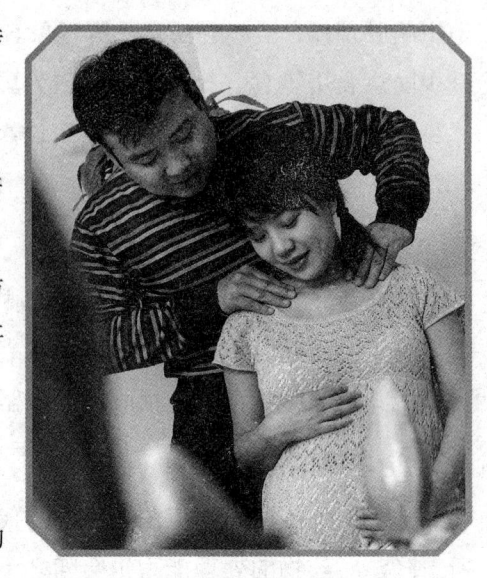

反而容易导致重型肝炎，危机孕妇生命。另外，对于胎儿的发育生长也不利。

因此活动期内的乙肝患者，应该首先接受正规的治疗，包括抗病毒和免疫调节等。待肝功能恢复正常、病毒复制指标转阴或复制能力降低时再怀孕，这样对母子均有利。如果B超检查发现肝炎已经发展到肝硬化的程度，最好不要怀孕。活动性肝炎患者经治疗后，病情稳定，肝功能正常半年以上，怀孕较为安全。

乙肝患者一旦怀孕，应该终止使用各种具有肝毒性的药物，如抗生素、抗结核药物、治疗糖尿病药物等。乙肝孕妇，尤其是乙肝""大三阳""的孕妇，应该在怀孕第7、第8、第9个月，分别注射一支高效价乙肝免疫球蛋白，以预防乙肝病毒的宫内感染，使新生儿健康出生。

肝病孕妇日常注意事项

乙肝孕妇应注意以下问题：

1. 肝功能监测

一般孕妇孕期做一次肝功能检查就可以了，有肝炎的孕妇至少要做三次，通过肝功能等方面的监测，观察孕妇能否胜任妊娠，以期达到母婴平安。

2. 不要乱吃药

有些药物会损害肝脏。也不要进食过多,以免形成巨大儿。乙肝孕妇分娩巨大儿时发生大出血的危险比正常妇女多一些。

3. 对症处理

如果发现肝功能异常,就要积极进行保肝治疗;同时根据 HBV-DNA 复制水平采取相应措施,控制病情和阻断宫内感染。孕妇患乙肝也应进行抗病毒治疗,除了失代偿肝硬化、重型肝炎等病情较重者需要及时终止妊娠外,大多数不需要终止妊娠,完全可以自然分娩。只要有抗病毒治疗的适应证(乙肝病毒复制活跃、氨基转移酶大于正常值上限2倍),就应当给予适当的抗病毒药物治疗。

肝炎患者妊娠期饮食调养

在妊娠期患上了肝炎,并出现了急性肝炎的症状,则通常称为妊娠合并肝炎,这类患者的病情往往较重。妊娠期的女性每天所需的热量供给要比怀孕前更多,对蛋白质、维生素、钙、铁等营养的需求量会大大增加,一旦患者在孕期出现营养不足,就会影响肝脏的正常功能,使其抗病能力减弱。

妊娠期女性患者需要进行必要的营养治疗,但在营养的调养过程中,应根据患者肝炎的病理改变、体征、临床特点,以及患者的生理要求制订相应的调补措施。为了促进患者肝组织的修复与再生,同时也为了使胎儿获得充足的热量与营养,患者应在饮食调养中注意以下问题:

1. 选择清淡、易消化的食物

患者应选择高热量、高蛋白质、富含维生素的清淡易消化食物,同时也应在日常的饮食中多搭配一些富含钙、铁等无机盐的食品,应忌酒,也不宜食用油腻、辛辣有刺激性,或者是难以消化的食物。

2. 控制好饮食总热量

妊娠合并肝炎患者在饮食中应确保每天总热量在 10450～10868 千焦(2500～2600 千卡)。热量的来源主要是通过糖类,它占热量总摄入量的

65%，脂肪占20%，蛋白质占15%。由于蛋白质既要为胎儿提供其生长发育必需的营养，又要为患者构造、修补机体组织，所以要尽量避免人体将蛋白质转化为热量。一般来说，患者每天应供给充足的蛋白质，如果是体重为55千克的患者，每天须补充80～95克即可。如果患者出现血氨升高的情况，这是肝昏迷的前期症状，就应该及时限制或停止蛋白质的供给，特别是动物蛋白质。

3. 摄入恰当的维生素

妊娠合并肝炎患者必须摄入足量的维生素，因为妊娠期的患者需要大量维生素维持其正常的生理功能，胎儿的正常发育也需要大量的维生素，此外，维生素的摄入还有助于预防胎儿出现畸形。叶酸会参与脱氧核糖核酸（DNA）及核糖核酸（RNA）的合成。因为妊娠期的雌激素和孕酮分泌会有所增加，再加上肝病患者受到病毒的侵害，往往会出现叶酸代谢紊乱，容易导致巨红细胞性贫血的发生。如果患者缺乏叶酸，还可能会使胎儿出现神经系统缺陷，如脊柱裂、无脑儿等神经器官畸形。所以，患者往往对叶酸的需求是成年女性的两倍之多，此时患者最好多食用一些番茄、菠菜、胡萝卜、豆类等。胎儿生长发育还需要较多的维生素C，一旦母亲发生了肝炎，其体内的维生素C更容易供不应求，因此，妊娠患者应尽量满足自身和胎儿对维生素C的需求，通常每天需补充80～100毫克。

4. 摄入充足的微量元素

患者应该在饮食过程中摄入充足的钙、铁等营养物质。因为孕妇在妊娠期对铁的需求量会有所增加，不仅要满足自身的需求，还要储存大量铁用以补充分娩时的损失，此外，还需要为胎儿储存部分铁，所以，患者饮食中铁的供应量应该为每天18毫克。一般来说，动物性食物中的铁吸收率较高，通常为10%～20%，而植物性食物中的铁吸收率则略低，如大豆7%，大米仅为1%。所以，患者可多食用一些瘦肉、动物肝脏等含铁的食物，也可适量食用豆类及各种绿叶蔬菜等含铁较多的食物。钙和磷是构成牙齿与骨骼的主要成分，是胎儿正常生长发育所必需的营养，如果母体血钙降低，就会引起肢体抽搐，严重者还会导致骨质疏松。所以，妊娠期患者应注重钙和磷的补充，一般来说，每天应供应钙约1.5克，可通过饮用牛奶，食用奶制品等方法进行补钙，还可以服用钙剂，为了保证钙的良好吸收，还须注重钙与磷之间的比例，通常两者间比例应为1:1。

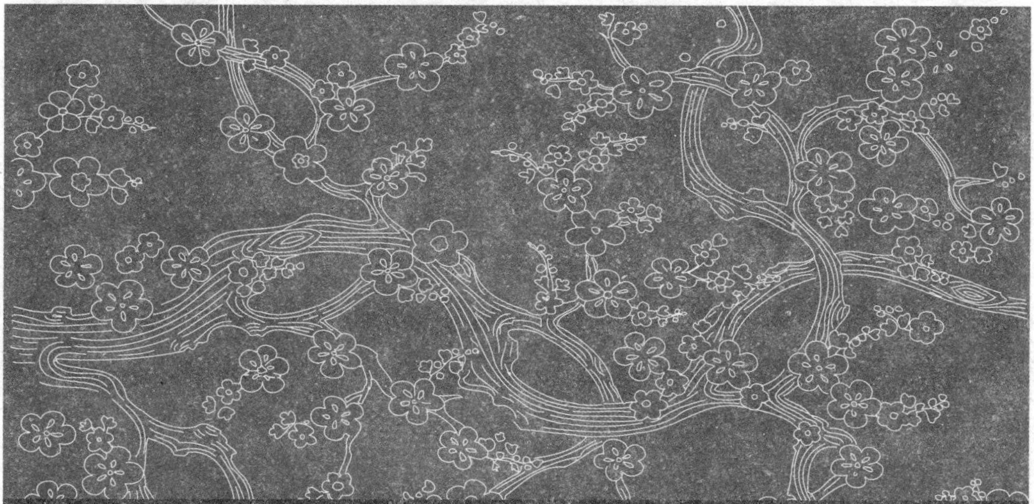

【第四篇】
饮食养肝，民以食为天

篇首语

肝对来自体内和体外的许多非营养性物质如各种药物、毒物以及体内某些代谢产物，具有生物转化作用，是人体重要的解毒器官。因此在日常生活中我们要注意减轻肝脏负担，增加肝脏营养和改善肝脏供血。

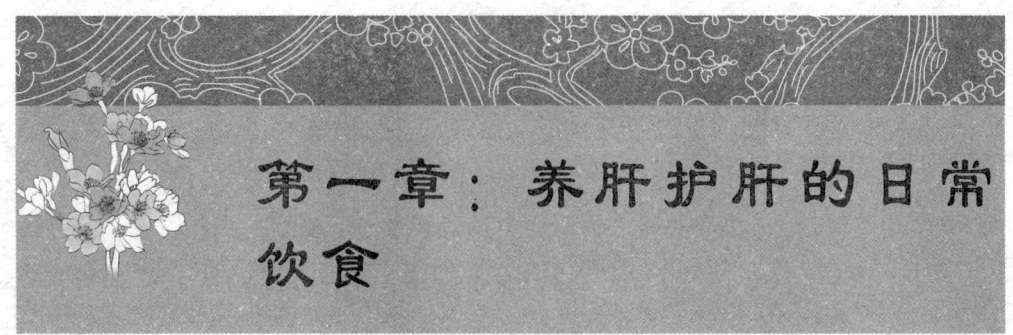

第一章：养肝护肝的日常饮食

 饮食调养对健康的重要性

在祖国传统养生文化中，饮食调养具有十分重要的作用，而这种饮食调养的指导原则同样是阴阳平衡理论。在古代养生家看来，各种食物和中药一样，具有寒、热、温、凉四性之异，以及酸、苦、甘、辛、咸五味之分。如果食物的性味配合得当，则有助于保持人体的阴阳平衡感状态，从而对健康有益；若性味配合失当，则会打破机体的平衡感，从而损害健康。具体来说，物性温热的食物易伤阴津，物性寒凉的食物易伤阳气。除了食物的四性分别具有阴阳属性之外，食物的五味也同样可以归入阴阳范畴，即所谓"辛甘发散为阳，酸苦涌泄为阴，咸味涌泄为阴，淡味渗泄为阳"。正因为如此，从养生的角度来看，人们的饮食只有做到谨和五味、平衡阴阳，才能有益于健康。所以，《素问·生气通天论》曰："是故谨和五味，骨正筋柔，气血以流，腠理以密，如是则骨气以精，谨道有法，长有天命"。

饮食调养的主要内容包括食性、食养、食节、食疗及饮食禁忌等。

中医学认为食物也有四气五味、有毒无毒、归经、升降浮沉等不同特点。这与它们的生长环境、生长季节、颜色等不同也有关。如生于南方者性多温热，生于北方者性多寒凉，生于高岗、阳光充足者性多温热，生于低洼背阴处者性多阴寒。生于夏季者性多温，生于冬季者性多凉。黑色多能助肾，黄色多可补脾，红色常能养血，白色常能益肺等，但也不是绝对的，还与其本身特点有关。如食物的五味各有所入，甘多入脾、苦多入心等。花多升发而子多降下。依据以脏补脏的理论，动物的心能补人心、脑可补脑等。

另外，中医学认为食物与药物一样，具有寒热温凉、补泄滑涩、润燥升降等性质，因而根据人体状况取舍食物，是饮食调养的基本原则。如体胖者宜粗、宜蔬、宜少、忌精、忌厚；体弱者宜补、宜精。体偏寒者宜多进温热性食品而忌过食寒凉诸物；气血热实，易生疮疖者，宜食寒凉滑润食品而忌食辛热燥涩食物。儿童正当成长发育，食肥饮甘以助其生，但忌性质过烈、过于黏腻之物。妇女经期忌食大凉、大热、大腻之物，宜食平和之品。

药食同源话养肝

"药食同源"是药物起源的一种说法。其实，在《黄帝内经》中就对药、食异同早有明确记载。《素问·脏气法时论》说："毒药攻邪，五谷为养，五果为助，五畜为益，五菜为充，气味合而服之，以补精益气"。这里所说的"毒药"是指治疗性药物，以攻邪治病为主，而谷、果、畜、菜是指食疗性食物，以调养机体为主。药食合用则"补精益气"。由此可知，古代医家已经注意到食与药之不同和食与药之协同。

中国中医学的"药食同源"（又称为"医食同源"）的理论认为：许多食物既是食物也是药物，食物和药物一样同样能够防治疾病。在古代原始社会中，人们在寻找食物的过程中发现了各种食物和药物的性味和功效，认识到许多食物可以药用，许多药物也可以食用，两者之间很难严格区分。这就是"药食同源"理论的基础，也是食物疗法的基础。

养肝饮食要选甘、辛、温之品，清淡可口，尽量不要吃油腻、生冷、黏硬食物。应多选用既升发又富营养之品，如黄豆芽、绿豆芽、豆腐、豆豉、大麦、小麦、大枣、瘦肉、鱼类、蛋类、花生、黑芝麻、柑桔、蜂蜜之类；还要多吃些新鲜蔬菜，如春笋、春韭、油菜、菠菜、芹菜、荠菜、马兰菜、枸杞头、香椿头等。这对于内热偏胜者，还可起到清热泻火、凉血明目、消肿利尿、增进食欲等作用。

饮食失宜对肝脏的危害

饮食应以适量为宜，过饥过饱均可发生疾病。明显低于本人的适度的饮食量，称为过饥;明显超过本人的适度的饮食量,称为过饱。过饥,则摄食不足,化源缺乏,终致气血衰少。气血不足,则形体消瘦,正气虚弱,抵抗力降低易于继发其他病症。反之,暴饮暴食,过饱,超过脾胃的消化、吸收功能,可导致饮食阻滞,出现脘腹胀满、嗳腐反酸、厌食、吐泻等食伤脾胃之病。故有"饮食自倍,肠胃乃伤"之说。

偏食、偏嗜也是使气血失调而引起多种疾病的重要原因。不同滋味的食物含有不同的成分,在人体中发生各种不相同的作用。如果只偏嗜某一种食物,自然会使人体阴阳失调,如酸味太过伤筋、辛味太过伤皮毛、咸味太过伤血、苦味太过伤气、甜味太过伤肉。

吃饭的时间不规律。不能按时进食,时间节律被打破。该吃饭时不吃饭,身体按时分泌的消化酶便会损伤消化道黏膜;不该吃饭时又去进食,食物没有足够的消化酶消化,便会滞留胃肠,造成肠胃负担。

所以,从根本上说,身体的健康与否跟食物之间的关系最是密切。专家认为:喜欢高脂、高糖和高碳水化合物饮食的人最容易患上脂肪肝。食物为我们每天的脑力和体力劳作提供能量,过量摄入或者消耗不足就容易造成脂肪堆积。如果不首先管好自己的嘴巴,丰富的食物选择反而成了健康的敌人。

另外,如果是肝病患者长期选择食用过于单调或处理不的食物,或者是由于挑食、偏食、忌食等不良的饮食习惯而使某些营养素的摄入不足,机体罹患肝病却没有积极治疗而导致食欲缺乏,过多服用滋补品或乱用药物而导致食物消化吸收不良等,都会引起营养缺乏病。若缺乏蛋白质而引起营养不良性水肿,会加重肝病病情;若蛋白质供给不足或吸收不良,会使肝细胞修复缓慢,易导致肝硬化、腹腔积液征;患肝病又缺乏维生素D和钙、磷的婴儿,可兼患佝偻病或骨骼畸形;老年人则会引起骨质疏松,易发病理性骨折等。反之,肝病患者进食过量,超过身体需要量太多,在引起肥胖症的同时还会出现脂肪肝,也可能并发高血压、冠心病等疾病,给肝病患者的康复带来不良影响。

了解肝病患者的饮食原则

饮食调养是肝病患者治疗的重要内容,也是促进康复的重要措施之一。所以,肝病患者的饮食调理就显得非常的重要,归纳起来主要有以下几方面:

1. 热量

高热量饮食会使肝脏负担增加，使消化功能障碍加重，使肝功能恢复受到影响。而热量过低又会使体内蛋白质耗损增加，对肝细胞修复与再生不利，故若无发热等并发症，正常人的热量供给量一般控制在每日8000～10000千焦为宜，过多或过少都不利。

2. 蛋白质

蛋白质很重要，一定要好好地补充蛋白质，多从每日的食物中提取蛋白质，并且保证蛋白质提供要充足，一般应高于健康人。高蛋白质可保护肝细胞，并能促进肝细胞的修复与再生。正常来讲，每天至少提供蛋白质1.5～2克/千克体重。但不能无节制地摄入蛋白质。因为食物中的蛋白质可经过肠道细菌分解产生氨和其他有害物质，诱发和加重肝性脑病。肝硬化伴有肝性脑病的患者，应严格限制蛋白质的摄取，待患者清醒后，每天给予蛋白质0.5克/千克，若耐受良好，可增加到1.0克/千克，每天40～50克。动物蛋白质以乳制品为佳，乳制品产氨最少，蛋类次之，肉类较多。目前提倡用植物蛋白质来代替动物蛋白，这样每日蛋白质摄入量可增加到40～80克。

3. 糖类

糖类供应要充足。每日以300～500克为宜。充足的糖类可保证肝脏合成并贮存肝糖原，对防止毒素对肝细胞的损害是必要的。但是过多地进食糖类，不仅影响食欲，而且容易造成体内脂肪的积聚，诱发脂肪肝及动脉硬化等症，患者体重也会日渐增加，进一步加重肝脏的负担，导致肝功能日渐下降。另外，糖类摄入过多，会导致胰腺B细胞负荷过重而引起功能失调，造成食源性糖尿病。

4. 脂肪

肝脏是脂类消化、吸收、分解、合成和转运的重要器官。若肝功能发生障碍时，胆汁的合成、分泌减少，对脂肪消化不良，就会出现厌油腻等症状。若摄入脂肪过多，还可能出现脂肪泻，故患者应限制脂肪摄入，特别是在肝炎的急性发作期。若摄入脂肪过少则又影响食欲和脂溶性维生素A、维生素D、维生素K、维生素E和胡萝卜素的吸收，因此又必须给以适量的脂肪。每日宜摄入脂肪10～50克，占总热量的25%-30%。尽量少进食动物脂肪，要以植物性脂肪为主，像菜籽油、芝麻油、花生油、大豆油等，它们含不饱和脂肪酸较多，如亚油酸、亚麻油酸和花生油酸，这些不能在体内合成，只能由食物供给，因此称为必需脂肪酸。在缺乏必需脂肪酸时，高密度脂蛋白合成减少，肝内脂肪外运受阻，容易形成脂肪肝。故脂肪的摄入要把握好度。

5. 维生素

维生素是维持人体正常生命过程所必须的低分子化合物。它们既不是构成组织的原料，也不能供给能量，却是人体不可缺少的一类物质，在物质代谢中有着很重要的作用。特别需要知道的是维生素与肝病的关系密切，多种维生素储存于肝脏内，并且直接参与肝内生理生化代谢。严重肝病时，维生素吸收障碍，可引起维生素C、维生素B_1、维生素B_2、维生素K、维生素E、维生素A等缺乏。增加维生素供给量，有利于肝细胞的修复，增强解毒功能，提供机体的免疫力，必要时可用复合维生素制剂补充。

养肝怎样保持营养平衡

选择正确的食疗方法，保持营养平衡，少吃或不吃无关紧要的药物，对肝病患者来说是十分有益的。

那么，应该如何保持营养平衡呢？

1. 控制热量的摄入

为保障肝细胞再生，需要补充足够的热量；但摄入过多的热量可导致热量堆积而形成脂肪肝，反而影响肝功能的恢复。

2. 摄取优质的蛋白质

因为蛋白质是肝脏修复肝细胞的必需物质，所以每日必须摄取优质的蛋白质。一天最低的摄取量为90克。而优质蛋白质主要来源于动物的蛋白质。

3. 摄取充足的多种维生素

维生素可以激活肝脏功能：维生素A具有保护肝脏的功能，可以防止肝癌，维生素A的前体——β胡萝卜素主要存在于胡萝卜中。B族维生素是推动体内代谢，把糖类、脂肪、蛋白质等转化成能量时不可缺少的物质。如果缺少B族维生素，则细胞功能马上降低，引起代谢障碍，人体会出现怠滞和食欲不振。维生素

C 可提高肝脏酶的活性，可强化分解排泄功能，从而成为肝脏病患者必不可少的物质。维生素 E 具有抗氧化作用。它可以防止过氧化脂质给肝脏带来的损害，还可以加速脂肪代谢，所以应摄入适量的维生素 E，可起到防止肝损害等多种作用。

4. 多摄取食物纤维

大量的食物纤维可消除便秘、肥胖，因便秘等可给肝脏造成负担，故摄取足量的食物纤维可减轻肝脏负担。

养成一日三餐按时进餐的好习惯。规律性进餐可强化肝脏的各种营养素，减轻肝脏负担。

肝病患者饮食注意事项

肝病患者合理饮食可视作是治疗上的一个重要手段。肝病患者在饮食上应做到"三宜""三忌"和"三注意"。

1. "三宜"

（1）饮食宜清淡。要避免高脂肪之类难以消化的食物，多吃新鲜蔬菜、水果、豆制品等清淡饮食。

（2）宜食优质蛋白质含量高的食物。肝病患者一旦病情好转就应逐步增加蛋白质食物，如牛奶、鱼肉、鸡蛋、瘦肉等，以利于肝细胞的再生和修复。

（3）宜补充与肝功能有关的微量元素及维生素。可适当补充如海藻、香菇、芝麻、红枣、枸杞子、新鲜蔬菜、水果等富含矿物质及维生素的食物或施尔康、安素冲剂等营养物。

2. "三忌"

（1）忌饮酒。酒易伤肝，肝病患者饮酒会加重病情，因此必须忌酒。

（2）忌过多甜食。补充葡萄糖是需要的，但吃糖或甜食过多，剩余的糖可转变为丙酮酸和乳酸，进而合成三酰甘油，导致肝脏脂肪沉积，影响肝功能恢复，严重时可造成脂肪肝。

(3) 忌盲目进补。肝病患者的食补或药补必须在医生的指导下进行，切忌盲目。

3."三注意"

（1）注意定时进餐。使胃肠道的功能正常协调。

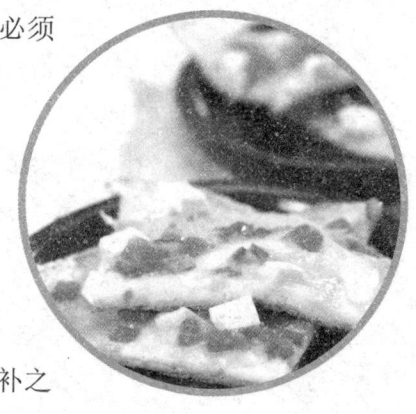

（2）注意饮食定量。每餐不宜过饱，以八分饱为好。

（3）注意不要偏食。偏食及过食油腻、滋补之品不仅不会对身体有益，还会使病情加重。

科学饮茶有益于肝

中医认为，茶叶味苦、甘，性凉，归心、肺、胃经，具有生津止渴、清热解毒、祛湿利尿、保肝明目、降脂降压、祛腻消食、止泻及清心提神等功效。如《本草纲目》中说"茶饮之使人益思、少卧、轻身、明目""利小便、去疾热"。因此，饮茶可以治疗热毒下痢等疾病。

研究证明，茶叶中含有多种化学物质，具有抗凝血、防止血小板黏附、聚集和减轻白细胞下降等活血化瘀的作用，对慢性肝炎伴有五心烦热、口干口苦等症状者，具有辅助治疗作用。

饮茶时应注意适时、适量，要尽量避免在饭前饮茶，以防稀释胃液，影响消化功能。空腹时宜少饮，忌浓茶。一天的饮水总量应控制在1500毫升以内。在茶叶的选择上，肝炎患者应以绿茶为主。绿茶具有较好的清热利湿作用，而红茶却不是很适宜，因红茶经加工后其清热作用已经很弱。茶叶具有清热、解毒、提神、利尿等多种功能，并含有氨基酸等丰富的营养物质，适当地饮茶对人体很有益处。但茶叶中也含有较多的鞣酸，它会与铁离子结合形成难溶性的复合物，阻碍食物及铁的吸收。因此，肝病患者在食用某些含铁食物或服用铁剂后不宜喝茶，尤其不能喝浓茶。另外，也不要在饭后或晚上喝浓茶，因茶叶内含有咖啡因，具有明显的兴奋神经作用，会影响患者的正常睡眠。

豆类食品对肝脏的补益作用

豆类因其含有较高的蛋白质和脂类，而含糖类相对较少，被人们形象地比喻为"植物肉"。大豆中含有丰富的蛋白质、钙、磷、铁、B族维生素及中等量脂肪及少量糖类。大豆蛋白质的氨基酸组成与人体需要的氨基酸非常接近，特别是赖氨酸的含量丰富。用大豆做成的豆制品，像豆浆、豆腐，对缺钙和贫血的肝病患者非常有益。

大豆及其制品是一种低脂肪食品，不仅富含能够控制脂肪肝的不饱和脂肪酸，还含有可分解脂肪的胆碱，可以燃烧多余脂肪的卵磷脂等，故多食用豆制品对肝脏是有保护作用的。

干豆类几乎不含维生素C，但发成豆芽后，其含量明显提高，而绿豆芽含的维生素C又比黄豆芽高。

所以，肝炎患者多食用大豆及豆制品，不仅可以补充适量的植物蛋白质，还可以补充各种维生素，对肝脏的修复是非常有益的。

适量吃肝有益于肝脏

猪、羊等动物的肝脏常被称为"强肝食品"，这种说法到底有没有科学根据呢？中国营养学会保健品分会研究员徐琪寿认为，根据中医"以脏补脏"的理论，适当地吃一些肝类食品，会起到保护和强化肝脏功能的作用。

动物肝脏蛋白质含量很高，对于人的肝脏，尤其是处于病态的肝脏，这些优质的蛋白质是最理想的蛋白质源；其所含氨基酸也与人体接近，较易被吸收利用；所含的多种维生素也高于猪肉。同时，动物肝脏还含有大量的泛酸和矿物质，除铁之外，有丰富的磷、钙、锌等，所以"吃肝补肝"有一定的道理，以肝补肝不仅能补充营养，对肝病也有一定的治疗作用。

猪肝是主要的肝类食品，其营养成分的含量十分丰富，每100克猪肝含蛋白质21.3克，脂肪4.5克，糖类1.4克，此外还含有多种维生素和矿物质。另外，牛肝、羊肝、鸡肝也都属于高蛋白质、低脂肪、低热量食品，这些食物含有相当丰富的维生素、矿物质及微量元素，特别是维生素A的含量较高，是护肝、帮助肝细胞恢复的最佳选择。

第二章：不同肝病患者的饮食调理

慢性肝炎患者的饮食调理

慢性肝炎致使肝功能降低，营养的摄入减少而消耗增加，不利于肝细胞的修复。合理的食疗饮食分配能促进肝功能的恢复，从而改善患者全身的营养状况，防止和延缓病情向不良的方面转变。

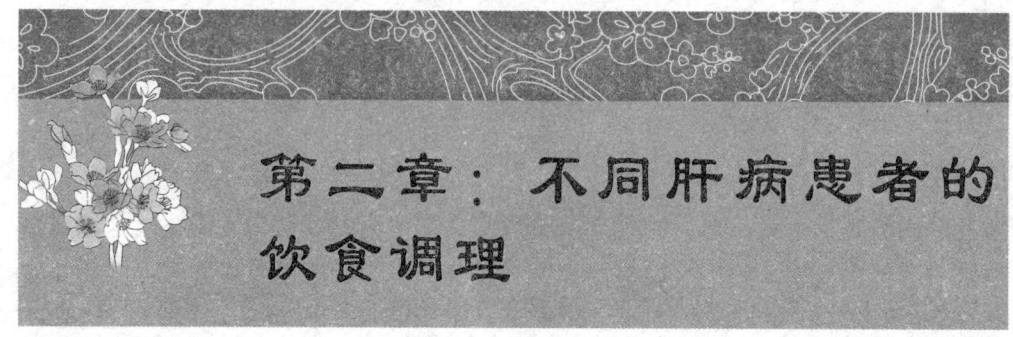

慢性肝炎患者不同于急性肝炎，慢性肝炎患者应进食清淡、易消化、富含营养的食物，摄入含足够糖类（碳水化合物）、蛋白质、维生素及矿物质的食物。黄疸患者应减少蛋白质的摄入，脂肪不必限制过多，以不影响食欲为度，若已形成脂肪肝则应加以限制。

由于肝病时消化功能减弱，进食过饱常导致消化不良，也加重肝脏负担。吃饭八成饱最好，暴饮暴食对肝脏、胃肠道功能都不利。还有需要注意的是慢性肝炎患者不要偏食，主食应以米、面等软食为主，可多食用粳米、小米、玉米等做的粥、馒头。应多食用新鲜蔬菜、水果，以补充足够的维生素和纤维素，也有助于促进消化功能。肝脏功能减退时常常影响脂肪代谢，所以很多慢性肝炎患者合并有肝炎后脂肪肝。因此，饮食要低脂肪、低糖（过多的糖进入人体内易转化为脂肪）、高蛋白质，可适当吃些牛肉、猪肉、羊肉、蛋类、动物肝脏等。不可多吃刺激性强的食物，如姜、葱、蒜以及煎炸食品。

肝炎患者不提倡过分服用补药，正常饮食即可提供足够的营养。服用补药最好征求中医医生的意见，盲目进食补药没有益处。

失代偿期肝硬化患者的饮食中蛋白质含量不宜过高，因为蛋白质易在肠道被细菌分解产生氨气，而氨是导致肝昏迷的重要因素之一。急性肝炎或重症肝炎恢复期的患者要低糖饮食，否则易发生脂肪肝。

对于明显水肿或腹水的患者，要限制钠盐及液体的摄入量。若患者出现肝性脑病症状时，要严格限制蛋白质的摄入量。

急性肝炎患者的饮食注意

急性肝炎患者出现食欲差、恶心、腹胀、呕吐、厌油腻等症状，应以清淡、易消化、富于营养的流质、半流质饮食为宜。适当补充 B 族维生素和维生素 C，如果患者进食量过少，可以静脉补充葡萄糖及维生素 C。急性黄疸型肝炎患者，在发病初期不宜吃肉类，饮食量也不宜过多，能够维持营养需要即可。可用薏苡仁、赤小豆、绿豆煮粥或熬汤食用，具有清热、利湿、健脾的作用，还有助于退黄。对头身困重、胸脘痞满属于湿重于热的患者，饮食以清淡的蔬菜（白萝卜、藕、冬瓜、笋、番茄、菠菜）为宜，多吃水果（西瓜、橘子、菠萝、山楂），少食甜食，以免助湿困脾。

急性肝炎患者应注意补充蛋白质。进食时，既要注意蛋白质的量，还要从质的方面加以选择。在高蛋白质食物中，必需选用含氨基酸丰富的食物，如蛋类、牛奶、瘦肉类和豆制品，而含脂肪过多的肥肉食后不易消化，常有胀闷感，故不宜食用。肉类食物宜选用鱼肉、兔肉、鸡肉、猪瘦肉等。豆类蛋白质如豆制品、与动物蛋白质同食，有互补作用，可提高其生理价值，但消化不良，食后有胀满感者，豆腐不宜多食。

患急性肝炎时，由于肝脏炎症导致胆汁分泌不足，从而使脂肪的消化吸收能力下降，大量食用高脂肪的物质，促使肝脏分泌胆汁，会增加肝脏的负担，使病情加重。因此，在急性肝炎期，应当少食含有脂肪的食物，以患者能耐受又不影响食欲及消化为度。在黄疸消退、食欲增加时，可食用易消化而含胆固醇少的脂肪，如植物油、奶油等，若摄入过多则会影响脾胃的消化与吸收，以致出现腹胀、腹泻等症，同时肝细胞内脂肪沉着能妨碍肝糖原的合成，日久可导致脂肪肝，并能降低肝细胞的生理功能。

此外，急性肝炎患者还需注意禁食辛辣、生冷食物，禁烟戒酒，以免加重肝脏负担，不利于病情的恢复。

肝炎患者恢复期的饮食

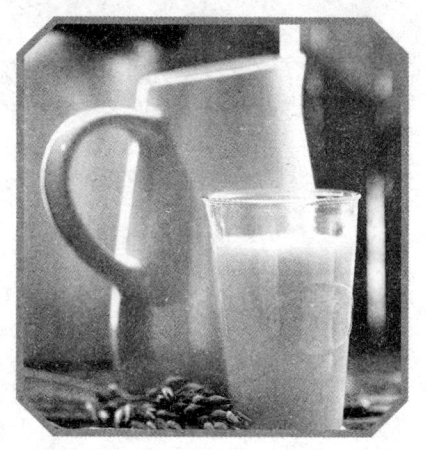

合理安排肝炎恢复期患者饮食，对于疾病的恢复有一定的帮助。饮食中蛋白质供应充足对肝细胞的再生和修复有利。肝炎恢复期患者可在给予普通饮食的基础上适当增加一些蛋白质和糖的摄入。但肝炎恢复期患者，消化功能很差，如食入过多往往不能很好地消化。特别是蛋白质在肠道发生腐败，腐败的分解产物从肠道吸收到肝脏，反而会加重胃肠道和肝脏的负担，引起腹胀、大便次数增多，不利于患者的恢复。如营养过度，再加上活动量小，部分患者的体重在短期内迅速增加，可能造成肥胖。个别患者由于过多的脂肪在肝脏中大量堆积而发生脂肪肝，长期过量食糖类会使胰岛长期负担过重，还可能发生糖尿病。因此，合理地安排肝炎恢复期患者的饮食是很重要的。饮食主要是根据患者的症状和消化功能而定，尽量提供多样化的饮食类别、均衡良好的饮食内容，尽量减少不必要的额外食品、而且要使饮食内容和烹调技术尽可能适应个体需要。最重要是要保持旺盛的食欲，科学地把饮食热量控制在7524～9196千焦（1800～2200千卡），根据自己的食量，找家常食品和我国丰富多彩的药膳进行搭配食用，每餐吃到八分饱为宜。

肝炎恢复期进食量要由少到多，循序渐进，不可暴饮暴食。应禁食羊肉、鹿肉等热性肉，因为它们可以加重病情，或者引起复发。肝脏细胞被损害的时候，尽可能使血液多流向肝脏，多供给肝细胞氧和营养成分。因此，饭后卧床休息一两个小时是绝对不可缺少的，这样可以增加流入肝脏的血液量，对肝脏的修复是有好处的。

乙肝患者的饮食注意事项

对于乙型肝炎表面抗原携带者，由于其体内有乙型肝炎病毒复制，肝脏已有一定程度的病变，但表面上与正常人无异。对他们来说，合理的饮食能提高机体抵抗力，促进肝细胞的修复和再生，促进抗体的产生，应供给含高生物价蛋白质的食品及适量的糖类和脂肪，还应多吃蔬菜、水果等。养成良好的饮食习惯，更好地配合治疗使乙型肝炎尽早康复。

急性期

在乙肝急性期，患者常有明显的消化道症状，如恶心、呕吐、厌油腻、食欲差等，此时患者所吃的食物不能满足身体的需要。因此，这个阶段可进食以碳水化合物为主的食物，如面条和粥等易消化、清淡的食品，补充适当的蔬菜和水果，并遵循少量多餐的原则。

慢性期

慢性乙肝患者的饮食治疗的目的：减轻肝脏负担，利于受损肝细胞恢复。慢性乙肝患者首先保证充足的热量，肝炎是消耗性疾病，尽量维持合理的体重是抵抗疾病的主要保证。其次，慢性乙肝患者要补充适量的蛋白质，尤其富含优质蛋白质的食物，如鱼、禽肉、蛋和奶类。第三，慢性乙肝患者要控制脂肪的摄入量，同时保证充足的碳水化合物，即主食的摄入，既可减轻肝脏的负担，又满足热量需要。第四，慢性乙肝患者要摄入足够的维生素，足够的维生素是保护肝细胞所必须的。第五，慢性乙肝患者更要强调饮食中尽量避免各种添加剂，如香精、色素、防腐剂等，以免加重肝脏负担。

肝硬化腹水期

除了食物易消化。少渣外，还要低盐饮食。在医护人员指导下，根据病情每天要限制盐的摄入量和饮水量，以免腹水增多。肝硬化患者因门脉高压，食管静脉曲张，容易破裂出血，要注意不要吃得太饱，每餐以七分饱为宜，少量多餐，不能吃表面较硬或粗糙的食物。

恢复期

由半流质逐步过渡到软食直至普通饮食,但仍不能吃得过饱。该期可适当吃些水果及有鳞的淡水鱼之类的食品,利于肝脏内微细结构的进一步恢复。此外,进食一些瘦猪肉、鸭肉、蛋、豆制品以补充体内蛋白质。水果以香蕉、西瓜、橘子、苹果、葡萄及草莓等为好。需要强调的是,在乙肝急性期,尤其是恢复期,不应该大量摄入蔗糖、葡萄糖等食物,这样容易造成肝细胞脂肪变性,对肝细胞的恢复不利。

乙肝"小三阳"患者的饮食注意

饮食最好以清淡为主,可适当喝些小米粥、南瓜粥等,多食一些绿色食品,尽量少吃含有大量食品添加剂食物。宜多进食新鲜蔬菜,如青菜、芹菜、菠菜、黄瓜、西红柿等;多吃水果,如苹果、生梨、香蕉、葡萄、柑橘等。

乙肝"小三阳"患者体内往往缺乏锌、锰、硒等微量元素,部分乙肝"小三阳"患者还缺乏钙、磷、铁等矿物质。因此乙肝"小三阳"患者宜补充含微量元素和矿物质的食物,如海藻、牡蛎、香菇、芝麻、大枣、枸杞子等。

蛋白质是维持人类生命活动最重要的营养素之一,乙肝"小三阳"患者一旦病情好转,即应逐步增加蛋白质的摄入,并选用优质蛋白质和营养价值较高的食物,以利于肝细胞的再生和修复。这类食物有牛奶、鸡蛋、鱼、精瘦肉、豆制品等。一般而言,成人以每天摄入蛋白质 $1\sim1.5$ 克/千克体重为宜。

乙肝"小三阳"患者禁忌吃刺激性食物,像辣椒、蒜、生姜等食物,另外还要避免吸烟喝酒,烟酒对肝脏的刺激比较大,如果长期喝酒,可能形成酒精肝,严重威胁身体健康。

乙肝"大三阳"患者的饮食注意

肝病患者的康复也需要"三分治七分养",肝病"大三阳"患者尤其要注意,因为肝病"大三阳"的存在无论是怎样一种形式,对人体健康都是一种潜在的威胁,而由于人们普遍不能重视肝病"大三阳",导致肝病小三阳更易发展成肝硬化、肝癌。在饮食方面进行合理的调整，可以减轻肝脏的负担，有利于病情的控制。

乙肝患者体内缺乏锌、锰、硒等微量元素，部分乙肝患者还缺乏钙、磷、铁等矿物质，因此，要注意补充微量元素，补充肝脏所需营养，尽早恢复健康。如木耳就富含蛋白质、磷、铁、镁、钙、钾、钠、硒等微量元素，不仅可以预防乙肝"大三阳"癌变，而且有助于乙肝"大三阳"转阴。另外，海藻、牡蛎、香菇、芝麻、大枣、枸杞子等也富含微量元素，是乙肝"大三阳"适合的饮食。

为避免油腻饮食加重肝脏的负担，乙肝"大三阳"患者饮食要注意清淡，可以多吃些新鲜蔬菜水果，比如，芹菜、菠菜、番茄、荠菜、包菜、胡萝卜、苹果、香蕉、葡萄、柑橘等。

蛋白质是保证人类生命活动的重要元素，尤其在乙肝"大三阳"病情恢复的时候，要逐步加大蛋白质的摄入量，以利于肝细胞的再生和修复。比如牛奶、瘦肉、鸡蛋、豆类食品中都富含蛋白质，是乙肝"大三阳"患者饮食的好选择。

需要注意的是，乙肝"大三阳"的患者一定要戒酒，因为酒精对肝脏有直接损害的作用，喝酒会使肝损害更加严重；不宜辛辣饮食，因为辛辣饮食会对胃肠道造成刺激，而肝炎患者容易出现消化道的不适症状；不宜暴饮暴食，不要吃罐装食品，避免其中的食品添加剂和防腐剂危害健康；另外，放置过久已经霉变的食物不宜食用，以免里面含有的黄曲霉素导致肝癌的病变。

乙肝孕妇的饮食注意

乙肝患者的饮食对于病情的恢复十分重要，乙肝孕妇饮食更需要加以注意。在此为大家介绍一些乙肝孕妇在饮食过程中要注意的事项。

乙肝孕妇饮食原则上要做到"三高一低"，即高糖类、高热量、高蛋白质、低脂肪，但对孕妇来说，乙肝急性期的饮食仍宜保持清淡，不必强求三高。饮食宜定量、定时、适量、稳定，千万不要忽高忽低，忽早忽迟。

乙肝孕妇妊娠早期，食欲不佳，食物以少油清淡为主，适当增加粮食，以保证热量的充足。乙肝孕妇妊娠晚期仍以清淡为宜，但需增添易消化的蛋白质食品并力求做到美味可口、多样化，以促进食欲。若妊娠后期体重有明显增长趋势应及时控制油脂和糖量，防止脂肪肝。乙肝孕妇在餐饮安排方面最好采用少食多餐的方法。

患有乙肝的孕妇不能吃以下食物：辛辣刺激的食物、过于油腻的食物、腐烂变质的食物、添加过化学用品的加工食品、未洗净的水果蔬菜，以及冷硬食品等。这些食品本身没有什么营养，而且还会加重肝脏的负担。

丙型肝炎患者的饮食调养

丙型肝炎的饮食无特殊要求，急性期清淡饮食，慢性肝炎饮食营养均衡即可。注意避免大量服用滋补类食物如甲鱼汤、人参类补品。丙型肝炎抗病毒治疗疗程长，不良反应较大，需要在有经验的专家评估指导下安全用药；在治疗期间需及时评估疗效，根据应答指导治疗，并同时密切监控药物的不良反应，尽量避免严重不良反应的发生。

肥胖的丙型肝炎患者控制高胆固醇和高脂肪的摄入，多吃点含高蛋白质和含维生素较高的清淡食品，精细配合得当，合理忌口，少吃或者不吃含糖量较高的食品。

对于身体瘦弱的丙型肝炎患者来说，虽可多食些高蛋白质、高脂肪食物，但也不可补太多，因为这类食物是不容易消化的，会加重肝脏的负担。在调节人体蛋白比例时，肝病患者应搭配多吃点含蛋白质较高的豆制品、瘦肉、蛋类食物以及新鲜的水果和蔬菜等清淡食品，提醒身体比较瘦弱的丙肝患者，在饮食上要严格控制摄入的热量，以免将自己的丙肝转化为其他疾病。

此外，丙肝患者要限制含铁高的食物，如动物肝脏等，并避免使用铁质炊具。酒是肝病大忌，丙肝患者应该戒酒，还应避免接触有害的化学物质，少食含色素和防腐剂过多的食品。生病时谨慎使用有肝脏毒性的药物。

酒精肝患者的饮食调养

酗酒能毒害肝脏，损害肝功能。过量饮酒可加重肝脏负担，使肝细胞受损变性，最终导致肝硬化，医学上称之为"酒精肝"。

酒精肝患者饮食需要摄入足量的蛋白质，这样可以促进肝细胞修复再生，改善肝功能。因此，患者平时应多吃豆制品、瘦肉、鱼类等富含蛋白质食物；应多吃菌类食品，因菌类不但富含蛋白质，还富含维生素和矿物质，从而提高机体免疫功能。同时，酒精肝患者在日常生活中还应多吃新鲜蔬菜、水果，使机体摄取充足的碳水化合物、维生素等营养物质，还需要吃一些粗粮、燕麦片等富含纤维素食品，有助于消化，减轻肝脏负担，促进酒精肝恢复。

酒精对肝细胞有较强的毒性，95%的酒精直接影响蛋白质、脂肪的代谢功能，从而降低肝脏的解毒能力，导致酒精性脂肪肝。一旦出现酒精肝，无论属于哪一期，在疾病的治疗过程中及疾病康复后，必须绝对禁止饮酒。

脂肪肝患者的饮食调养

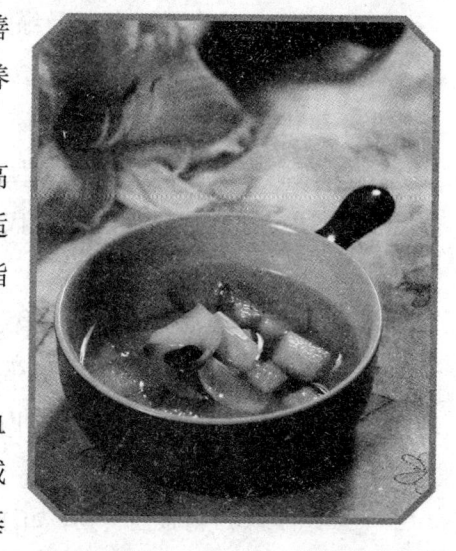

饮食疗法对酒精性脂肪肝，禁酒及改善营养状况是基本治疗方法。禁酒和纠正营养不良可使大部分脂肪肝在1～6周内消退，也有需4个月或更长时间的。饮食主要为高热量、高蛋白质（每日高于正常60克），适量补充维生素。蛋白质摄入不足，可加重脂肪肝。

对肥胖相关性脂肪肝，重点是减轻体重。减轻体重可改善肥胖伴同的糖尿病、高脂血症，并使脂肪肝消退。饮食疗法和锻炼是减重的基础，减重10%可使脂肪肝引起的氨基转移酶增高恢复正常。但减重方法需在医生的指导下进行，特别是伴有糖尿病、心肾疾病及肝损害明显的患者。

过度进食低热量饮食或饥饿疗法使肥胖者体重减轻后，脂肪肝的程度可改善并使肝功能恢复正常。但如体重骤减（1个月减下5千克），则会导致动员脂肪组织入肝增多，并刺激胰岛素分泌增多，也易发生脂肪肝并使原有脂肪肝的患者病情进一步加重。

掌握好脂肪肝的饮食营养原则非常重要，要知道，食疗功效不逊于药物治疗，且具有安全性好，无不良反应等药疗所不具备的优势。

（1）控制热量摄入，以便把肝细胞内的脂肪氧化消耗。肥胖者应逐步减肥，使体重降至标准体重范围内。以标准体重计算，每千克体重可供给热量84～105千焦（20～25千卡）。标准体重（千克）= 身长（厘米）－105（或100），男性165厘米以上减105，而女性和165厘米以下的男性则减100。

（2）限制脂肪和糖类摄入，按标准体重计算每千克体重每天可给脂肪0.5～0.8克，宜选用植物油或含长链不饱和脂肪酸的食物，如鱼类等；糖类每天每千克体重可供给2～4克，食用糖的摄入不宜过多。

（3）高蛋白质饮食，每天每千克体重可给1.2～1.5克，高蛋白质可保护肝细胞，并能促进肝细胞的修复与再生。蛋白质供给，优质蛋白质应占适当比例，例如豆腐、腐竹等豆制品，瘦肉、鱼、虾、脱脂奶等。

（4）保证新鲜蔬菜，尤其是绿叶蔬菜供应，以满足机体对维生素的需要。但含糖多的蔬菜及水果不可进食过多。

（5）限制食盐，每天以6克为宜。

（6）适量饮水，以促进机体代谢及代谢废物的排泄。

（7）含有甲硫氨基酸丰富的食物，如小米、荞麦面、芝麻、油菜、菠菜、菜花、甜菜头、海米、干贝、淡菜等食品可促进体内磷脂合成，协助肝细胞内脂肪的转变。

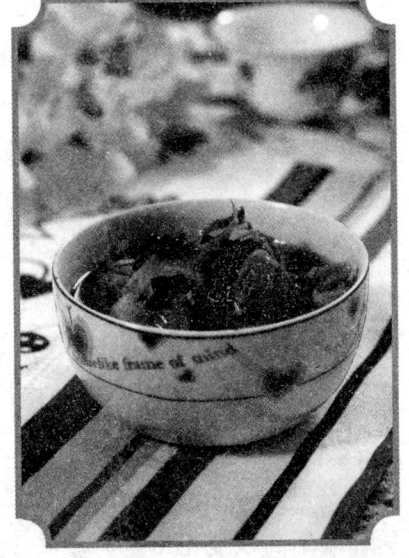

（8）忌辛辣和刺激性食物，如洋葱、蒜、姜、辣椒、胡椒、咖喱和酒类等。少用肉汤、鸡汤、鱼汤等含氮浸出物高的食物。很多脂肪肝都是由于饮酒过量或嗜食高脂肪食物引起的。所以首先要戒酒和戒肥肉，定期查验肝功能，同时用一些药物配合，如葡醛内酯等护肝的药，还要注意血糖和血脂变化。肥胖性脂肪肝治疗的关键是减轻体重，重点在控制饮食，同时要加强体育锻炼、经常进行户外活动，这在脂肪肝的自疗自养中是非常重要的。

儿童脂肪肝的饮食调理

1. 饮食控制最重要的是降低热量摄入

（1）避免脂肪、高热量的食物。西式快餐、炸薯条、肥肉、鸡皮、膨化食品、炸土豆条蘸沙拉酱、各种含高脂肪的零食尽量少吃或不吃。

（2）减少进食量。需保持一日三餐的习惯，但所有主食都应减量。如早餐面包，两片变一片半，奶酪黄油改成番茄酱，一大杯牛奶可改为 3/4 或 2/3 杯，中饭后可吃几粒腰果、杏仁或两颗核桃；一天内其他时间不准吃零食。严格限制碳酸饮料的摄入量。

（3）保证优质蛋白质的摄入量，鸡蛋限 1 个，鱼虾、禽肉、瘦肉、鲜奶或酸奶要计算着供给，必要时将全脂牛奶改成脱脂奶。

（4）每天要吃纤维丰富的蔬菜、水果，以补充足量维生素和矿物质。

（5）根据查体情况及时补充缺乏的微量元素。钙的需要量很重要，每天晒 20 分钟太阳，增加维生素 D，帮助钙的吸收，在降低总摄入量的基础上，每天喝牛奶的量控制在 400 毫升以内。

2. 行为调整

特别是不良饮食习惯，如偏食、吃零食、爱吃肥肉，不吃绿色蔬菜等行为一定要改正。做到定时、分食、定量，餐具采用浅碗和小盘子；进食速度放慢，细嚼慢咽。膳食要保证有一定的体积，如选用胡萝卜、番茄、烧土豆、烤红薯、煮山药等；每天更换花样配制绿色蔬菜沙拉，选吃豆腐及豆制品和各类蘑菇等，食后有饱腹感。主食每餐要限量，不吃高脂肪的膳食和零食。

肝纤维化患者的饮食调理

肝纤维化是慢性病，日常饮食对疾病的恢复有很大的作用。那么，肝纤维化患者在饮食方面应如何调理呢？要注意什么呢？

1. 要严格戒酒

首先要注意的是肝纤维化患者必须远离酒，因为酒精主要靠肝脏代谢，而当肝细胞已经受损，对酒精的代谢能力极低，喝酒容易造成肝功能恶化。

2. 蛋白质的量要合适

肝脏是蛋白质合成的场所，每天由肝脏合成白蛋白 11～14 克。当肝纤维化时，肝脏就不能很好地合成蛋白质了。这时肝纤维化患者日常饮食就需要合理安排蛋白质的摄入，防止肝性脑病的发生。可以选择由多种来源的蛋白质食物。为使患者能较好地适应，可以把奶酪掺到适量的鸡、鱼、瘦肉、蛋中，每天都要有合理适量的蛋白质膳食。

3. 多吃含锌、镁丰富的食物

肝纤维化患者普遍血锌水平较低，尿锌排出量增加，肝细胞内含锌量也降低，适当食用瘦猪肉、牛肉、蛋类、鱼类等含锌量较多的食物。为了防止镁离子的缺乏，可在日常饮食中多吃绿叶蔬菜、豌豆、乳制品和谷类等食物。

4. 少吃油腻、油炸、腌制品

肝纤维化患者因为胆汁排出量不足，影响脂肪类食物及脂溶性维生素的吸收，所以消化能力较差，因此油腻、油炸、发酵的食物及腌制品如香肠、腊肉等最好少吃为妙；同时最好能采取少量多餐的原则，以减轻肝胆的负荷。

5. 适当补充维生素 C

维生素 C 直接参与肝脏代谢，促进肝糖原形成。增加体内维生素 C 浓度，可以保护肝细胞抵抗力及促进肝细胞再生。腹水中维生素 C 的浓度与血液中含量相等，故在腹水时应补充大量的维生素 C。吃水果时应剥皮或榨成汁饮用。

以上就是肝纤维化患者饮食中要注意的事项，良好的饮食习惯有利于疾病的恢复，因此肝纤维化患者要加以注意。

甲肝患者的饮食调理

甲肝是我国常见急性传染病之一。甲肝病毒主要通过患者或隐性感染者粪便污染的食物、水和物品传播。因甲肝病毒在肝脏中复制导致肝细胞损害，患者常出现发热、厌油、腹痛、腹泻及黄疸等一系列临床症状。

1. 搞好饮水卫生

加强饮水消毒，不论是自来水，还是井水、河水、塘水都要消毒。如 50 升水加漂白粉精片1片，就可杀灭甲肝病毒；如已有甲肝流行可适当加大漂白粉精用量。为防止水源和农作物受到污染，不要用新鲜粪便下田，不要在河塘内洗甲肝患者的衣物等。

2. 不吃不干净的食物，不喝生水

生吃瓜果要洗净。毛蚶、蛤蜊等水产品可能黏附甲肝病毒，不要生吃或半生吃。直接入口的食物如酱菜、凉拌的菜，不要在可能受污染的水中洗涤。

3. 讲究卫生

讲究餐具茶具的卫生。

4. 有肝炎流行时，勿办酒席

因甲肝患者在症状出现之前大便中就有病毒排出，在甲肝流行时自办酒席，宾客中可能有尚未发作的患者，容易引起参宴者甲肝暴发。

5. 早发现、早隔离、早治疗

甲肝患者症状明显出现以前，传染性很强，所以愈早发现、早隔离，就愈能减少传染的危险。在甲肝流行期，托幼机构要加强对儿童的检查，以便早期发现患者，早期隔离。甲肝患者的住室、活动的房间和衣物要消毒。

6. 及时接种丙种球蛋白

儿童体内抵抗甲肝的抗体水平很低，所以，与甲肝患者有过接触日起2周内，及时接种丙种球蛋白，能保护不发病。

可用中草药预防。服用垂柳汤：取新鲜嫩垂柳枝连叶100克，加水500毫升，煎至300毫升，分2次口服，连服4d；口服板蓝根冲剂：成人每次1袋（或1块）每日2次，沸水冲服，连服5～10d。儿童减半。

肝癌患者的饮食原则

肝脏是人体重要的器官，尤其对人的消化系统起着主要的作用。肝癌发生后，必然影响消化系统的功能，饮食对肝癌的病情有直接的作用，所以必须重视肝癌患者的饮食。

比如肝癌患者早期有食欲缺乏、恶心、肝区疼痛、腹胀乏力的症状，是因为肝癌的发生使肝细胞分泌的胆汁明显减少或胆汁排泄障碍，致使肠道内脂肪不能正常吸收。这时，易消化的低脂肪饮食不仅可以缓解患者的恶心、呕吐、腹胀等症状，还可以缓解肝区疼痛，减轻肠道负担，对疾病的康复有益。

肝癌中、晚期的患者，或合并有肝硬化的患者，多因血小板减少或食管静脉曲张而发生出血现象，如上消化道出血、鼻出血、牙龈出血、皮下瘀斑等。因此，不要吃过于坚硬和粗纤维的食物，以免发生食管静脉出血。少吃过热过冷、过于辛辣和刺激的食物，以免刺激胃黏膜而引起出血，要少食多餐，以减轻胃肠道的负担。

有腹胀的患者食物不要过咸，以清淡为好。食物的性质有热有寒，人的脏腑有阴有阳，其性质也有寒热的区别。性质偏热属阳的脏器，需要得到性质偏寒的食物来进行调节，才能保持自身的阴阳平衡。如果不注意这些，大量进食性质偏热的食物，就会使热者更甚，导致阳盛而发生热病。反之，性质属阳偏寒的脏器，则需要得到性质偏热的食物来进行协调，才能保持自身的阴阳平衡。如果大量进食寒性食物就会使寒者更寒，导致阴盛而发生寒病。

食物中气辛而荤者，助火散气；味重而甘者，助湿生痰；体柔而滑者，通肠利便；质坚而硬者，不易消化；烹炼而熟者，服之气壅。所以服药、饮食其理相同，必须使其温凉补泻与患者之寒热虚实相符合，才有利于身体。有的人只知道服药，但所进的食物与药物的性质、作用相反，不自觉地引起病情加重。

我们已知道，肝癌的病机主要以气逆、伤阴、肝热为主，那么肝癌患者的饮食就要选择那些能顺气、养阴、清凉的食物。脾胃虚寒症状突出的患者应主要选择温中的食物。

有的人认为，肝癌患者选择的食物应平和、应防燥热伤阴和腻滞壅气，以免使口干、腹胀、胁痛、发热、小便不利等症状加重。选择食物主要考虑的是：便于消化和吸收，有利于疾病的减轻和康复。所以建议首先应采用清淡饮食，即平常所说的素食，少吃高脂肪的油腻食物。高蛋白食物也要适量，以免增加肝脏的负担。要多吃新鲜蔬菜，如胡萝卜、白菜、菜花、圆白菜、西红柿、黄瓜。可以经常吃香菇、木耳、豆腐、豆浆、花生、核桃、芝麻等。另外，每天吃一些新鲜水果，如桃、苹果、梅子、西瓜、猕猴桃等。

肝癌患者的主食以大米为好，加食些杂粮如玉米、小米、红小豆、黄豆、绿豆。多吃新鲜蔬菜和水果，可以大量摄取维生素A和维生素C，维生素A和维生素C的抗癌作用早已得到证明。小白菜、油菜、菠菜、香菜、青蒜、雪里蕻、韭菜、草莓、山楂、猕猴桃这些蔬菜和大多数水果中，富含大量的维生素A和维生素C，可以供肝癌患者食用。

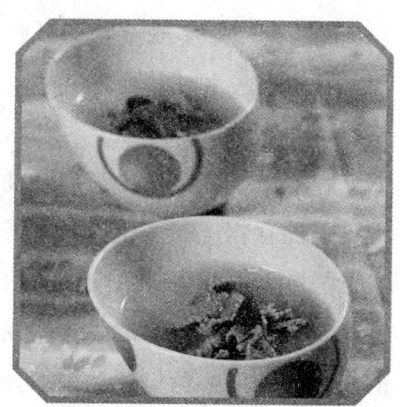

肝硬化的饮食原则

对于肝硬化患者，除注意适当休息与积极配合治疗外，合理的饮食亦十分重要。其饮食应注意以下几点：

肝硬化使肝脏调节血糖的能力降低，容易出现低血糖。因而患者应适量补充一些糖。除一日三餐外，还应在餐间补充一些甜糕点，补糖量和糕点一次量不宜过多，以25～50克为宜。因为一次补充糖量过多，在肝脏中容易转变为脂肪，会导致脂肪肝。

肝硬化的肝脏损伤较重，肝细胞的再生与修复则需要足量的蛋白质。因此，对肝硬化患者每天应供给蛋白质80～100克，其中一半应来自瘦肉、鱼虾、乳类、禽蛋及豆制品。血浆蛋白低以致形成腹水的患者尤应供给高蛋白质饮食。

多种维生素直接参与肝脏的代谢。因此，肝硬化患者对维生素的摄入应全面而丰富。B族维生素对促进消化、增进食欲、保护肝脏和防止脂肪肝有重要生理意义。维生素C可增加肝细胞的抵抗力，并能促进肝细胞的再生及肝糖原合成，改善新陈代谢，有利尿、解毒、消除黄疸及降低血清氨基转移酶等作用。所以肝硬化患者要多吃一些新鲜蔬菜和水果，以保证维生素的供给，满足机体的需要。

肝硬化患者宜进低脂肪饮食，如果过多地食入脂肪类食物，不仅不容易消化吸收，而且过多的脂肪会直接加重病情，尤其是动物性脂肪应尽量少吃。为了保证低脂肪，菜肴的烹调方式应当以蒸、煮、烩、炖、氽为主，尽量少吃或不吃油炸食品。

酒、胡椒等辛辣食物对肝脏的刺激和毒害较大，应禁忌饮用和食用。

肝硬化腹水时，要限制食盐和饮水的摄入量，在医生指导下应吃低盐或无盐饮食。

肝硬化患者伴有食管静脉曲张时，饮食应细软、易消化。勿食过热及含粗纤维过多的食物，如芹菜、黄豆芽等。禁吃带骨、刺及一切坚硬的食物，防止刺破食管静脉而引起急性大出血。肝硬化患者一般都有不同程度的腹胀、食欲不振、消化不良等症状。因此，每日所吃食物尽量多样化，食物烹调要软烂可口、容易消化。此外，心情愉快、情绪乐观、坚持力所能及的体力活动等，对本病的康复也是非常重要的。

肝硬化的营养需求

肝硬化是因长期肝功能损害形成的慢性疾病，一般健康状况较差，严重时出现肝功能障碍、腹水、食管静脉曲张出血及肝昏迷。所以，饮食上就要特别注意，通过合理的营养来改善肝功能、阻止肝硬化的发展，对治疗有重要意义。具体的营养原则为：

对热能要求，一般每日 10450～11704 千焦（2500～2800 千卡）。

对蛋白质的要求，每日供给蛋白质 100～120 克，如果饮食中所含的蛋白质较多时，供给量可适当减少，每日每千克体重不低于 1 克。

对脂肪的要求，每日提供的脂肪应控制在 40～50 克。脂肪太多，会使脂肪沉积在肝脏内，加重肝功能损伤，脂肪过少，也会影响食物的味道和食欲。但对胆汁性肝硬化患者来说，则应采用低脂肪、低胆固醇的饮食。

食用富含多种维生素的食品，及时补充维生素 C、维生素 A 及维生素 K。

烹调时要特别强调食用细软美味的食物，忌用带鱼骨、鸡骨的菜肴及硬食。

绝对禁酒。饮食应细软、易消化、少刺激。

肝硬化患者的饮食，除了应注意以上事项外，已经出现食管或胃底静脉曲张的患者，应避免进食生硬、粗纤维、煎炸及辛辣等刺激不易消化的食品，吃饭不宜过急过快。保持大便通畅，不宜过于用力等，以防发生静脉曲张破裂出血。晚期肝硬化患者还应注意控制高蛋白质饮食，以防出现肝性脑病。腹胀、食欲不振的肝炎患者，可服多酶片、酵母片、薄荷水等，以改善食欲，减轻腹胀。肝炎患者除绝对禁酒外，还要禁用对肝脏有损害作用的药物，如巴比妥、冬眠灵、阿司匹林等。

肝炎患者黄疸时的饮食原则

肝炎患者一旦出现血清氨基转移酶升高，特别是并发黄疸时，一般是肝细胞损伤而引起的，这时应从各个方面促进肝细胞的恢复，肝炎患者出现黄疸时的饮食调养如下：

饮食要合理

急性黄疸时，患者通常表现为较明显的恶心、呕吐、腹胀、厌油腻等消化道症状，如果此时一味地给予大鱼大肉等所谓高蛋白质、高热量饮食，患者因为食欲差未必都能接受。再者，因患者胃肠道功能虚弱，消化吸收不良，部分患者还可能会诱发腹胀、腹泻等消化道症状。此时，最好选择清淡、爽口、富含维生素的食物如鸡蛋羹、蔬菜汁汤面、鱼汤等。同时应适量吃一些新鲜水果，既保证了充足的维生素的补充，又利于胆红素的排泄。

忌吃辛辣食物

吃辛辣食物可使胆囊收缩引发胆囊炎，还可能减缓胆汁的排泄，不利于黄疸的消退。

多吃蛋白质含量高的食品

蛋白质既有助于损伤肝脏的修复，也有助于胆红素的运输和排泄，同时还应给予多种维生素，所以说饮食对于消退黄疸是很重要的。

肝性脑病患者的饮食调理

肝性脑病过去称肝性昏迷，是严重肝病引起的以代谢紊乱为基础的中枢神经系统功能失调的综合征，其主要临床表现是意识障碍、行为失常和昏迷。

关于肝性脑病的饮食，在昏迷前期开始数日内禁食蛋白质，共给足量的维生素，以高糖补充热能，待病情改善，逐步增加蛋白质供给。昏迷不能进食者给予鼻饲流汁。

肝性脑病患者的饮食原则：肝性脑病患者的膳食治疗原则是控制总热量和蛋白质，减少体内代谢产氨。热量供应应适当控制，每日供给6.7千焦（1600千卡）左右为宜；饮食应以碳水化合物（谷类、面食等淀粉类食物）为主，应占总热量的75%；应给予清淡、易消化流质或半流质饮食，如米汤、藕粉、稀饭、面条、酸性果汁等。

对于昏迷患者，开始数日内禁食蛋白质，供给以碳水化合物为主的食物，每日供给足够的热量和维生素。神志清醒后，可逐步增加蛋白质饮食，开始每日20克，以后每3～5日增加10克，但短期内不能超过60克／日。当再次出现肝昏迷时，蛋白质的摄入量应立即降到每日20克～30克。没有肝性脑病症状期间，每日蛋白质食入量可在60g左右，富含蛋白质的食物有鸡蛋、牛奶、奶酪、瘦肉、鱼肉、鸡肉，可以交替食用，注意控制每日总量即可。血氨升高但是症状不明显时，每日蛋白质在30～40g为宜。植物蛋白质含有蛋氨酸、芳香氨基酸和产氨氨基酸较少，适用于肝性脑病患者，也可适当选用酸牛奶等含必须氨基酸的蛋白质。

使用脂肪应以小剂量为好，每日1克效果较好。应尽量使用中链脂肪酸加上必须氨基酸，供应热量不超过总量的40%。对于昏迷的患者应尽量慎用脂肪。

肝衰竭时各种维生素摄取量降低并产生吸收障碍、利用不良，致维生素丢失增多与储存耗竭，而大量应用葡萄糖也增加了维生素的消耗。对于已知与肝功能有关的维生素（B_1，B_2，B_6，B_{12}，C，A，E，K，叶酸，泛酸，生物素，尼克酸）必须全面补充，并且补充剂量要超过生理量的数倍，最好联合补给，以免影响维生素之间的平衡。

肝病合并的胆道感染患者的饮食调养

由于肝脏分泌的胆汁成分的改变和肝脏吞噬病原菌能力减退等原因，容易并发胆管炎症，对于这些患者，一方面要积极治疗肝病和胆管疾病，另一方面也要注意饮食调养。肝病并发胆道感染患者的饮食调养如下：

1. 蛋白质应按正常需要量供给

蛋白质可促进胆囊收缩,有利于胆囊排空。适量的蛋白质可以保护肝脏,修复受损的肝细胞,可进食鸡、鱼、瘦肉、兔子肉等,鸡蛋以蛋清为主,应减少蛋黄的摄入(每日可食用2～3个)。

2. 控制脂肪摄入量

由于脂肪可促进胆囊收缩素的产生,故应限制脂肪的摄入。急性发作期,患者应禁食或者严格限制脂肪量,可给予高糖类(碳水化合物)的流食,如米汤、果汁、杏仁、藕粉等,症状缓解后,可逐渐增加食物的品种与脂肪量,脂肪以食物油为好,减少动物油,如猪油、黄油、牛油的摄入,忌食肥肉、鱼子、动物内脏等含脂肪和胆固醇较高的食物。

3. 补充足够的维生素

患者可多食用一些蔬菜、水果,如柑橘、苹果、西红柿等。脂肪限制会影响脂溶性维生素的吸收,应注意补充维生素A、维生素D等。

4. 足量糖类(碳水化合物)的摄入

糖类(碳水化合物)是热量的主要来源。糖类易于氧化,能迅速供给人体热量。另外,糖类还具有保肝解毒的作用。当肝脏储备了足够的糖原时,可以避免一些有害物质的损害。肝脏内糖原较多时,对某些化学毒物如乙醇(酒精)、四氯化碳、砷等的解毒能力就强,对细菌感染引起的毒血素的解毒能力也强。

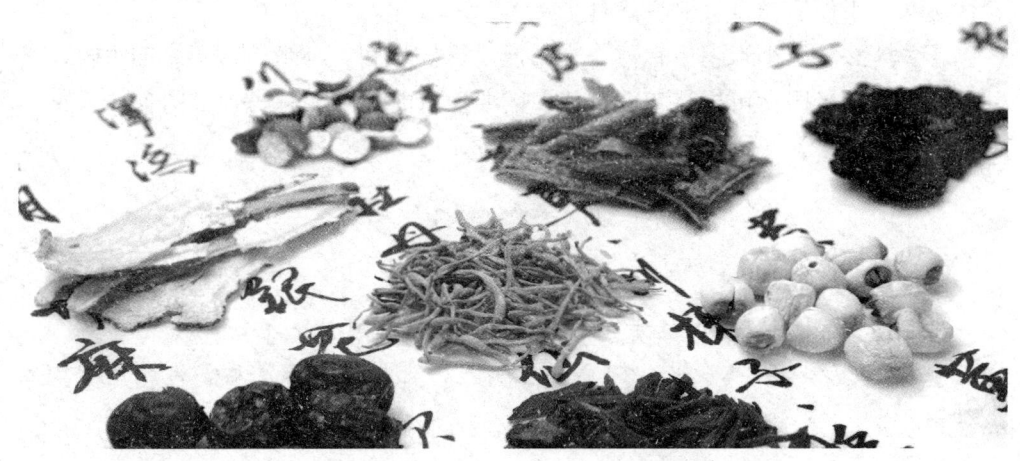

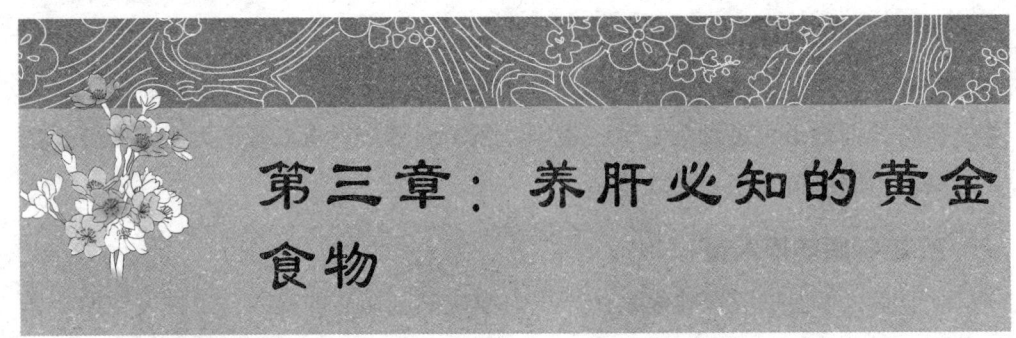

第三章：养肝必知的黄金食物

消脂去病的小米

【性味归经】性凉，味甘、咸；归肾、脾、胃经。

【营养成分】现代营养研究分析，小米富含蛋白质、脂肪、糖类、维生素B_2、烟酸和钙、磷、铁等营养成分。

【养肝功效】小米的脂肪含量较少，能够避免体内形成脂肪，对脂肪肝患者也有一定的缓解症状的作用，适宜脂肪肝患者日常调理食用。另外，肝炎及肝硬化患者往往都存在贫血现象，同等重量的小米中含铁量比大米高一倍，维生素B_1比大米高1.5～3.5倍、维生素B_2高1倍，而现在被称为第七营养素的纤维素更比大米高出2～7倍。因其含铁量高，所以对于肝炎肝硬化患者具有滋阴养血的功效。

【宜忌人群】适宜体质虚弱、消化不良、神经衰弱、睡眠不佳、产妇食用；素体虚寒、小便清长、气滞者忌食。

【食用宜忌】小米粥不宜熬得太稀薄，这样不利于小米中营养素的吸收，另外，小米与粳米同食可提高营养价值，需要注意的是小米忌与杏仁同食。

【养肝食谱】

小米红枣粥

【原料】小米100克，红枣50克，白糖适量。

【制作】将小米、红枣洗干净，用清水浸泡1小时。

把小米、红枣放入锅内，倒入适量清水，先用大火煮沸后，再改用小火煮成稠粥。

最后加入适量的白糖调味。

【功效】健脾养胃,补肝养血。适宜肝病患者食用。

健脾养肝的甘薯

【性味归经】味甘,性平、微凉;归脾、胃、大肠经。

【营养成分】甘薯富含糖类、蛋白质、粗纤维、磷、钙、铁、胡萝卜素、果酸等。

【养肝功效】红薯含有独特的生物类黄酮成分,能提高消化器官的功能,滋补肝肾,也可以有效治疗肝炎和黄疸;红薯对人体器官黏膜有特殊的保护作用,可抑制胆固醇的沉积、保持血管弹性,防止肝肾中的结缔组织萎缩,防止胶原病的发生。

【宜忌人群】脾胃虚弱、营养不良和妇女产后宜食,习惯性便秘者、大便干燥者、夜盲症患者宜食。胃溃疡、胃酸过多者不宜食用。

【食用宜忌】甘薯不宜生吃、空腹吃以及一次食用量过大,配合大米煮粥食用能有效地减轻胃肠道不适;另外,甘薯和柿子不宜同时食用。

【养肝食谱】

甘薯粥

【原料】大米适量,小米少许,红薯小半个。

【制作】将大米和小米洗净,放入锅中,加入适量清水,煮至两样米都成熟为止。

煮粥的过程中,将红薯洗净,去皮,切成小块,切块的大小随你意,切好的红薯可泡在清水中,以免被氧化变黑。

待锅里的米煮熟后,倒入红薯块,继续煮,直到大米和小米开花,红薯软烂,就可以关火盛出了。

【功效】健脾养胃,益气通乳,涩精。适用于夜盲症、大便带血、便秘、遗精淋浊、湿热黄症等。

调肝佳品的大米

【性味归经】味甘，性平；归脾、胃、肺经。

【营养成分】大米含淀粉、蛋白质、脂肪和多种有机酸、糖类、钙、磷、钾、镁等成分。

【养肝功效】大米是人体补充营养素的基础食物，用大米制成的米粥可以调整肝病患者食欲。

【宜忌人群】一般人均可食用；但是湿热痰火偏盛、发热、咳嗽痰黄、黄疸、腹胀者要禁食糯米。

【食用宜忌】大米煮粥时不能加碱，加入碱会破坏大米中的维生素；长期食用精制大米会导致营养不良，因为大米精加工过程中会破坏其营养成分。

【养肝食谱】

大米南瓜粥

【原料】小南瓜适量，大米50克。

【制作】大米洗净，加5倍的水，大火烧开后，转小火熬半小时。小南瓜去籽，去皮，切成小丁，放入大米粥中煮10分钟，使南瓜丁变软。大米南瓜粥晾凉后，加入冰块，放入搅拌机搅拌。

【功效】壮骨调虚，明目生津。适宜肝病患者食用。

去脂抗癌的玉米

【性味归经】味甘、性平，无毒；归肝、胆、膀胱经。

【营养成分】玉米所含的脂肪中50%以上是亚油酸，并含有卵磷脂、谷物醇、维生素E及丰富的维生素B_1、维生素B_2、维生素B_6等，是对人体十分有益的健康食品。

【养肝功效】由于玉米中硒、镁、谷胱甘肽、赖氨酸、胡萝卜素含量很高，所以，玉米可以有效防止脂肪肝等，此外，玉米中所含的胡萝卜素，被人体吸收后能转化为维生素A，能养肝明目。

【宜忌人群】适宜所有人群，尤其对于高脂血症、动脉硬化、高血压、冠心病、脂肪肝、肥胖症、习惯性便秘等患者有利。爆米花对糖尿病、妇女更年期综合征和阴虚火旺者不利，应忌食用。由于玉米制品质地较硬而难以消化，故消化功能欠佳者要慎用。

【食用宜忌】玉米熟吃更佳，烹调尽管使玉米损失了部分维生素C，却使之获得了更有营养价值的更高的活性抗氧化剂；吃玉米时应把玉米粒的胚尖全部吃掉，因为玉米的许多营养都集中在这里；玉米受潮霉变产生黄曲霉素，有致癌作用，应当禁食。

【养肝食谱】

松仁玉米

【原料】嫩玉米粒200克，胡萝卜半根，洋葱头50克，豌豆50克，精盐2克，松仁10克，食用油10毫升，水淀粉1汤匙。

【制作】将胡萝卜、洋葱洗净切成丁；豌豆洗净。

热锅凉油下胡萝卜翻炒，下洋葱及玉米粒、豌豆炒至熟，加精盐调味，加松仁，出锅前勾兑水淀粉芡。

【功效】减低胆固醇、防治脂肪肝以及减缓脑功能退化等功效。适宜肝病患者食用。

修复肝脏的花生

【性味归经】性平，味甘；归脾、肺经。

【营养成分】花生内含有丰富的蛋白质、脂肪、维生素B_1、烟酸、维生素E、泛酸、维生素B_2、生物素、卵磷脂及矿物质等成分。

【养肝功效】花生中的维生素K有止血作用；花生红衣的止血作用比花生更是高出50倍，对多种血性疾病都有良好的止血功效，能有效地修复与保护受损的肝脏血管。

【宜忌人群】身体虚弱、病后新愈、孕产妇宜食。老少皆宜。胆病、血黏稠度高、血栓患者不宜食用。

【食用宜忌】花生与动物性食物搭配食用，可进一步提高蛋白质的营养价值，还可以取长补短，增加人体对维生素和矿物质的吸收。花生含油脂多，患有肠胃疾病或皮肤油脂分泌旺盛、易长青春痘的人，不宜大量食用。跌打瘀肿者不宜吃花生，花生含有一种促凝血因子。跌打损伤，血脉瘀滞者食用花生后，可能会使血瘀不散，加重肿痛症状。

【养肝食谱】

红枣花生粥

【原料】红枣、花生、冰糖各30～50克。

【制作】大枣、花生洗净备用。将花生放入砂锅，加适量水，熬煮1小时，再加入大枣熬煮30分钟，调入冰糖即成。

【功效】有健脾、益气、养肝的功效，适用于急慢性肝炎、肝硬化血清氨基转移酶升高的患者。或者每天用大枣和大米熬成稠粥，对肝炎有良好疗效。

降脂降压的燕麦

【性味归经】性平，味甘，归肝、脾、胃经。

【营养成分】燕麦含淀粉、蛋白质、脂肪、氨基酸，脂肪酸等多种物质，还含有维生素B_1、维生素B_2和少量的维生素E、钙、磷、铁、核黄素以及谷类粮食中独有的皂苷。

【养肝功效】燕麦中含有极其丰富的亚油酸，对脂肪肝、糖尿病、水肿、便秘等也有辅助疗效，对老年人增强体力，延年益寿大有裨益。

【宜忌人群】燕麦粥是产妇、婴幼儿、慢性病患者以及空勤、海勤工作人员的食补佳品。体虚盗汗、多汗、易汗、自汗者也宜食用。孕妇不宜食用。

【食用宜忌】燕麦可制成炒面、燕麦片、燕麦粥，燕麦粉也是制作高级饼干、糕点、儿童食品的原料。燕麦一次不宜吃太多，易造成胃痉挛或是胀气。

【养肝食谱】

燕麦枸杞子羹

【原料】燕麦片100克，水发白木耳50克，胡萝卜1根，葡萄干、枸杞子各10克，白砂糖适量。

【制作】胡萝卜、白木耳、葡萄干、枸杞子洗净，胡萝卜切丁，白木耳切小块。胡萝卜丁、白木耳入锅内，加适量清水煮至沸，加入燕麦片再煮，粥将成时加入枸杞子。食时加入白砂糖拌匀、撒上葡萄干即可。

【功效】补肝明目，益气养血。适宜肝病患者食用。

补肝益肾的芝麻

【性味归经】味甘、性平,归肝、肾、肺、脾经。

【营养成分】芝麻有丰富的不饱和脂肪酸、蛋白质、钙、磷、铁质等,还有多种维生素和芝麻素、芝麻酚、甾醇及卵磷脂等物质。可以提供人体所需的维生素E、维生素B_1、钙质,特别是它的亚麻仁油酸成分,可去除附在血管壁上的胆固醇。

【养肝功效】芝麻含丰富的蛋白质、脂肪、矿物质及维生素,能养阴润肺,滋补肝肾。常用于肝肾虚损,精血不足,须发早白,眩晕耳鸣,腰膝酸软,四肢无力等。

【宜忌人群】芝麻适宜身体虚弱、贫血、高脂血症、高血压病、习惯性便秘者食用。慢性肠炎、便溏腹泻者忌食。

【食用宜忌】煮芝麻粥时,可添加2等份的粳米同煮。煮前把黑芝麻洗净,晒干后炒熟研末,再同粳米同煮。炒吃芝麻时,一定注意不要炒糊。

【养肝食谱】

山药芝麻糊

【原料】粳米60克,山药15克,黑芝麻120克,鲜牛奶200克,冰糖120克,玫瑰糖6克。

【制作】粳米用清水泡1小时,捞出滤干,淮山切成小颗粒,黑芝麻炒香。

将上述食物加鲜牛奶200克和清水拌匀,磨成浆滤出浆汁;清水适量,放入冰糖120克,煮溶,将浆水倒入锅内与冰糖搅匀,加入玫瑰糖6克,边煮边搅拌成糊,熟后食用。

【功效】有滋阴补肾,益脾润肠作用。适用于肝肾不足,病后体弱,大便燥结,须发早白等症。中、老年人经常服用,可收到壮体强身、延年益寿之功效。

保肝护肝的大豆

【性味归经】味甘;性平;归脾、大肠经。

【营养成分】黄豆中含有极为丰富的营养要素,如8种氨基酸及钙、磷、铁、锌等重要微量元素,其中还含黄酮类化合物和植物激素。

【养肝功效】大豆含有丰富的卵磷脂,研究证明,卵磷脂对人和动物的肝脏具有保护作用。它不仅可以防止肝功能异常,还可以起到保护肝脏不受酒精侵害的作用,从而可有效降低酒精性肝硬化、酒精性脂肪肝的发病率。此外,大豆中的卵磷脂还有一定的乳化作用,能够保护肝细胞、促进肝细胞的活化和再生,从而增强肝功能。

【宜忌人群】一般人均可食用。黄豆性偏寒,胃寒者和易腹泻、腹胀、脾虚者以及常出现遗精的肾亏者不宜多食。

【食用宜忌】黄豆炒熟,磨粉后即可食用,可以加牛奶蜂蜜冲泡;豆类最好是煮粥、生成豆芽、制成豆浆等,这样较易为人体吸收。干炒黄豆又脆又香,很受人喜爱,但它对健康是有害的。因为将黄豆炒熟吃,不但妨碍人体对蛋白质的吸收,而且黄豆中的胰蛋白酶抑制物和尿酶、血细胞凝集素等有害因子不能在干热条件下被分解。如果将黄豆炒得外焦内生,吃后还会引起恶心、呕吐、腹泻等中毒现象。

【养肝食谱】

大豆炒笋干

【原料】干笋150克,黄豆适量,葱、姜、蒜各适量,酱油两大匙,糖一大匙,精盐、味精、五香粉各少许,高汤适量

【制作】黄豆洗净后用温水泡1小时,至胀发后捞出沥干备用。

干笋用清水浸泡至软后,切小丁用少许盐和酱油略腌。

炒锅烧热油,放黄豆、笋丁及调味料略炒片刻,加入高汤,烧至汁收入味即成。

【功效】笋类和豆类都是高纤维、低热量的时尚绿色食品,是清肠排毒的好帮手,又是肝病患者的美味佳肴。

疏肝解郁的韭菜

【性味归经】味甘、辛、咸,性温;归肝、胃、肾经。

【营养成分】韭菜中蛋白质、脂肪、糖类含量较高,尤其维生素含量丰富且全面,钙、磷、铁等矿物质亦很丰富。

【养肝功效】韭菜含有挥发性精油及硫化物等特殊成分,散发出一种独特的辛香气味,有助于疏调肝气,增进食欲,增强消化功能。

【宜忌人群】一般人都可以食用。韭菜食用过多会上火且不易消化，阴虚火旺、胃肠虚弱和有眼病的人不宜多食。

【食用宜忌】俗话说："春食韭菜则香，夏食韭菜则臭。"说明吃韭菜很讲究时令，春季食用有益于肝。熟韭菜隔夜后不宜再吃。

【养肝食谱】

枸杞子炒韭菜

【原料】枸杞子、黄精各25克，韭菜300克，猪瘦肉150克，料酒、姜丝、葱丝、盐、干淀粉、蛋清、鸡精、鸡油、植物油各适量。

【制作】韭菜洗净，切段；枸杞子洗净；黄精洗净，切薄片；猪瘦肉洗净，切片。取一碗，加入干淀粉、蛋清搅匀，放入猪瘦肉丝抓匀，备用。

炒锅内倒入植物油、鸡油，烧至变色，下入姜丝、葱丝爆香，放入猪瘦肉片、料酒，炒至变色，下入韭菜、枸杞子、黄精炒熟，加入盐、鸡精，炒匀即成。佐餐食用。

【功效】养肝明目，强身健体。适宜于肝病患者食用。

解困除乏的芹菜

【性味归经】味甘、苦，性凉、无毒；归肺、胃、肝经。

【营养成分】芹菜含有蛋白质、脂肪、糖类、维生素A、维生素B_1、维生素B_2、烟酸、维生素C、钙、磷、铁及粗纤维等营养成分。其中，维生素B_1、维生素P的含量较多，矿物质元素钙、磷、铁的含量更是高于一般绿叶蔬菜。

【养肝功效】春天吃芹菜可以由清热、平肝、健胃、利水、降血脂、降血压之功效，春季要想舒肝散热，芹菜是首选食材。因为它有清热解毒的功效，常吃可平肝解热，还可以有效预防春困，让人体神清气爽。

【宜忌人群】一般人群均可食用，特别适合高血压、动脉硬化、高血糖、缺铁性贫血、经期妇女食用；芹菜性凉质滑，脾胃虚寒、大便溏薄者不宜多食，芹菜有降血压作用，故血压偏低者慎用。

【食用宜忌】冬天人们往往感到口干舌燥、气喘心烦、身体不适，经常吃些芹菜有助于清热解毒、祛病强身。芹菜会抑制睾酮的生成，具有杀精作用，减少精子数量，所以年轻的男性朋友应少吃。

【养肝食谱】

芹菜炒豆干

【原料】芹菜、豆干各300克，花生油、葱白、生姜、精盐、味精各适量。

【制作】芹菜洗净切去根头，切段；豆干切细丝，葱切段，生姜切片。

炒锅置旺火上，倒入花生油，烧至七八成热，下姜、葱煸过，加精盐、味精少许调水泼入，倒入豆干丝，再炒5分钟，加入芹菜一齐翻炒，炒熟起锅即成。

【功效】降压平肝，通便。适宜于肝病患者食用。

补肝明目的菠菜

【性味归经】味甘、性凉；归大肠、胃经。

【营养成分】菠菜含水分、碳水化合物、蛋白质、脂肪、膳食纤维、胡萝卜素、维生素B_1、维生素B_2、维生素C、钾、钠、钙、磷、铁、镁等营养元素。

【养肝功效】菠菜有补血止血、利五脏、通血脉、止渴润肠、滋阴平肝、助消化、清理肠胃热毒的功效。在春季，肝火郁结或者食积食滞者，可以喝菠菜汤去肝火、助消化。此外，菠菜还对肝阴不足引起的高血压、头痛目眩和贫血等疾病都有较好的治疗作用。

【宜忌人群】菠菜适宜于高血压、贫血、糖尿病、痔疮、便血、习惯性便秘、坏血病、夜盲症及皮肤粗糙、过敏、松弛的患者食用。肠胃虚寒、腹泻便溏者少食，肾炎和肾结石患者不宜食。

【食用宜忌】在食用菠菜前一定要用开水将洗好的菠菜烫一下，这样可以将其中的草酸减少80%。菠菜含有草酸，草酸与钙质结合易形成草酸钙，它会影响人体对钙的吸收，因此，菠菜不能与含钙丰富的豆类、豆制品类，以及木耳、虾米、海带、紫菜等食物同时烧。

【养肝食谱】

麦冬菠菜

【原料】麦冬20克，菠菜300克，料酒、姜片、葱段、盐、味精、植物油各适量。

【制作】麦冬用清水浸泡一夜，捶扁，去梗，洗净；菠菜择洗干净，焯水。

炒锅放植物油烧至六成热，下入姜片、葱段爆香，放入菠菜、麦冬、料酒、盐、味精，炒熟即成。佐餐食用。

【功效】养肝明目。适宜于夜盲症患者食用。

养肝益血的荠菜

【性味归经】味甘，性平，凉；归肝、肺、脾经。

【营养成分】荠菜含蛋白质、糖类、少量脂肪、粗纤维、胡萝卜素、维生素C、人体所需的多种氨基酸，以及磷、钙、铁、钾、锰、镁等元素。

【养肝功效】荠菜含有丰富的胡萝卜素，因胡萝卜素为维生素A原，所以是治疗干眼病、夜盲症的良好食物。荠菜能够和脾、利水，还能明目，它能利肝气，也就是能促进肝气的生发，是得春气之先；肝开窍于目。

【宜忌人群】一般人均可食用。荠菜可宽肠通便，故便溏者慎食。

【食用宜忌】荠菜根部的药用价值最高，制作食疗方时，不应摘除。荠菜不宜久烧久煮，时间过长会破坏其营养成分，也会使颜色变黄。建议不要加蒜、姜、料酒来调味，以免破坏荠菜本身的清香味。

【养肝食谱】

苦瓜荠菜猪肉汤

【原料】苦瓜100克，荠菜50克，猪瘦肉100克，料酒、盐各适量。

【制作】

① 瘦猪肉洗净，切成片，用料酒、盐腌10分钟。

② 荠菜洗净，切段。苦瓜洗净，切抹刀片。

③ 锅内加入清水，放入肉片加水煮沸5分钟，加入苦瓜、荠菜煮10分钟，以盐调味即成。

【功效】滋阴润燥，清肝明目。适宜于肝病患者食用。

强肝护体的花菜

【性味归经】性凉，味甘；归胃、肝、肺经。

【营养成分】菜花富含蛋白质、脂肪、糖类及维生素A、B族维生素、维生素C、类黄酮和较丰富的钙、磷、铁等，特别是含维生素C极多，是同量苹果含量的20倍以上。

【养肝功效】花菜丰富的维生素C，可增强肝脏解毒能力，并能提高机体的免疫力，可防止感冒和坏血病的发生。

【宜忌人群】一般人群均可食用，没有特殊禁忌。尿路结石者忌食。

【食用宜忌】花菜营养丰富，因常残有农药，食时在盐水里浸泡几分钟。烧煮和加盐时间不宜过长，才不致丧失和破坏防癌抗癌的营养成分。

【养肝食谱】

香菇炒花菜

【原料】花菜250克，香菇15克，鸡油10克，鸡汤100毫升，花生油、精盐、味精、葱、生姜、淀粉各适量。

【制作】花菜择洗干净，切成小块，放入沸水锅内焯一下捞出；香菇用温水泡发，去蒂洗净。

炒锅上火，放花生油烧热，下葱、姜煸出香味，加鸡汤、精盐、味精，烧开后捞出葱、姜不要，放入香菇、菜花，用小火稍煨入味后，用水淀粉勾芡，淋上鸡油，盛入盘内即可食用。

【功效】益气健胃，补虚强身。适宜肝病患者食用。

养血益气的苦瓜

【性味归经】味苦，无毒，性寒；归心、肝、脾、肺经。

【营养成分】苦瓜所含蛋白质、脂肪、糖类在瓜类蔬菜中含量较高，并含有粗纤维、胡萝卜素、苦瓜苷、磷、铁和多种矿物质、氨基酸等营养物质。

【养肝功效】苦瓜中的苦瓜素被誉为"脂肪杀手"，苦瓜的新鲜汁液，含有苦瓜苷和类似胰岛素的物质，具有良好的降血糖作用，能使摄取脂肪和多糖减少。除此之外，苦瓜更能够降低肝癌的发生率。苦瓜富含膳食纤维和维生素C，均相当于番茄的近3倍。而维生素C是优秀的抗氧化剂，能提高机体应激能力。苦瓜中的有效成分，可以抑制正常细胞的癌变，促进突变细胞的复原，具有一定的抗癌作用，降低发生肝脏发生癌变的危险性。

【宜忌人群】一般人群均可以食用，特别适宜糖尿病、癌症、痱子患者；苦瓜性凉，脾胃虚寒者不宜食用。

【食用宜忌】苦瓜可凉拌，可炒食，也可煲汤。苦瓜凉拌经用开水焯过的更能保鲜。苦瓜一次不宜吃过多，以免伤及脾胃。

【养肝食谱】

苦瓜肉丝汤

【原料】苦瓜300克，猪瘦肉150克，料酒、盐、葱末、植物油各适量。

【制作】苦瓜洗净，去瓤，切成条；猪瘦肉洗净，焯水后捞出，切丝。取一盆，放入苦瓜，加盐拌匀，腌制片刻，放入沸水中略焯，捞出备用。

锅内倒入植物油烧热，放入葱末爆香，加入猪肉丝煸炒至水干，捞起备用。砂锅内放入猪肉丝，加入水、盐，烹入料酒，大火烧至汤滚，加入苦瓜条煮熟即可。佐餐食用。

【功效】有清热、明目、养肝、润脾、补肾作用。适用于体虚有热之目疾，以及脾虚体弱者食用。

降脂减压的莴苣

【性味归经】味甘、苦，性凉，入肠、胃经。

【营养成分】莴苣的营养成分很多，包括蛋白质、脂肪、糖类、灰分、维生素A原、维生素B_1、维生素B_2、维生素C、微量元素钙、磷、铁、钾、镁、硅等和膳食纤维等。

【养肝功效】莴苣味道清新且略带苦味，可刺激消化酶分泌，增进食欲。其乳状浆液，可增强胃液、消化腺的分泌和胆汁的分泌，从而促进各消化器官的功能。肝病患者食用莴苣，有利于补充营养，改善病情。

【宜忌人群】一般人均可食用。视力弱者、眼疾、夜盲症患者慎重食。

【食用宜忌】焯莴苣时一定要注意时间和温度，焯的时间过长、温度过高会使莴苣绵软，失去清脆口感。莴苣怕咸，盐要少放才好吃。莴苣与乳酪同食，容易导致消化不良，引起腹痛、腹泻。

【养肝食谱】

香脆莴苣

【原料】莴苣500克,精盐8克,醋15克,白糖6克,味精2克,芝麻油15克。

【制作】先将莴苣削去皮洗净,用布擦干,切成5厘米长的段,每段剖成4条,细的部位每段对剖,粗的部位每段剖成6条,放在大盆内,加精盐和醋拌匀。

腌渍1小时以后,滗去汤汁,加醋、味精、白糖、芝麻油拌匀即可装盘食用。

【功效】清热利尿,消脂减肥。适宜于肝病患者。

养肝益肾的黑木耳

【性味归经】味甘、性平;归胃、大肠经。

【营养成分】黑木耳营养极为丰富,含蛋白质、脂肪、多糖和钙、磷、铁等元素以及胡萝卜素、维生素B_1、维生素B_2、烟酸等,还含磷脂、固醇等营养素,还含有对人体有益的植物胶质。

【养肝功效】黑木耳对胆结石、肾结石、膀胱结石、粪石等内源性异物有比较显著的化解功能。黑木耳含有抗肿瘤活性物质,能增强机体免疫力,经常食用可防癌抗癌,能有效地防止肝癌的发生。

【宜忌人群】癌症、高血压、冠心病、动脉硬化患者宜常食。出血性疾病者、孕妇不宜食。

【食用宜忌】在温水中放入黑木耳,然后再放入盐,浸泡半小时可以让黑木耳快速变软;温水中放入黑木耳,然后再加入两勺淀粉,之后再进行搅拌。用这种方法可以去除木耳细小的杂质和残留的沙粒。需要注意的是,浸泡干木耳时需多换几次水。

【养肝食谱】

丝瓜木耳炒腰花

【原料】丝瓜1根,猪腰2个,黑木耳15克,高汤少许,姜末少许,酱油、糖、酒、淀粉各适量。

【制作】

① 猪腰开边，去白筋，用盐搓洗干净，再用清水冲洗，切花，用腌料稍腌。

② 黑木耳用清水浸发，反复清洗，然后小火煮至软身；丝瓜去皮，洗净，切块；备好姜末。

③ 起油锅，爆姜末，将丝瓜和黑木耳兜炒，加少许高汤，调味上碟。

④ 再起油锅，将猪腰爆炒至熟透，并勾芡摆在丝瓜上即可。

【功效】滋阴补肾，养肝明目。适宜脂肪肝患者食用。

消肿利水的冬瓜

【性味归经】味甘、淡，性凉；归肺、大肠、小肠、膀胱经。

【营养成分】冬瓜含有较多的蛋白质、糖类及少量的钙、磷、铁等矿物质和多种维生素等营养素，还含有多种氨基酸。

【养肝功效】由于冬瓜含有丰富的矿物质碱性元素，如钾、镁等，因而属碱性食品，对减弱谷类、肉类等酸性食物对人体的影响，降低人体酸度，减轻机体疲劳有重要作用，所以，肝病患者可以多多食用冬瓜。

【宜忌人群】肥胖者、维生素C缺乏者，以及妊娠水肿、肾脏病水肿、肝硬化、腹水、脚气、糖尿病、高血压、冠心病、癌症患者尤为适用。因冬瓜性寒，故久病不愈者与阴虚火旺、脾胃虚寒、易泄泻者慎食。

【食用宜忌】冬瓜是一种解热利尿比较理想的日常食物，连皮一起煮汤，效果更明显。

服滋补药品时忌食冬瓜。冬瓜性凉，不宜生食。

【养肝食谱】

鸭肉冬瓜汤

【原料】冬瓜500克，鸭肉500克，猪瘦肉100克，芡实、薏苡仁各50克，荷叶1片，陈皮5克，精盐、味精各适量。

【制作】鸭肉、猪瘦肉洗净切块，冬瓜连皮洗净切块，荷叶洗净剪成小块。

将以上四味与芡实、薏苡仁、陈皮一起放入砂锅中，加适量清水，先用大火煮沸，再用小火煮至鸭肉熟烂，调入精盐、味精即成。当菜佐餐，食肉饮汤。

【功效】滋阴养肝，健脾利湿。适宜肝病患者食用。

清热解毒的丝瓜

【性味归经】味甘，性凉；归肝、胃经。

【营养成分】含蛋白质、脂肪、碳水化合物、钙、磷、铁及维生素B_1、维生素C，还有皂苷、植物黏液、木糖胶、丝瓜苦味质、瓜氨酸等。

【养肝功效】丝瓜中的蛋白质能促进肝细胞修复、再生；B族维生素具有抗肝癌作用；维生素E和胡萝卜素能抑制肝脏老化或病变；膳食纤维能降低胆固醇、脂肪含量，加速毒素排泄，防止肝脏病变；糖类能解毒保肝。

【宜忌人群】一般人群均可食用，月经不调者、身体疲乏、痰喘咳嗽、产后乳汁不通的妇女适宜多吃丝瓜；体虚内寒、腹泻者不宜多食。

【食用宜忌】丝瓜不宜生吃，可烹食、煎汤服；丝瓜汁水丰富，宜现切现做，以免营养成分随汁水流走。烹制丝瓜时应注意尽量保持清淡，油要少用，可勾稀芡，用味精或胡椒粉提味，这样才能显示丝瓜香嫩爽口的特点。丝瓜的味道清甜，烹煮时不宜加酱油和豆瓣酱等口味较重的酱料，以免抢味。

【养肝食谱】

番茄丝瓜

【原料】番茄400克，丝瓜300克，水发黑木耳20克，植物油、精盐、白糖、味精各适量。

【制作】将丝瓜去皮，洗净，切成滚刀块。黑木耳泡发后洗净。番茄洗净，用开水烫后剥皮，切成大小相同的块。

炒锅上旺火，放植物油烧热，投入切好的丝瓜、番茄翻炒几下，放入黑木耳炒一下，用精盐、白糖调味，烧1～2分钟后放味精即成。佐餐食用。

【功效】具有降脂消食、健胃解毒的功效。适用于脂肪肝。

 ## 补肝明目的胡萝卜

【性味归经】味甘、性平；归肺、脾经。

【营养成分】胡萝卜中含有丰富的胡萝卜素、维生素B_1、维生素B_2、维生素C、维生素D、维生素E、维生素K、叶酸、钙质及食物纤维等。

【养肝功效】胡萝卜含有大量胡萝卜素，这种胡萝卜素的分子结构相当于2个分子的维生素A，进入机体后，在肝脏及小肠黏膜内经过酶的作用，其中50%变成维生素A，有补肝明目的作用，可治疗夜盲症。

【宜忌人群】营养不良、食欲不振和高血压、胆结石患者宜多食。脾胃虚寒者不宜食用。

【食用宜忌】烹调胡萝卜时，不要加醋，以免胡萝卜素损失。另外，不要过量食用。大量摄入胡萝卜素会令皮肤的色素产生变化，变成橙黄色。吃胡萝卜时不要喝酒，因为当类胡萝卜素的浓度很高时，碰上酒精，就会和自由基结合，使类胡萝卜素由抗氧化剂转变成会攻击正常细胞的促氧化剂。

【养肝食谱】

胡萝卜羊肉汤

【原料】胡萝卜500克，羊肉250克，植物油、料酒、酱油、盐、白糖适量，葱、姜少许。

【制作】将羊肉、胡萝卜洗净切块，分别焯水备用。

锅内放入油，油热至七成时，加白糖，用铲子不断地搅拌至糖冒泡时放肉翻炒，待肉均匀上色后，放酱油，同时放葱段、姜片。盖上锅盖炖5分钟后放入热水，用大火炖开后，放料酒，改为文火炖。

待肉六成熟时，将胡萝卜倒锅内，放盐，把肉和胡萝卜炖烂熟即可。

【功效】补肝益肾，明目。适宜于肝病患者食用。

养血补气的香菇

【性味归经】性平、味甘；归肝、胃经。

【营养成分】香菇高蛋白、低脂肪、多糖，含有多种氨基酸和多种维生素。香菇富含谷氨酸及一般食品中罕见的伞菌氨酸、口蘑酸及鹅氨酸等，故味道特别鲜美。

【养肝功效】香菇食疗对腹壁脂肪较厚的患者，有一定的减肥效果。香菇中含腺嘌呤、胆碱、酪氨酸、氧化酶以及某些核酸物质，能起到降压、降胆固醇、降血脂的作用，又可预防动脉硬化、肝硬化等疾病。

【宜忌人群】一般人群均可食用；脾胃寒湿气滞或皮肤骚痒病患者忌食。

【食用宜忌】发好的香菇要放在冰箱里冷藏才不会损失营养。泡发香菇的水不要丢弃，很多营养物质都溶在水中。长得特别大的鲜香菇不要吃，因为它们多是用激素催肥的，大量食用可对机体造成不良影响。

【养肝食谱】

香菇栗子

【原料】香菇200克，栗子200克，红椒、绿椒各适量，葱花、姜末、蒜末各少许，精盐半小匙，味精适量，蚝油1小匙，色拉油两大匙。

【制作】将香菇、栗子分别用清水冲洗一下，起锅烧沸适量清水，将香菇、栗子分别焯水，捞出，沥净水分，红椒、绿椒洗净备用。

净锅入底油，放葱、姜、蒜爆锅，放入香菇、栗子，再放入红椒、绿椒，调料翻炒，装盘即成。

【功效】补肝益肾。适宜于肝病患者食用。

生津润肠的桃子

【性味归经】味甘、酸，性温；归胃、大肠经。

【营养成分】鲜桃中含有较多的蛋白质、脂肪。另外，还含有一定量的胡萝卜素、维生素B_1、维生素B_2、烟酸，以及矿物质钙、磷、钾、钠。还含有人体易于吸收的葡萄糖、果糖及苹果酸等。

【养肝功效】桃有补益气血，养阴生津的作用，可用于大病之后，气血亏虚，面黄肌瘦，心悸气短者。桃作药用，有生津、润肠、活血、消积之功，以补心气、养肝气、活血脉、通月经、消烦渴、利大肠。

【宜忌人群】气血两亏、面黄肌瘦、闭经、瘀血肿痛者宜食，糖尿病患者、月经过多者慎食。

【食用宜忌】食用前要将桃毛洗净，以免刺入皮肤，引起皮疹；或吸入呼吸道，引起咳嗽、咽喉刺痒等症。生桃多食，令人膨胀及生疮疖，有损无益。未成熟的桃、烂的桃不要吃。

【养肝食谱】

鲜桃米粥

【原料】大米100克,鲜桃50克,核桃仁15克。

【制作】将鲜桃洗净,去核,切块;核桃仁碾碎。大米洗净,用浸泡好,放入锅中,加入约1000毫升冷水,用大火烧沸,改用小火慢煮。将核桃仁碎、桃块全部放入粥中,煮熟即可。佐餐食用。

【功效】补肝益肾。适宜于肝病患者食用。

泻肝调热的李子

【性味归经】性平、味甘、酸;归肝、肾经。

【营养成分】李子果肉含有较多的糖类、蛋白质、氨基酸、脂肪、胡萝卜素、维生素B_1、维生素B_2、维生素B_{12}、维生素C等营养成分,果酸含量高。

【养肝功效】新鲜李肉中含有多种氨基酸,如谷酰胺、丝氨酸、甘氨酸、脯氨酸等,生食对于治疗肝硬化腹水大有种益。

【宜忌人群】李子营养丰富,适合慢性肝炎、肝硬化患者、音哑、失音者、发热、口渴者食用。多食李子会使人生痰、助湿,故脾胃虚弱者宜少吃,胃酸过多者的胃溃疡患者、体虚气弱者不宜多食。

【食用宜忌】李子性温,过食可引起脑涨虚热,如心烦发热、潮热多汗等症状。尤其食李子切记不可与雀肉、蜂蜜同食,反之则可损人五脏,严重者同样可致人死亡。李子含有氢氰酸,多食会引起中毒。未成熟而苦涩的李子不可食。

【养肝食谱】

薄荷李子

【原料】鲜李子500克,薄荷5克,京糕5克,冰糖200克。

【制作】

① 将李子洗净去皮,从中间顺刀切开去核,切成1厘米厚的半圆形块,放在瓷杯内。京糕切成小斜象眼片。

② 糖用350克开水化开,过箩后倒入盛李子的瓷杯内。另取洁净的细白布一块,蒙在杯口上捆好。将薄荷洗净,用纱布包好,放在杯口的白布上面。然后上屉蒸约40分钟,待李子已蒸熟,薄荷味已浸入李子内取出,撤去薄荷包和白布,

晾凉后盖上杯盖，入冰箱镇凉，吃时将薄荷李子倒在汤盘内，撒上京糕片即可。

【功效】保肝护肝。适宜于慢性肝炎患者食用。

 ## 保肝护肝的葡萄

【性味归经】性平，味甘、酸；归肺、脾、肾经。

【营养成分】葡萄的含糖量达8%～10%，它还含有多种维生素（维生素A、维生素B_2、维生素B_{12}、维生素C、维生素E等）、多种具有生理功能的物质（蛋白质、脂肪、胡萝卜素、硫胺素、食品纤维素、卵磷脂、烟碱酸、苹果酸、枸橼酸、烟酸），以及多种无机成分（钙、磷、铁、钾、钠、镁、锰）。

【养肝功效】新鲜葡萄汁中所含的多酚类物质是天然的自由基清除剂，具有很强的抗氧化活性，可以降低低密度脂蛋白胆固醇氧化的可能性，也可以有效地调整肝脏细胞的功能，抵御或减少自由基对它们的伤害。此外，葡萄汁中的果酸还能帮助消化、增加食欲、防止肝炎后脂肪肝的发生。

【宜忌人群】一般人群均可适用。糖尿病患者，便秘者不宜多吃；脾胃虚寒者不宜多食，多食则令人泄泻。

【食用宜忌】"吃葡萄不吐葡萄皮"这句话很有道理，葡萄皮里含有逆转醇，有抗衰老作用，而且可以降血压、降血脂。葡萄多食易生内热，或致腹泻。

【养肝食谱】

葡萄粥

【原料】鲜葡萄30克，粳米50克。

【制作】粳米加水如常法煮粥，粥半熟未稠时，把洗净的葡萄粒加入，再煮至粥稠即可。

【功效】补肝肾，益气血。适宜肝病患者食用。

 ## 疏肝健脾的佛手柑

【性味归经】味辛、苦、甘，性温，无毒；归肝、脾、胃三经。

【营养成分】佛手柑含大量碳水化合物、粗纤维、灰分、柠檬油素、二甲氧基香豆精、三羟基二甲氧基黄酮、柠檬苦素、胡萝卜苷、丙烯酸、棕榈酸、少量香叶木苷、橙皮苷等。

【养肝功效】中医认为，本品辛行苦泄，善疏肝解郁、行气止痛。另外，本品所含的香柑内酯对皮肤有光学活性，作用仅次于 8- 甲氧基补骨脂素，有一定对抗肝素的抗凝血和止血作用。

【宜忌人群】 佛手柑适宜消化不良、胸闷气胀、呕吐、肝胃气痛（包括慢性胃炎、神经性胃痛）以及传染性肝炎、舌苔厚腻者食用；适宜气管炎咳嗽多痰者食用，又宜于醉酒之人。 阴虚内热和体质虚弱之人应忌食。

【食用宜忌】佛手柑多为药用，平时可以沏茶、制作成佛手柑精油等。阴虚有火，无气滞症状者慎服。

【养肝食谱】

佛手柑粥

【原料】佛手柑 15 克，粳米 100 克，冰糖适量。

【制作】先将佛手柑煎汤去渣，不宜久煎。以粳米、冰糖适量同煮成粥，粥成加入佛手汁，微沸即成。

【功效】疏肝解郁。治疗肝胃气滞之胃脘痛。对于肝胃不和的呕吐有一定疗效。

健脾消食的柠檬

【性味归经】味酸、甘，性平；归肝、胃经。

【营养成分】柠檬含有丰富的糖、钙、磷、铁和维生素 B_1、维生素 B_2、维生素 A，丰富的维生素 P，特别是内含大量的维生素 C，还含有丰富的有机酸和黄酮类、香豆精类、固醇类、挥发油、橙皮苷、草酸钙、果胶等成分。

【养肝功效】柠檬具有养肝健脾、防毒解毒的功效，经常适量食用可保护肝细胞免受自由基的破坏，可有效地促进蛋白质的合成，加快肝细胞的修复与再生功能，进而起到养肝护肝的功效。

【宜忌人群】暑热口干烦躁、消化不良者，维生素 C 缺乏者，胎动不安的孕妇，肾结石患者，高血压、心肌梗死患者适宜食用；胃溃疡、胃酸分泌过多，患有龋齿者和糖尿病患者慎食。

【食用宜忌】柠檬富有香气，能解除肉类、水产的腥膻之气，并能使肉质更加细嫩。 因太酸而不适合鲜食，可以用来配菜、榨汁。

【养肝食谱】

柠檬鸡

【原料】鸡胸肉500克，鸡蛋、柚、柠檬各1个，洋葱半个，西芹少许，蜂蜜半杯，山楂饼10片，各种调料适量。

【制作】将鸡肉切成大薄片，放入胡椒、蛋清及盐拌均匀；将半个柠檬切成碎粒，另外半个和柚同榨汁，放入蜂蜜、砂糖和捣碎的山楂饼。

将鸡肉放面粉和淀粉拌好，用大油锅炸成金黄色捞出。

将柠檬汁放在锅中煮沸，并加入淀粉勾芡淋在鸡肉上，撒上柠檬粒，放西芹点缀。佐膳菜肴，每周2～3次。

【功效】补益肝肾，健脑明目。适用于肝肾虚弱引起头昏眼花，记忆力减退者。

生津润肺的金橘

【性味归经】味辛、甘、酸，性温；归肝、肺、脾、胃经。

【营养成分】果实含丰富的维生素C、维生素P、膳食纤维、糖类、胡萝卜素，含有挥发油、金桔苷等特殊物质，具有令人愉悦的香气。

【养肝功效】金橘能疏肝解郁，对于肝气郁结有良好的疏导作用。另外，爱喝酒的人应在酒后吃点金橘，因为它不但能解酒，还能够帮助肝脏排除酒毒，也能够迅速缓解肠胃的湿热和一些不适的症状，如恶心、呕吐、头痛。

【宜忌人群】一般人群均可食用，胸闷郁结、不思饮食者或伤食饱满、醉酒口渴者、急慢性气管炎、肝炎、胆囊炎、高血压、血管硬化者更加适合食用；脾弱气虚者不宜多食，糖尿病患者、口舌碎痛、牙龈肿痛者忌食。

【食用宜忌】很多营养素集中在皮中，故食之切勿去皮；用糖或蜜腌渍后食疗效果更佳。

【养肝食谱】

金橘山药小米粥

【原料】金橘20克，鲜山药100克，小米50克，白糖15克。

【制作】将金橘洗净，切片备用。山药去皮，切片，与金橘片及淘洗干净的小米一同入锅，加适量水，用大火煮开，改用小火熬成稠粥，加入白糖即成。

【功效】疏肝健脾。适宜于肝病患者食用。

润肺护肝的梨

【性味归经】味甘、微酸，性凉；归肺、胃经。

【营养成分】梨果的营养成分有蛋白质、脂肪、糖类、硫胺素、维生素 B_2、烟酸、苹果酸、枸橼酸、维生素 B_1、维生素 C 等有机成分；还含有钾、钠、钙、镁、硒、铁、锰等无机成分及膳食纤维素。

【养肝功效】梨有较多糖类物质和多种维生素，易被人体吸收，增进食欲，对肝脏具有保护作用，特别是饮酒人士。

【宜忌人群】梨一般人都可食用，肝炎、肝硬化患者、肺结核、心脏病及呼吸道感染、肾功能不佳者、饮酒后或宿醉未醒者尤其适合。由于梨性凉，患有脾胃虚寒、腹泻、慢性肠炎、寒痰咳嗽、糖尿病、消化不良患者以及产后妇女不宜食用。

【食用宜忌】梨性寒凉，一次不要吃得过多。脾胃虚弱的人不宜吃生梨，可把梨切块煮水食用；吃梨时喝热水、食油腻食品，会导致腹泻。

【养肝食谱】

银耳百合炖雪梨

【原料】雪梨 2 个，银耳 30 克，百合、枸杞子各 10 克，冰糖适量。

【制作】将雪梨削去皮，去掉梨核，然后切成块。银耳、百合、枸杞子分别用水洗净。银耳用水浸泡涨发后撕成小朵。

先把撕好的银耳放入炖盅内，加入清水，放在火上先用大火烧开，盖好盖，改用小火炖 1 小时左右，至银耳软烂时，揭去盖，再放入洗好的百合、枸杞子、冰糖及雪梨块，加盖继续用小火炖 30 分钟左右，待梨块软烂时即可。

【功效】清热止眩。适宜于肝病患者阴虚津少所致的热证头晕目眩之症。

益肝消食的山楂

【性味归经】味甘、温酸，性微；归脾、胃、肝经。

【营养成分】山楂含有丰富的蛋白质、脂肪、糖类、粗纤维、钙、磷、铁、维生素C及维生素B_1、维生素B_2、胡萝卜素、烟酸、山楂酸、柠檬酸、黄酮类等成分。

【养肝功效】 山楂入胃后，能增强酶的作用，促进肉食消化，有助于胆固醇转化，它含有熊果酸，能降低动物脂肪在血管壁的沉积，所以，对于"脂肪肝"或是肥胖者来说吃些山楂、山楂片、山楂丸或用山楂泡水喝等，均可消食去脂，是很好的保肝食品，也是防治心血管病的理想保健食品。

【宜忌人群】 一般人群均可食用，适宜消化不良者、心血管疾病患者、癌症患者、肠炎患者；孕妇、儿童、胃酸分泌过多者、病后体虚及患牙病者不宜食用。

【食用宜忌】 山楂助消化只是促进消化液分泌，并不是通过健脾胃的功能来消化食物的，所以平素脾胃虚弱者不宜食用；服用人参与西洋参时忌食山楂，因为山楂可减少人参、西洋参的药力。

【养肝食谱】

化瘀养肝山楂蜜

【原料】 山楂250克，丹参500克，枸杞子250克，蜂蜜1000克，冰糖60克。

【制作】 先将前3味药浸泡2小时后煎成药液，再把蜜、糖兑入药液内，以微火煮沸30分钟。

待至蜜汁与药液溶合而呈黏稠时离火，冷却后盛入容器内密封保存。

【功效】 活血化瘀，疏肝止痛。适宜于肝病患者食用。

防止肝炎的大枣

【性味归经】 味甘，性平、温；归脾、胃经。

【营养成分】 大枣营养丰富，富含蛋白质、脂肪、糖类、胡萝卜素、B族维生素、维生素C、维生素P以及磷、钙、铁等多种营养成分，其中维生素C的含量在果品中名列前茅，有"维生素丸"之美称。

【养肝功效】 根据最新的研究发现，红枣、黑枣内含有三帖类化合物的成分，可抑制肝炎病毒的活性，其中又以红枣抑制B型肝炎病毒活性的作用比黑枣佳，所以对于患有慢性肝炎带原的病患，除了要定期诊疗外，可于日常再配合吃红枣来保肝。

【宜忌人群】 大枣老少皆宜，脾虚体弱、产后体虚、肝炎、腹泻、贫血患者宜多食。咳嗽痰多、龋齿疼痛者不宜食用。感冒、发烧及腹胀气滞者忌食。

【食用宜忌】枣皮中含有丰富的营养素，炖汤时应连皮一起烹调；过多食用大枣会引起胃酸过多和腹胀；腐烂的大枣在微生物的作用下会产生果酸和甲醇，人吃了烂枣会出现头晕、视力障碍等中毒反应，重者可危及生命，所以要引起注意。

【养肝食谱】

杞枣鸡蛋汤

【原料】枸杞子30克，红枣10枚，鸡蛋2只。

【制作】枸杞子洗净沥干，红枣洗净去核。将上述2味一起放于砂锅中，加清水适量烧开后，加入鸡蛋煮熟，调味即可，分2次食用。

【功效】补肝肾，健脾胃，滋阴润燥，养血除烦。适用于肝肾亏损、脾胃虚弱者已经以及慢性肝炎、肝硬化患者。

明目养肝的桑葚

【性味归经】味甘、酸，性寒；归肺、肝、肾、大肠经。

【营养成分】桑葚含有丰富的活性蛋白、维生素、氨基酸、胡萝卜素、矿物质等成分，营养是苹果的5～6倍，是葡萄的4倍。

【养肝功效】常食桑葚可以明目，缓解眼睛疲劳干涩的症状；桑葚主入肝、肾，善滋阴养血、生津润燥，适于肝肾阴血不足及津亏消渴，肠燥等症。

【宜忌人群】一般人群均可食用，尤其适合肝肾阴血不足者，少年发白者，病后体虚、体弱、习惯性便秘者；体虚便溏者不宜食用，儿童不宜大量食用。

【食用宜忌】洗净鲜用，亦可晒干或略蒸后晒干用。未成熟的桑葚不能吃，桑葚不能与鸭蛋同食。脾虚便溏者亦不宜吃桑葚。熬桑葚膏时忌用铁器

【养肝食谱】

桑葚糖

【原料】干桑葚200克，白砂糖500克，水适量。

【制作】白砂糖放入锅中，加水少许，以小火煎熬至较稠厚时，加入干桑葚碎末，均匀，再继续煎熬至用铲挑起即成丝状，而不粘手时，停火。

将糖倒在表面涂过食用油的大瓷盘中，待稍冷，将糖分割成小块即可。

【功效】本品有补肝、益肾、滋阴功效。经常食用，可治疗肝肾阴虚消渴、目暗视弱、耳鸣、便秘等症。

生津止渴的石榴

【性味归经】性温，味甘、酸涩；归肺、肾、大肠经。

【营养成分】石榴的主要营养成分有糖类、脂肪、蛋白质、钙、磷、维生素 B_1、维生素 B_2、维生素 C、苹果酸、鞣酸、生物碱等。

【养肝功效】石榴具有清热、解毒、平肝、补血、活血的功效，非常适合有黄疸型肝炎的患者食用。石榴汁含有多种氨基酸和微量元素，可降血脂、降胆固醇等，防止脂肪在肝脏中沉积，此外，石榴汁解酒有奇效，可防止因体内酒精摄入过量而伤害肝脏组织。

【宜忌人群】腹泻痢疾、口舌干燥、发热者宜食。感冒及急性炎症、大便秘结者慎食；肺癌患者少食。

【食用宜忌】石榴可以鲜吃，可以煎汁做茶饮。石榴含鞣酸较多，可与蛋白质、钙发生作用产生一种不易消化的络化物，刺激胃肠道出现腹痛、恶心、呕吐等症状，故石榴不宜与海蟹、虾等海味同食。

【养肝食谱】

石榴鲜橙汁

【原料】柳橙1颗，番茄1颗，石榴1/4颗，冰水120毫升，蜂蜜适量。

【制作】柳橙洗净去皮后切丁；番茄洗净后切细丁；石榴以手剥开，用汤匙取其果肉1～2汤匙量。将所有蔬果放入果汁机中，加入冰水。使用瞬间打两下，再用慢速3分钟打至材料细碎成汁即可。

可依据个人口感决定是否添加蜂蜜。

【功效】养肝明目。适宜肝病患者食用。

舒肝明目的香蕉

【性味归经】味甘，性寒；归肺、大肠经。

【营养成分】香蕉果肉含糖类、蛋白质、脂肪等主要有机营养成分，以及钙、磷、铁、钾等无机成分及维生素A、B族维生素、维生素C、维生素E、维生素F和胡萝卜素等，但含盐量很低，几乎不含胆固醇。

【养肝功效】香蕉属于低热量但营养高的水果，其含有丰富的蛋白质、钾、维生素A、维生素C、膳食纤维等有益成分，尤其是维生素B_1或维生素E对酒精在肝脏解毒功能有特殊功效。香蕉在促进肝细胞的修复与再生、提高机体免疫力、保护肝脏等方面都是很有益的。香蕉能清热滑肠解毒，能主治饮酒过多所致的烦渴。

【宜忌人群】一般人群均可食用，尤其适合口干烦躁、咽干喉痛者，大便干燥、痔疮、大便带血者，上消化道溃疡者，饮酒过量而宿醉未解者，高血压、冠心病、动脉硬化者；脾胃虚寒、便溏腹泻者不宜多食、生食，急慢性肾炎及肾功能不全者忌食。

【食用宜忌】香蕉不宜放在冰箱内存放，在12~13℃即能保鲜，温度太低，反而会使它"感冒"。香蕉容易因碰撞挤压受冻而发黑，发黑后在室温存放很容易滋生细菌，最好丢弃。

【养肝食谱】

银耳百合香蕉羹

【原料】干银耳、新鲜百合、香蕉、枸杞子、冰糖各适量。

【制作】将干银耳浸泡在水中，散开之后洗干净，放入锅中蒸煮半小时。将新鲜百合洗干净，香蕉去皮之后切片。

将所有的食材一起放入锅中，加入准备好的枸杞子和冰糖。加入适量的清水，蒸煮半小时就可以起锅食用了。

【功效】这道食谱中含有丰富的蛋白质、微量元素和维生素，不仅具有养肝的作用，还能够美容皮肤。

保肝护肝的猕猴桃

【性味归经】性寒，味甘，酸；归脾、胃经。

【营养成分】猕猴桃含多种维生素及脂肪、蛋白质、解元酸和钙、磷、铁、镁、果胶等，尤其维生素C含量很高，另外，猕猴桃还含有十几种氨基酸，含有丰富的矿物质、胡萝卜素等。

【养肝功效】猕猴桃能够帮助肝脏排毒，其保肝的作用特别强。爱喝酒的人

养肝就是养健康

应在酒后吃点猕猴桃,因为它不但能解酒,还能够帮助肝脏排除酒毒,也能够迅速缓解肠胃的湿热和一些不适的症状,如恶心、呕吐、头痛。

【宜忌人群】一般人都可吃。情绪不振、常吃烧烤类食物、癌症、高血压、冠心病、心血管患者宜食。脾胃虚寒、尿频、月经过多和妊娠的妇女应忌食。

【食用宜忌】除鲜食外,也可加工成果干、果脯、果汁、果酱、果酒和罐头等食品。食用猕猴桃后,一定不要马上喝牛奶或其他乳制品。

【养肝食谱】

猕猴桃饮

【原料】猕猴桃5个,细砂糖20克,凉开水120毫升。

【制作】

① 猕猴桃清洗干净后,把表皮去掉,然后切成丁状。

② 用凉开水把砂糖溶化后,倒入榨汁机中,加入猕猴桃一同打成泥状。

③ 把搅拌好的猕猴桃泥倒入保鲜盒里,放入冰箱冷冻层冷冻3小时。

④ 把冷冻过后的猕猴桃泥拿出来,用勺子搅松,然后再放入到冷冻层中,如此重复3次即可。

【功效】清热生津,补肝明目。适宜于肝病患者食用。

益气养肝的猪肉

【性味归经】味甘、咸,性平;归脾、胃、肾经。

【营养成分】猪肉含蛋白质、脂肪、糖类、磷、钙、铁、维生素B_1、维生素B_2、烟酸等成分。猪肉是肉类中含维生素B_1最多的食品,相当于牛羊肉的7倍。

【养肝功效】猪肉营养丰富,具有补中益气、丰机体、生津液、润肠胃、强身健体的功效,适宜肝病患者食用。另外,猪肉还能有效地提高丰富的卵磷脂,增强机体的抗病能力。

【宜忌人群】缺铁性贫血、低血压、低血脂和身体虚弱者宜食。动脉硬化、冠心病、高血压、胃病患者少食。

【食用宜忌】猪肉可以炒食、炖食、卤食。猪肉烹调前莫用热水清洗,因猪肉中含有一种肌溶蛋白的物质,在15℃以上的水中易溶解,若用热水浸泡就会散失很多营养,同时口味也欠佳。

【养肝食谱】

鹅不食草猪肉养肝汤

【原料】鹅不食草30克,瘦猪肉60克,盐少许。

【制作】将鹅不食草洗净切碎,猪肉切块。

将上诉2味一同入锅,加水煮汤,调入食盐即可。每日1~2剂。

【功效】清热解毒,凉血养阴。用于治疗急性黄疸。

补脾养肝的兔肉

【性味归经】味甘,性凉;归肝、脾、大肠经。

【营养成分】兔肉含蛋白质、脂肪、糖类、磷、钙、铁,还含有多种维生素等营养成分。它所含的蛋白质,其质量超过猪肉、牛肉、虾,而且为完全蛋白质,即含有人体必需的8种氨基酸。

【养肝功效】兔肉比其他肉类有更高的蛋白质,更低脂的低胆固醇,还含有多种人体所需营养成分 。肉质又容易让人体消化与吸收,对肝脏疗效独到,兔肉确已成为肝病患者的救命灵丹。

【宜忌人群】肥胖者、肝病、心血管病、糖尿病患者宜食。阴虚者、孕妇不宜食用。

【食用宜忌】鲜嫩的兔肉既可炒、煎、扒,也可以焖、烤、烧、卤,可做出各种美味菜肴。兔肉性凉,宜在夏季食用。

【养肝食谱】

煲兔肉

【原料】山药30克,枸杞子20克,红枣4个,兔肉500克,生姜3片。

【制作】将各物分别洗净。山药、枸杞子稍浸泡;红枣去核;兔肉切块,置姜汁酒的沸水中稍滚片刻,洗净。

将上述食物一起与生姜下瓦煲,加入清水2000毫升(约8碗量),武火滚沸后改文火煲2小时,下盐便可。

【功效】养肝益血。适宜于肝病患者食用。

补肝壮肾的鸽肉

【性味归经】性平、味甘、咸，归肝、肾经。

【营养成分】鸽子肉营养丰富，富含蛋白质、脂肪、糖类、钙、磷、铁、钾、镁、锌、维生素B_1、维生素B_2、烟酸、维生素B_6、维生素B_{12}、维生素C、维生素A等成分。

【养肝功效】鸽子是一种高蛋白质、低脂肪、肉嫩味美的肉类珍禽，自古就有"一鸽胜九鸡"的美称。鸽子的营养价值极高，既是名贵的美味佳肴，又是高级滋补佳品。鸽肉不但营养丰富，而且具有一定的保健功效，很适宜肝病患者食用。

【宜忌人群】一般人都可食用，身体虚弱、高血压、冠心病、神经衰弱者宜食。食积胃热、性欲旺盛者及孕妇不宜食。

【食用宜忌】用于炸整鸽、炖煮鸽子肉汤和炒鸽子肉片等。炒鸽子肉片宜配精猪肉；油炸鸽子肉的配料也不能少了蜂蜜、甜面酱、五香粉和熟花生油。

【养肝食谱】

茴香肉桂炖鸽肉

【原料】鸽子500克，肉桂3克，茴香5克，生姜5克，精盐10克，味精6克。

【制作】

① 将鸽子原只洗净、肉桂、茴香洗净，生姜切片。

② 锅内加水烧开，放入洗干净的鸽子稍煮片刻，去清血污，捞起待用。

③ 取炖盅一个，将鸽子、姜片、肉桂、茴香一起放入炖盅内，加入清水炖2小时，调入精盐、味精即成。

【功效】补肝益肾，益气养血。适宜于肝病患者食用。

 ## 补肝养血的带鱼

【性味归经】性温，味甘、咸；归肝、脾经。

【营养成分】带鱼富含蛋白质、低脂肪、钙、磷、铁、碘及维生素B_1、维生素B_2、烟酸、维生素A等成分。带鱼磷及油脂中含有较多的卵磷脂和多种不饱和脂肪酸。

【养肝功效】带鱼有补脾、益气、暖胃、养肝、泽肤、补气、养血、健美的作用。带鱼全身的鳞和银白色油脂层中还含有一种抗癌成分6-硫代鸟嘌呤，对辅助治疗白血病、胃癌、淋巴肿瘤等有益，另外，针对于慢性肝炎和迁延性肝炎有很好的疗效。

【宜忌人群】老人、儿童、孕产妇、心脑血管、白血病、胃癌、淋巴肿瘤患者宜食。疥疮、湿疹等皮肤病或皮肤过敏者应慎吃。

【食用宜忌】带鱼腥气较重，宜红烧，糖醋；因带鱼体表的粉末状的细鳞，是抗癌药物的原料，因此在吃带鱼时最好不要将其身上的鳞刮掉。带鱼忌用牛油、羊油煎炸。

【养肝食谱】

红烧带鱼

【原料】大带鱼中段100克，黑木耳5朵，水发冬菇3只，料酒、精盐、酱油、白糖、花生油、姜末、葱花各适量，香油、水淀粉各少许。

【制作】将带鱼洗净，切成小块，放在碗里加入酱油、料酒，腌制5分钟左右，使之进味，备用。

炒锅置旺火上烧热，放油烧至将冒青烟时，投入鱼块，使鱼块在油里煎至两面呈金黄色，滗去余油，淋上料酒，加盖稍焖片刻，再加入葱花、姜末、酱油、白糖、冬菇、黑木耳及少量清水烧开，移至小火烧8分钟左右，捞出鱼块装盘。

将存有卤汁的锅置旺火上，烧至卤汁稠浓时，用少许水淀粉勾芡，滴上香油拌匀，起锅浇在盘中的鱼块上即成。

【功效】补肝养血，润肤。对慢性肝炎有辅助调治的作用。

养肝明目的青鱼

【性味归经】味甘，性平；归肝、胃经。

【营养成分】青鱼富含蛋白质、脂肪、钙、磷、铁、维生素B_1、维生素B_2、烟酸等物质，其营养价值高于鲤鱼、鲫鱼、鲢鱼。青鱼还富含核酸及锌、硒等微量元素。

【养肝功效】青鱼的营养丰富，很适宜肝病患者食用。中医认为，青鱼有益气化湿、和中、截疟、养肝明目、养胃的功效。另外，鱼肉中富含核酸，这是人体细胞所必须的物质，核酸食品可延缓衰老，辅助肝病患者疾病的治疗。

【宜忌人群】适宜患有各类水肿、肝炎、肾炎、脚气、脾胃虚弱、气血不足、营养不良、高脂血症、高胆固醇血症、动脉硬化等病症者食用。患有癌症、红斑性儿狼疮、淋巴结核、支气管哮喘、痈疖疔疮、皮肤湿疹、疥疮瘙痒等病症者不宜食用。

【食用宜忌】青鱼以秋冬季最为肥壮。可以制粉、炖汤食用。青鱼肉味鲜美，熟后可以食用。尤其脾虚体弱者应多食。但生青鱼胆有剧毒，不可生吃。肝硬化患者忌食。

【养肝食谱】

党参青鱼汤

【原料】青鱼500克，党参30克，苹果、陈皮、桂皮各5克。调料：精盐、葱段、姜片、熟猪油。

【制作】将党参、苹果、陈皮、桂皮分别去杂质洗净，装入纱布袋扎口。

将青鱼去鳞，去鳃，去内脏，洗净。放入锅中，再注入适量清水，加入药袋、熟猪油、姜片、葱段、盐，煮至鱼肉熟烂，拣去姜、葱、纱布袋，用胡椒粉调味即成。

【功效】补肝益肾。适宜肝炎患者食用。

补肝益肾的鲈鱼

【性味归经】味甘，性平；归肝、脾、肾三经。

【营养成分】鲈鱼含有蛋白质、脂肪、糖类、钙、磷、铁、维生素B_2、烟酸和微量元素B_1。还含有较多的铜元素。

【养肝功效】鲈鱼含有丰富的营养，具有补肝肾、益脾胃、化痰止咳之效，对肝肾不足的人有补益作用。

【宜忌人群】适宜贫血头晕、妊娠水肿、胎动不安者食用。患有皮肤病、体生疮肿者忌食鲈鱼。

【食用宜忌】鲈鱼一般用于红烧、清蒸、精烩或制成鱼羹，但以鸡汤烹煮的味道最佳。秋末冬初的成熟鲈鱼，特别肥美，营养物质也最丰富，是吃鲈鱼的最好时节。鲈鱼不可与牛羊油、奶酪和中药荆芥同食。鲈鱼是肉食性鱼类，鱼肝不宜食用。

【养肝食谱】

鲈鱼炖姜丝

【原料】活鲈鱼1条（重约750克），姜15克，水发香菇25克，葱白15克，料酒15克，精盐5克，味精少许。

【制作】将鲈鱼去鳞，在尾部肛门处横剖一刀，从鳃处掏出内脏，洗净，鱼身两侧均剖上宽4厘米的刀纹，放在汤盆中。将香菇切成宽1厘米的片；姜洗净切丝；葱白洗净，切成长约6厘米的段，备用。锅内放鱼，把香菇片、姜丝片分别排在鱼身上，葱段排鱼头鱼尾两处，然后加清水50毫升、料酒、精盐、味精，加锅盖，用旺火炖30分钟取出，拣去葱段即成。

【功效】补肝益肾，健脾开胃。适宜于肝病患者食用。

补虚养肝的鲟鱼

【性味归经】味甘，性平；归肺、肝经。

【营养成分】鲟鱼含有丰富的蛋白质、脂肪、膳食纤维、维生素和磷、钾、钙、硒、镁等矿物质。

【养肝功效】鲟鱼是食用价值极好的大型经济鱼类。全身除体表骨板外其他部分（含骨骼）都可食用，营养价值极高，被列为高级滋补品。不但能很好地补肝养肝，还能有效地预防肝癌的发生，是肝病患者常食的营养食物。

【宜忌人群】一般人均可食用。

【食用宜忌】鲟鱼可鲜食或熏制，骨骼为软骨均可食用，鱼筋、肠、鳍都可加工成上等名菜，特别是鱼鳍可制成鱼翅食用，鱼卵可制成享有盛誉的黑鱼籽酱。

【养肝食谱】

椒灼鲟鱼

【原料】鲟鱼一条约1000克，菜心50克，葱油100克，香油5克，老抽15克，料酒5克，盐8克，味精5克，小米椒粒10克，青椒粒10克。

【制作】鲟鱼宰杀洗净，取净肉，打斜刀，切成5厘米见方的小块，加料酒、盐码味5分钟待用。将鱼片摆入盘中，排列整齐，用氽水的菜心围边，上蒸笼大火蒸5分钟取出。

锅内放入葱油，五成热时下小米椒粒、青椒粒小火炒香，下老抽、盐3克、味精调味，倒入香油，起锅淋在鱼片上即可。

【功效】滋养肝肾。适宜肝病患者食用。

修复肝脏的牛奶

【性味归经】味甘，性平、微寒；归心、肺、胃经。

【营养成分】牛奶主要含有蛋白质、脂肪、糖类，还有钙、磷、铁、硫胺素、维生素B_2、烟酸、维生素A、维生素C等成分。

【养肝功效】主要为补充蛋白质，但以酸奶为佳，因酸奶可调整肠道菌群促进毒素排出，另有酸奶可促进干扰素生成一说，帮助保肝护肝实现增强免疫的功能。

【宜忌人群】老少皆宜。低脂奶适合老年人、血压偏高人群。高脂奶适合中等及严重缺钙者，少儿失眠者、工作压力大者可多饮牛奶。婴儿喝牛奶需经过适当稀释。缺铁性贫血、乳糖酸缺乏症、胆囊炎、胰腺炎患者不宜饮用；脾胃虚寒作泻、痰湿积饮者慎服。另外，肠易激综合征、牛奶过敏者、已经肠胃手术的人不宜服用。

【食用宜忌】冰镇牛奶会引起轻度腹泻，影响营养物质的吸收，而且对于原本患有溃疡病、结肠炎、胆囊炎等症的患者，还会促使旧病复发。牛奶不宜与白糖同煮，这样会生成一种有毒物质，反而对人体健康有害。所以应在牛奶煮开后，搁置一段时间，不烫时再加白糖。在服用四环素类药物（包括四环素、土霉素、强力霉素）时不宜喝牛奶。

【养肝食谱】

羊肉奶羹

【原料】羊肉250克、生姜20克、山药100克、牛奶250毫升。

【制作】将羊肉洗净切成小块，生姜切成片。

将上述2味一起放进砂锅，加水适量，文火炖7～8小时，搅匀，去除未烂残渣，留羊肉汤，加入切片山药，煮烂，再倒入牛奶，烧开即可。

【功效】温中补虚。适宜于肝病患者恢复期。

第四篇 饮食养肝，民以食为天

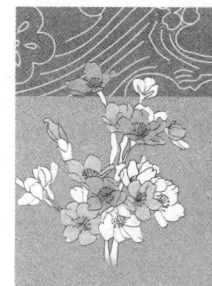

第四章：养肝的经典偏方

舒肝养胃方

【原料】鸡内金10克，生山楂9克，茯苓10克，薏苡仁（薏米）10克。
【制用法】每日一副，煎熬后，分4次口服，疗程2个月。
【功效主治】具有舒肝理气、健脾养胃功效。

丹参黄豆汤

【原料】丹参10克，黄豆50克，蜂蜜适量。
【制用法】将丹参洗净放砂锅中，黄豆洗净用凉水浸泡1小时，捞出倒入锅内加水适量煲汤，至黄豆烂，拣出丹参，加蜂蜜调味即可食用。
【功效主治】补虚养肝，活血祛瘀。适用于慢性肝炎、肝脾肿大者调补。

健脾益气养肝方

【原料】黄芪15克，党参15克，白术15克，茯苓15克，甘草6克，黄精15克，沙参15克，麦冬10克，枸杞子15克，白芍15克。
【制用法】将上药共煎，每次煎得药汁100～150毫升。每日早、晚各服1次。
【功效主治】健脾、益气、生津、养肝。主治急性病毒性肝炎恢复期、慢性病毒性肝炎，由于肝病日久，脾虚失运，肝阴受损，缠绵不易恢复者。

杞菊地黄丸

【原料】 枸杞子40克,菊花40克,熟地黄160克,山茱萸(制)80克,牡丹皮60克,山药80克,茯苓60克,泽泻60克。

【制用法】 将以上八味,粉碎成细粉,过筛,混匀。每100克粉末用炼蜜35～50克加适量的水泛丸,干燥,制成水蜜丸;或加炼蜜80～110克制成小蜜丸或大蜜丸,即得。口服,水蜜丸1次6克,小蜜丸1次9克,大蜜丸1次1丸,1日2次。

【功效主治】 滋肾养肝。用于肝肾阴亏,眩晕耳鸣,羞明畏光,迎风流泪,视物昏花。

一贯煎

【原料】 北沙参10克,麦冬10克,当归10克,生地黄30克,枸杞子12克,川楝子5克。

【制用法】 水煎,去渣温服。

【功效主治】 滋养肝肾,疏肝理气。治肝肾阴虚,肝气不舒。胸脘胁痛,嗳气吞酸,咽干口燥,舌红少津,脉弦细弱。现用于胃溃疡、胃炎、慢性肝炎、肋间神经痛、高血压、神经官能症等属肝肾阴虚者。

【注意】 有停痰积饮的患者忌服。

加味一贯煎

【原料】 南沙参15克,麦冬10克,当归12克,细生地黄20克,金铃子10克,夜交藤30克,丹参30克,鸡血藤30克,柴胡10克,姜黄10克,郁金10克,薄荷3克。

【制用法】 先将药物用冷水浸泡1小时,浸透后煎煮。首煎沸后文火煎50分钟,二煎沸后文火煎30分钟。煎好后两煎混匀,总量以250～300毫升为宜。每日服1剂,每剂分2次服用,饭后2小时温服。连服2剂,停药1d,每月可服20剂。或间日服1剂。服药过程中,停服其他任何中西药物。

【功效主治】滋肾，养肝，疏肝。适用于迁延性肝炎、慢性肝炎、肝硬化、肝癌等病，证见肝区疼痛，口干目涩，大便偏干，脉弦细滑数，舌质红苔薄黄干等，中医辨证属于肝肾阴虚、气滞血瘀者。

柴胡疏肝散

【原料】柴胡、川芎、枳实、香附、陈皮、厚朴各10克，白芍、半夏各6克，甘草5克。

【制用法】每日1剂，水煎300毫升，早晚各服1次。

【功效主治】用于疏肝和胃，理气止痛。胃神经症（肝气郁结，横逆犯胃型），症状为腹痛、腹胀、纳差、嗳气、伴有失眠、健忘、腹泻、易激动、大便时溏时结、恶心呕吐、舌质淡、苔薄白、脉弦。

逍遥散

【原料】柴胡（去苗）、当归（去苗，微炒）、白芍、白术、茯苓（去皮，白者）各30克，甘草（微炙赤）15克。

【制用法】上药研为粗末，每服6克，水一大碗（300毫升），烧生姜一块切破（3～5克），薄荷少许（2～3克），同煎至210毫升，去渣热服，不拘时候。

【功效主治】疏肝解郁，健脾养血。主治七情不遂，肝气郁结而致的病症。

越鞠丸

【原料】苍术、香附、川芎、神曲、栀子各6克。

【制用法】上药为末，水泛为丸，如绿豆大。每服6～9克，温水送下。亦常用作汤剂，水煎服。

【功效主治】疏肝理气，行气解郁，消胀宽中。用于腹闷腹胀，食滞反酸。此方加减可用于消化不良、急性肝炎、慢性肝炎、胆囊炎、胆石症、胃肠术后并发症等属于六郁症者。

柴胡橘叶煎

【原料】柴胡10克，赤芍10克，瓜蒌30克，当归10克，青皮10克，橘叶10克，枳实10克。

【制用法】每日1剂，水煎服。

【功效主治】理气活血，化瘀散结。适用于肝郁气结，痰滞不化而致乳房疼痛，或乳房结块，或月经失调，月经将至以前乳房胀痛或窜痛，或乳下有条索状物，疼痛，色微紫，或带状疱疹，剧烈疼痛难忍，舌苔白，脉弦滑者。

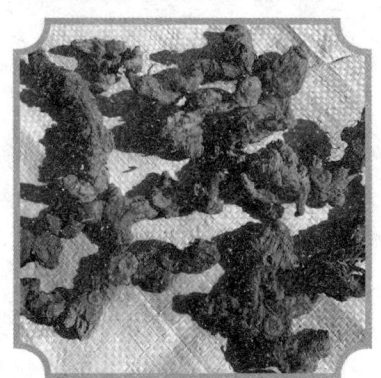

丹鸡黄精汤

【原料】丹参20克，黄精20克，生地黄20克，田基黄20克，鸡血藤15克，女贞子15克，沙参10克，川楝子10克，当归10克，郁金10克。

【制用法】每日1剂，水煎服。

【功效主治】疏肝理气，活血散瘀。主治慢性肝炎。

沉香降气汤

【原料】香附（炒，去毛）12.5千克，沉香575克，缩砂仁1.5千克，甘草（炙）3.75千克。

【制用法】上为细末。每服3克，加盐少许，沸汤点服。早晨空腹时服，去邪恶气，使无瘴疫。

【功效主治】降气宽中。肝胃气滞，寒湿不化，逆气上冲，胃脘胀满，嗳气或呃逆频频发作，舌苔白，脉沉缓或沉弦者。

四逆散

【原料】甘草（炙）、枳实（破，水渍，炙干）、柴胡、芍药各等分。

【制用法】上四味，捣筛为细末。白饮和服3克，1日3次。

【功效主治】疏肝和脾，解郁透热。治少阴病，阳郁于里，致患热厥；以及肝失条达，气郁致厥，手足厥冷，或咳，或悸，或小便不利，或腹中痛，或泄痢下重，脉弦细。

滋水清肝饮

【原料】生地、山茱萸、怀山药、泽泻、茯苓、酸枣仁、栀子、白芍各12克，丹皮10克，当归6克，柴胡9克。

【制用法】每日1剂，水煎，分早、晚2次口服。

【功效主治】滋阴养血，清热疏肝。主治阴虚肝郁，胁肋胀痛，胃脘疼痛，咽干口燥，舌红少苔，脉虚弦或细软。

【加减】纳差加鸡内金、焦三仙，恶心、呕吐加竹茹、半夏，胁痛明显加延胡索、川楝子、郁金，有黄疸加虎杖，腹胀加木香。

虎潜丸

【原料】黄柏（酒炒）250克，龟版（酒炙）120克，知母（酒炒）60克，熟地黄、陈皮、白芍各60克，锁阳45克、虎骨（炙）30克，干姜15克。

【制用法】上药为末。酒糊丸或粥丸。每丸重9克。每次1丸，日服2次。空腹淡盐汤或温开水送下。

【功效主治】滋阴降火，强筋壮骨。治肝肾阴虚，精血不足，筋骨软弱，腿足消瘦，行走无力，舌红少苔，脉细弱，现用于脊髓灰质炎后遗症，慢性关节炎，中风后遗症而属肝肾不足者。

龟龙通窍煎

【原料】龟板10克，鳖甲15克，龙骨15克，远志18克，石菖蒲20克。

【制用法】每日1剂，水煎服。

【功效主治】滋阴开窍。主治肝虚窍闭的耳聋耳堵，鼻不闻香臭，脉沉者。

救逆汤

【原料】炙甘草18克,干地黄18克,生白芍18克,麦冬(不去心)15克,阿胶9克,生龙骨12克,生牡蛎24克。

【制用法】以水800毫升,煎取640毫升,分3次服。

【功效主治】滋阴潜阳,复脉救逆。主治肝气郁滞,胸胁满胀,气短,舌苔白,脉沉或伏者。

四物汤

【原料】当归10克,川芎10克,熟地黄10克,白芍10克。

【制用法】将上述药物水煎服,每日1剂。

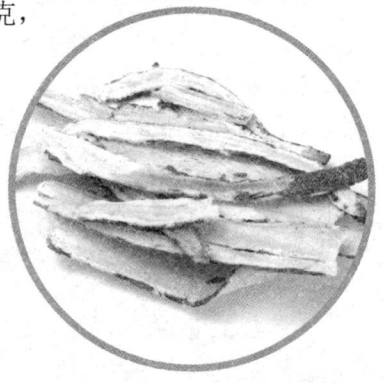

【功效主治】补血养肝,和血调经。主治冲任虚损,月经不调,脐腹㽲痛,崩中漏下,血瘕块硬,时发疼痛;妊娠将理失宜,胎动不安,腹痛血下,以及产后恶露不下,结生瘕聚,少腹坚痛,时作寒热;跌打损伤,腹内积有瘀血。

吴茱萸汤

【原料】吴茱萸9克,人参9克,生姜18克,大枣4枚。

【制用法】上4味,以水1升,煮取400毫升,去渣,温服100毫升,日服3次。

【功效主治】温中补虚,降逆止呕:用于脾胃虚寒或肝经寒气上逆,而见吞酸嘈杂,或头顶痛、干呕吐涎沫,舌淡苔白滑,脉沉迟者。

暖肝煎

【原料】当归6~9克,枸杞子9克,茯苓6克,小茴香6克,肉桂3~6克,乌药6克，沉香（或木香亦可）3克。

【制用法】水300毫升，加生姜3～5片，煎至210毫升，空腹时温服。

【功效主治】暖肝温肾，行气止痛。治肝肾阴寒，小腹疼痛，疝气。

当归龙荟丸

【原料】当归（酒炒）100克，龙胆（酒炒）100克，芦荟50克，青黛50克，栀子100克，黄连（酒炒）100克，黄芩（酒炒）100克，黄柏（盐炒）100克，大黄（酒炒）50克，木香25克，麝香5克。

【制用法】以上11味，除麝香外，其余当归等10味粉碎成细粉，将麝香研细，与上述粉末配研，过筛，混匀，用水泛丸，低温干燥，即得。口服，1次6克，1日2次。

【功效主治】泻火通便。用于肝胆火旺，心烦不宁，头晕目眩，耳鸣耳聋，胁肋疼痛，脘腹胀痛，大便秘结。

龙胆泻肝方

【原料】龙胆草6克，黄芩9克，山栀子9克，泽泻12克，木通9克，车前子9克，当归8克，生地黄20克，柴胡10克，生甘草6克。

【制用法】作水剂煎服，根据病情轻重决定用药剂量。也可制成丸剂，每服6～9克，日2次，温开水送下。

【功效主治】泻肝胆实火，清下焦湿热。用于肝胆实火证和肝经湿热证。

【加减】若肝胆实火较盛，可去木通、车前子，加黄连以助泻火之力；若湿盛热轻者，可去黄芩、生地黄，加滑石、薏苡仁以增强利湿之功；若玉茎生疮，或便毒悬痈，以及阴囊肿痛，红热甚者，可去柴胡，加连翘、黄连、大黄以泻火解毒。

泻青丸

【原料】龙胆50克，大黄（酒炒）50克，防风50克，羌活50克，栀子50

克,川芎75克,当归50克,青黛25克。

【制用法】以上8味,粉碎成细粉,过筛,混匀。每100克粉末加炼蜜140～160克制成大蜜丸,即得。口服。1次7克,1日2次。

【功效主治】清肝泻火。用于耳鸣耳聋,口苦头晕,两胁疼痛,小便赤涩。

左金丸

【原料】黄连600克,吴茱萸100克。

【制用法】以上2味,粉碎成细粉,过筛,混匀,用水泛丸,干燥,即得。口服,一次3～6克,1日2次。

【功效主治】泻火,疏肝,和胃,止痛。用于肝火犯胃,脘胁疼痛,口苦嘈杂,呕吐酸水,不喜热饮。

丹栀逍遥散

【原料】炙甘草1.5克,当归3克,芍药3克,茯苓3克,炒白术3克,柴胡1.5克,炒栀子1.5克。

【制用法】水煎服。

【功效主治】养血健脾,疏肝清热。肝郁血虚,内有郁热证。潮热晡热,烦躁易怒,或自汗盗汗,或头痛目涩,或颊赤口干,或月经不调,少腹胀痛,或小便涩痛,舌红苔薄黄,脉弦虚数。

奔豚汤

【原料】甘草、芎䓖、当归各6克,半夏12克,黄芩6克,生葛15克,芍药6克,生姜12克,甘李根白皮12克。

【制用法】上药9味,以水1.2升,煮取400毫升。温服100毫升,分3次服。

【功效主治】清热平肝,降逆止痛。主由惊恐恼怒,肝气郁结,奔豚气上冲胸;肝胃不和,气逆上攻,胁助疼痛,噫气呕呃。

犀角地黄汤

【原料】犀角（水牛角代）30克，生地黄24克，芍药12克，牡丹皮9克。

【制用法】作汤剂，水煎服，水牛角镑片先煎，余药后下。以水9升，煮取3升，分3次服。

【功效主治】清热解毒，凉血散瘀。本方常用于重症肝炎、肝昏迷、弥漫性血管内凝血、尿毒症、过敏性紫癜、血小板减少性紫癜、蛛网膜下隙出血、急性白血病、败血症、流行性脑脊髓膜炎、流行性出血热等属血分热盛者。

镇肝息风汤

【原料】怀牛膝30克，生赭石（轧细）30克，川楝子（捣碎）6克，生龙骨（捣碎）15克，生牡蛎（捣碎）15克，生龟版（捣碎）15克，生杭芍、玄参、天冬各15克，生麦芽、茵陈各6克，甘草4.5克。

【制用法】水煎服。

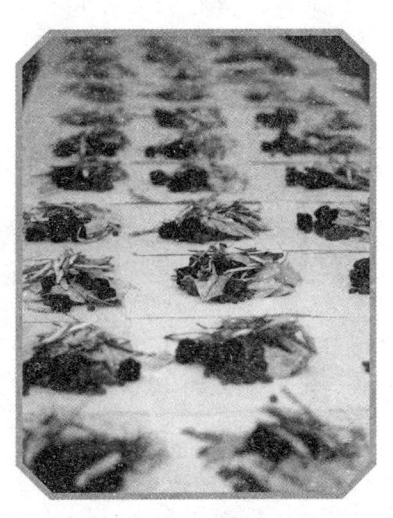

【功效主治】镇肝熄风，滋阴潜阳。主治治内中风证。肝阳上亢，肝风内动，头目眩晕，或脑中时常作疼发热，或目胀耳鸣，或心中烦热，或时常噫气，或肢体渐觉不利，或口眼渐形歪斜，或面色如醉，甚或眩晕，至于颠仆，昏不知人，移时始醒，或醒后不能复原，精神短少，或肢体痿废，或成偏枯，其脉弦长有力。

【加减】心中热甚者，加生石膏30克；痰多者，加胆南星6克，尺脉重按虚者，加熟地黄24克，净萸肉1.5克，大便不实者，去龟版、赭石，加赤石脂30克。

天麻钩藤饮

【原料】天麻、栀子、黄芩、杜仲、益母草、桑寄生、夜交藤、朱茯神各9克，川牛膝12克，钩藤（后下）12克，石决明（先煎）18克。

【制用法】水煎服。

【功效主治】平肝熄风，清热活血，补益肝肾。主治肝经有热，肝阳偏亢，头痛头胀，耳鸣目眩，少寐多梦；或半身不遂，口眼㖞斜，舌红，脉弦数。现用于高血压病。

大定风珠

【原料】生白芍18克，阿胶9克，生龟版12克，干地黄18克，麻仁6克，五味子6克，生牡蛎12克，麦冬（连心）18克，炙甘草12克，鸡子黄2枚，鳖甲（生）12克。

【制用法】上药用水1.6升，煮取600毫升，去滓，再入鸡子黄，搅令匀，分3次服。

【功效主治】滋阴养液，柔肝熄风。主下焦温病，热邪久羁，吸烁真阴，神倦瘛疭，脉气虚弱，舌绛苔少，时时欲脱者。

羚羊钩藤汤

【原料】羚羊角1～5克（先煎），钩藤9克（后下），霜桑叶6克，川贝母9克，鲜竹茹10克，生地黄15克，菊花9克，白芍12克，茯神木10克，生甘草3克。

【制用法】水煎服。

【功效主治】平肝熄风，清热止痉。肝经热盛，热极动风所致的高热不退，烦闷躁扰，手足抽搐，甚至神昏，发为痉厥、舌绛而干，脉弦而数。温病热极生风，痉挛抽搐。

归芍地黄丸

【原料】当归40克，白芍（酒炒）40克，熟地黄160克，山茱萸（制）80克，牡丹皮60克，山药80克，茯苓60克，泽泻60克。

【制用法】以上8味，粉碎成细粉，过筛，混匀。每100克粉末加炼蜜35～50克与适量的水，泛丸，干燥；或加炼蜜80～110克制成小蜜丸或大蜜丸，即得。

【功效主治】滋肝肾，补阴血，清虚热。用于肝肾两亏，阴虚血少，头晕目眩，耳鸣咽干，午后潮热，腰腿酸痛，脚跟疼痛。

明目地黄丸

【原料】熟地黄160克，山茱萸（制）80克，牡丹皮60克，山药80克，茯苓60克，泽泻60克，枸杞子60克，菊花60克，当归60克，白芍60克，蒺藜60克，石决明（煅）80克。

【制用法】以上12味，粉碎成细粉，过筛，混匀。每100克粉末加炼蜜35～50克与适量的水，泛丸，干燥；或加炼蜜90～110克制成小蜜丸或大蜜丸，即得。

【功效主治】滋肾，养肝，明目。用于肝肾阴虚，目涩畏光，视物模糊，迎风流泪。

小建中汤

【原料】饴糖30克，桂枝9克，芍药18克，生姜9克，大枣6枚，炙甘草6克。

【制用法】上6味，以水7升，煮取3升，去渣，内饴，更上微火消解。温服1升，分3次服。（现代用法：水煎取汁，兑入饴糖，文火加热溶化，分2次温服）。

【功效主治】温中补虚，和里缓急。常用于治疗胃及十二指肠溃疡、慢性肝炎、神经衰弱、再生障碍性贫血（再障）、功能性发热属于中气虚寒，阴阳气血失调者。

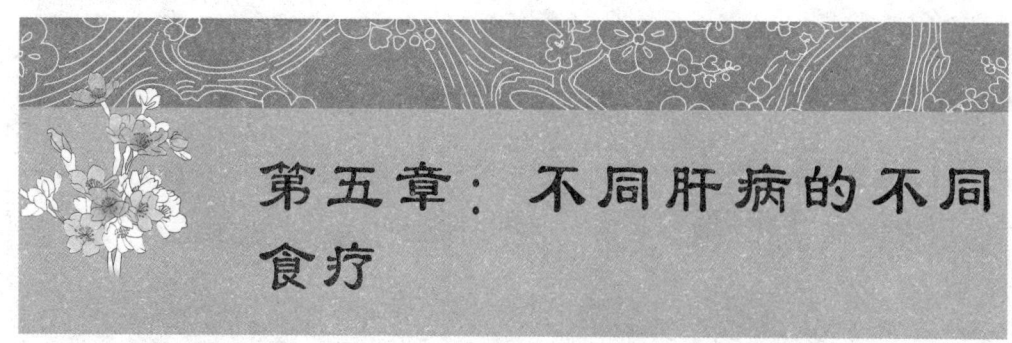

第五章：不同肝病的不同食疗

脂肪肝病患者养肝食疗

凉拌鲜笋

【原料】熟鲜笋尖100克，竹笋100克，鲜香菇50克，菜心100克，植物油5毫升，精盐、味精、白糖、黄酒、麻油、胡椒粉各适量。

【制作】熟鲜笋尖、菜心洗净，切成5厘米长的丝；香菇洗净、切丝，竹笋去皮、洗净切5厘米长的丝。将备好的竹笋、熟鲜笋尖、菜心、香菇丝，分别入开水锅烫约1.5分钟，捞出，沥水装盘。炒锅加热，放油，烹入黄酒，加少量的水或素鲜汤，再放入白糖、盐、味精、胡椒粉、麻油等调味，然后倒在装有鲜笋丝的盘中拌均匀，即可食用。

【主治】此菜适用于单纯性肥胖症、高脂血症、脂肪肝的人群，具有健脾减肥、防癌抗癌的作用。

茭白炒毛豆

【原料】茭白300克，鲜毛豆粒150克，白糖、红辣椒、葱末、姜末、盐适量，植物油5克。

【制作】将鲜毛豆粒入沸水锅煮约13～15分钟，捞出，沥水；茭白去皮，切片，入沸水锅烫2分钟，红辣椒洗净、去籽、去蒂，切大片。炒锅加热，放油，放葱末、姜末炒香，再放茭白、毛豆粒、红辣椒炒至熟时，放白糖、盐，炒匀即可。

【主治】此菜适用于慢性支气管炎、高脂血症、动脉硬化、高血压、脂肪肝的患者食用，具有理气宽胸、通络祛脂的功效。

蒸三鲜菜卷

【原料】洋白菜400克，胡萝卜100克，香菇50克，冬笋50克，精盐、味精、麻油、葱、姜末各适量。

【制作】将洋白菜洗净，用开水焯透过凉水，捞出用精盐、味精、麻油、葱、姜末等调料的一半腌约10分钟；将胡萝卜、香菇、冬笋分别洗净，用开水焯透过凉水，捞出，切成细丝，并用剩下的一半调料腌制约10分钟。再用腌制的洋白菜叶，包上腌制的三丝，卷成长约3厘米的洋白菜三丝卷，码在平盘中，上锅蒸5~8分钟，出锅后再改刀，切成段即可食用。

【主治】患有动脉硬化、高脂血症、脂肪肝者应常吃这道菜，此菜具有软化血管、防癌抗癌的作用。

西红柿鸡蛋汤

【原料】成熟西红柿200克，鸡蛋1个，素油或香油5毫升，鸡精少许。

【制作】将洗净西红柿切成厚片，待用。将鸡蛋抽打成蛋糊待用。将西红柿在素、香油里煸炒一下即放清水；旺火煮开时缓慢倒入蛋糊，当汤微开时加入鸡精，即可食用。隔天1次，佐餐用。

【主治】具有健胃消食，生津止渴，止血利尿，养血补血，养心安神，滋阴润燥，润肤养颜，去脂护肝等作用。

山药银耳羹

【原料】山药、银耳、莲子、冰糖、枸杞子各适量。

【制作】山药洗净去皮切丁，银耳泡发摘成小朵，莲子泡软去掉莲心；锅内加水，放入山药丁、银耳、莲子、冰糖、枸杞子开锅后慢火煮沸半小时即可。

【主治】该方滋养肝肾，镇静明目等作用。适用于高血压，糖尿病等引起的脂肪肝。

枸圆膏

【原料】枸杞子、龙眼（桂圆）肉、何首乌各等量。

【制作】将上药加水，小火多次煎煮，去渣取汁，继续煎熬浓缩成膏。每次10~20毫升，沸水冲服。

【主治】补益肝肾，养血安神。主治肝肾阴虚型脂肪肝。

肝硬化患者养肝食疗

红枣花生冰糖饮

【原料】红枣、花生仁、冰糖各30克。

【制作】先将花生放入砂锅中，加水文火炖煮20分钟，将红枣去核，放入砂锅中共煮，再炖煮20分钟，加入冰糖后再煮5分钟即成。每晚睡前服用，连用30天为1疗程。

【主治】可舒脾益气、祛湿解毒。适用于急慢性肝炎、肝硬化，有降酶作用。

枸杞蒸鸡

【原料】母鸡1只（童子鸡为佳），枸杞子50克，葱、姜各适量。

【制作】将母鸡脱毛洗净。将枸杞子洗净，塞入鸡腹，放入盆里，腹部向上，放上葱、姜等，蒸2小时。

【主治】适用于慢性肝炎、早期肝硬化患者食用。

大枣苡仁粥

【原料】大枣8枚，薏苡仁50克，糙糯米100克，红糖适量。

【制作】将上4味按常法煮粥食用。每日1剂。

【主治】健脾利湿，益气养血，护肝。适用于慢性肝炎、早期肝硬化等。

枣菇蒸鹌鹑

【原料】鹌鹑肉150克，香菇、红枣各20克，麻油、淀粉、食盐各适量。

【制作】将鹌鹑肉切块，红枣去核切成4瓣，香菇洗净切丝，一起放入碗内，加入盐、淀粉拌匀，上笼蒸15分钟取出，淋上麻油，随餐食之。

【主治】鹌鹑肉有补脾益气之功，可防治肝硬化。

酱烧茄子

【原料】茄子5个，猪肉70克，酱油10克。

【制作】将茄子洗净切成4份，浸泡在水中去除异味，捞出沥水。将油锅烧至八成热时，放入茄子，炒去水分备用。猪肉切成丝，浇上酱油，加入淀粉。大蒜捣泥。将锅烧热，放入大蒜炒出香味，放入猪肉、葱、茄子等，翻炒至熟，加少许醋和味精，即可出锅，佐餐。

【主治】补气益肝。适用于肝硬化早期。

大枣茯苓粥

【原料】大枣20枚，茯苓粉30克，粳米60克，红糖适量。

【制作】将大枣、粳米洗净，加水煮为稀粥，调入茯苓粉，再煮数沸，食前加入红糖。每日1剂，连服5～7日。

【主治】补脾益气，养血护肝，利湿消肿。适用于肝硬化。

大枣冬瓜汁

【原料】大枣15枚，冬瓜汁60毫升。

【制作】将大枣洗净，加水煎汤，兑入冬瓜汁服食。每日2～3剂。

【主治】补中益气，养血护肝，利尿消肿。适用于肝硬化腹水。

枸杞子麦冬蛋丁

【原料】鸡蛋5个，枸杞子、花生米、猪瘦肉各30克，麦冬10克，盐、湿淀粉、味精各适量。

【制作】将花生米煎脆；枸杞子洗净，入沸水中略汆一下；麦冬洗净，入沸水中煮熟，切成碎末；猪瘦肉切丁；鸡蛋打在碗中，加盐少许搅匀，把蛋倒进另一碗中（碗壁涂油）隔水蒸熟，冷却后将蛋切成粒状。锅置旺火上，放花生油，把猪肉丁炒熟，再倒进蛋粒、枸杞子、麦冬碎末、炒匀，放盐少许及湿淀粉勾芡。最后放味精适量，脆花生米铺在上面即成。每日2次，佐餐食。

【主治】滋补肝肾。适用于慢性肝炎、早期肝硬化等。健康人食用能增强体质、防病延年。

泥鳅炖豆腐

【原料】泥鳅500克，水豆腐300克。

【制作】将泥鳅洗净黏液，剖腹去内脏，加水1000毫升，用武火烧开后撇去浮沫，接着将水豆腐切成小块放入，水沸后转用小火炖至豆腐呈蜂窝状，加入葱姜、精盐和味精调味，淋上麻油即成。分1～2次趁热服。

【主治】适用于肝硬化轻度腹水、小便不利。

海带炖黑豆

【原料】鲜海带200克,黑豆100克,瘦猪肉100克,姜5克,葱5克,盐5克。

【制作】把黑豆洗净,去杂质;猪瘦肉洗净切4厘米见方的块;海带洗净,切丝;姜切片,葱切段。然后把海带、黑豆、瘦猪肉、姜、葱放入炖锅内,加水600毫升。再将炖锅置武火上烧沸,打去浮沫,再用文火炖1小时,加入盐拌匀即成。每日1次,每次吃海带、猪肉50克,随意喝汤。

【主治】利水,解毒。可供肝硬化腹水患者日常保健食用。

荸荠牛奶饮

【原料】荸荠100克,牛奶200毫升,白糖20克。

【制作】将荸荠洗净;去皮,切片。把荸荠放入炖杯内,加清水100毫升,用武火烧沸,文火炖煮5分钟;牛奶装入奶锅,用中火烧沸,待用。将牛奶、荸荠、白糖同放炖杯内,烧沸即成。每日1次,每次1杯。

【主治】清热,止渴,用于肝硬化患者,症见口渴、黄疸、目赤者。

赤小豆鸭肉粥

【原料】赤小豆50克,大米100克,鸭肉50克,姜5克,葱5克,盐5克,大蒜10克。

【制作】将赤小豆洗净,去杂质,浸泡2小时;鸭肉洗净,去骨,切成肉粒,姜、葱、蒜剁成粒;大米淘洗干净。把大米放锅内,加赤小豆,注入清水600毫升。将锅置武火烧沸,再加入鸭肉、姜、葱、蒜、盐同煮,用文火继续煮45分钟即成。每日1次,每次吃粥100克。

【主治】清热解毒,利水消肿。适用于肝硬化腹水者。

急性黄疸型肝炎患者养肝食疗

芹菜大枣车前汤

【原料】鲜芹菜150克,大枣12枚,车前草30克,白糖适量。

【制作】将前3味水煎取汁,调入白糖饮服。每日1剂,连服5~7日。

【主治】清热利湿,益气平肝。适用于急性黄疸型肝炎。

芹菜煮红枣

【原料】芹菜200克,红枣50克。

【制作】将芹菜洗净,红枣去核,一起放入砂锅中,加水文火炖煮1小时,取去芹菜,加适量白糖,喝汤吃枣。

【主治】益气健脾,平肝清热。主治高血压、急性黄疸型肝炎、膀胱炎。

山楂红茶饮

【原料】红茶20克,白糖30克,葡萄糖30克,山楂粉20克。

【制作】将红茶、白糖、葡萄糖、山楂粉用沸水500毫升浸泡15分钟即可。每日分3次,连用10日。

【主治】具有补肝化瘀、利湿退黄之功效。适用于急性黄疸型肝炎。

地胆草炖肉

【原料】地胆草连根叶(鲜)120~180克,猪瘦肉50克。

【制作】将肉洗净切块,与地胆草头、根、叶共炖,肉熟烂即可,去药渣。吃肉喝汤,连服数日。

【主治】具有清热、解毒、利水之功效。适用于急、慢性黄疸型肝炎患者。

酱炒螺蛳

【原料】螺蛳500克(清水养1天,去尾,洗净),豆瓣酱50克。

【制作】取锅烧热,入油适量,待油热后放入螺蛳炒片刻,再加入豆瓣酱、姜片、料酒、白糖、味精及少量水,焖烧到螺蛳肉熟,撒上葱花,即可起锅装盘。

【主治】清热,利水,明目,适宜急性黄疸型肝炎、慢性活动性肝炎及胆囊炎患者服食。

茵陈桃花粥

【原料】茵陈蒿30克,桃花10克,粳米100克。

【制作】将上两味中药水煎2次,每次用水600毫升,煎半小时,两次混合,去渣留汁于锅中;再将粳米放入,用小火慢熬成粥,下精盐,淋麻油。分2次空腹服。

【主治】清热,利湿,退黄。主治急性黄疸型肝炎。

夏枯草冰糖茶

【原料】夏枯草30～60克，冰糖15克。

【制作】将夏枯草洗净，煎取浓汁，去渣，加入冰糖煮溶化，代茶饮。

【主治】清肝火，散郁结，降血压，明目，消肿。用于急性黄疸型肝炎、肺结核、痢疾等。

茵陈蒿粥

【原料】茵陈蒿50克，粳米100克，白糖适量。

【制作】茵陈蒿水煎2次，每次用水600毫升，煎半小时，两次混合，去渣留汁于锅中。再将粳米放入，用文火慢熬成粥，加入白糖，调匀即可。

【主治】清热解毒，利湿退黄。适用于治疗急性传染性黄疸型肝炎、小便不利。

玉米须蚌肉汤

【原料】玉米须50克，蚌肉120克。

【制作】先将蚌肉放入瓦罐文火煮熟，再放玉米须一起煮烂。每次吃蚌肉30克，喝汤100毫升。

【主治】急性黄疸期每日2次，黄疸消退后隔日1次。玉米须甘平，利胆利尿；蚌肉甘寒，清热解毒，共奏清利湿热、平肝退黄之功。

急性无黄疸型肝炎患者的食疗

冬瓜三豆汤

【原料】冬瓜250克，赤小豆100克，扁豆30克，绿豆60克，精盐1克。

【制作】将冬瓜洗净、去皮、切片，与洗净的赤小豆、绿豆、扁豆一起放入锅，加适量清水，用文火煮至三种豆熟，加入精盐即成。早晚分食。

【主治】健脾利湿。主治湿阻脾胃型急性无黄疸型肝炎。

山楂山药鲤鱼汤

【原料】鲤鱼1尾（约300克），山药30克，山楂30克，生姜、精盐、味精各适量。

【制作】将鲤鱼去鳞、鳃及内脏,洗净切块,放入油锅,加生姜爆香,取出备用;将山楂、山药洗净。将全部材料一起放入砂锅内,加适量水,武火煮沸,然后用文火煮1~2小时,加精盐、味精再稍煮即可。

【主治】补胃健脾,消食导滞。主治肝脾不调型急性无黄疸型肝炎。

山药鸡内金粥

【原料】山药30克,山楂10克,鸡内金10克,粳米120克。

【制作】将山药、山楂、鸡内金、粳米分别洗净,然后一起放入砂锅内,加适量清水用文火煮成粥。随量食用。

【主治】健脾开胃,消食导滞。主治肝脾不调型急性无黄疸型肝炎。

山药鸡内金鳝鱼汤

【原料】黄鳝250克,山药10克,鸡内金10克,生姜4片,料酒、精盐、味精各适量。

【制作】将黄鳝宰杀,去内脏,洗净切段,如开水锅中焯一下;将山药、鸡内金洗净。起油锅,放入鳝鱼肉,加黄酒少许,加适量清水、鸡内金、山药和生姜,先用武火煮沸,转用文火煮1小时,加精盐、味精稍煮即可。

【主治】健脾开胃,消食导滞。主治肝脾不调型急性无黄疸型肝炎。

急性肝炎患者的食疗

凉拌芹菜

【原料】鲜芹菜500克,水发海蜇皮150克,小海米3克。

【制作】芹菜去叶,除粗筋,切成段,在开水中烫一下,沥干水分;小海米泡涨,海蜇皮洗净,切丝。将芹菜、海蜇皮丝、小海米一起拌匀,加入醋、盐、味精、糖调好味即成。

【主治】本菜肴具有清肝、化痰、利湿的功效,故适宜于急性肝炎服食。

猪胆蜂蜜膏

【原料】鲜猪胆5个,蜂蜜、冰糖各100克。

【制作】先将冰糖加500毫升清水,加热使其溶化。后倒入蜂蜜,继续加热熬炼至水分基本蒸发。将猪胆汁倒入，煮沸搅匀。冷却后装瓶备用。每日3次，每次10毫升，用沸水冲服，15日为1个疗程。

【主治】适用于治疗急性肝炎。

橘子荸荠茶

【原料】橘子1个，荸荠10枚（去皮）。

【制作】橘子洗净连皮，与荸荠捣烂，开水冲泡。当茶频服，每日1～2次。

【主治】本方适用于急性肝炎。

莲子百合荠菜粥

【原料】荠菜100克，莲子50克，百合30克，粳米150克，白糖适量。

【制作】将荠菜洗净；将百合洗净，撕成瓣状。将粳米淘洗干净，与莲子、百合一起放入锅内，加适量清水，武火煮沸，再转文火煮30分钟。然后放入荠菜，加入白糖，煮沸即成。可做早晚餐食用。

【主治】平肝，清热，解毒。主治急性肝炎高热、小便赤短等。

垂盆草糖浆

【原料】鲜垂盆草200克，红枣20个，白糖15克。

【制作】将鲜垂盆草切碎，红枣洗净，加水1000克共煎成浆约600克，加白糖即成。

【主治】适宜于急性肝炎、低热烦躁、脾胃素虚、体倦乏力患者。

茵陈鲜蘑菇粥

【原料】嫩茵陈叶20克，鲜蘑菇片15克，粳米100克。

【制作】先将鲜茵陈洗净沥水，鲜蘑菇切薄片，等粳米煮熟后，先把鲜蘑菇放粥内略烫，再加入鲜茵陈叶5分钟后即可，放温服用。

【主治】茵陈清热利湿祛黄。蘑菇健脾和胃，粳米益胃，合为清热利湿，疏肝健脾，适用于肝炎急性期的湿热内蕴型肝炎。

猪肝菠菜汤

【原料】猪肝、菠菜各100克，洗净、香油、食盐、味精各少许。

【制作】猪肝切片。水煮沸后倒入菠菜，煮沸加入猪肝，再煮2～3分钟，即可吃猪肝、菠菜，喝汤。

【主治】两物合用有补肝、养血、明目、利水通小便的作用，用于急性肝炎各期。

慢性肝炎患者的食疗

四季豆枣米粥

【原料】四季豆（干品）50克，大枣12枚，大米100克，蜂蜜30克。

【制作】将四季豆、大枣、大米去杂，洗净，备用。锅内加水适量，放入四季豆、大枣、大米共煮粥，熟后调入蜂蜜即成。每日1～2次，连服10～15日。

【主治】四季豆有清热解毒、利尿消肿、滋养肝肾等功效。大枣有护肝养血等功效。蜂蜜有清热解毒、润燥止痛等功效。合食，可改善肝炎患者的症状，适用于慢性肝炎。

蘑菇猪瘦肉汤

【原料】鲜蘑菇200克，猪瘦肉200克。

【制作】鲜蘑菇洗净，猪瘦肉洗净切块，一起放入砂锅，加水文火炖煮至瘦肉烂熟加调料，佐餐。

【主治】滋阴润燥，健胃补脾。主治慢性肝炎、白细胞减少症。

枸杞蒸鸡

【原料】净母鸡1只（童子鸡为佳），枸杞子50克，葱、姜各适量。

【制作】将母鸡洗净。将枸杞子洗净，塞入鸡腹，放入盆里，腹部向上，放上葱、姜等，蒸2小时。

【主治】适用于慢性肝炎、早期肝硬化患者食用。

番茄煮牛肉

【原料】鲜番茄250克，牛肉150克。

【制作】将番茄洗净切块，牛肉洗净切成薄片。油锅加热，放入牛肉翻炒，加入番茄翻炒，加盐、味精，加水同煮至熟即成。佐餐。

【主治】平肝益气，健胃消食，养肝补脾。主治慢性肝炎。

鸡骨草蛋汤

【原料】鸡骨草、山栀各30克,瘦猪肉50克,红皮鸡蛋1只,白砂糖适量。

【制作】将猪肉切片,鸡蛋、山栀根、鸡骨草洗净,共放锅中,加水煮10分钟;取出鸡蛋去壳,再放入煮30分钟,加入白砂糖再煮30分钟即成。饮汤、食肉、蛋。每日1次。

【主治】清热养阴、疏肝止痛。适宜于慢性肝炎,有肝区隐痛、烦热、尿黄、乏力、纳呆等症候者食用。

白萝卜炒猪肝

【原料】鲜猪肝250克,白萝卜250克。

【制作】先将两者分别切片,用植物油将萝卜片炒至八成熟,加盐后盛出置盘中,再将猪肝爆炒2~3分钟。然后,把萝卜倒入锅内,快速翻炒2~3分钟,加入调料。分4次佐餐食用。

【主治】治疗慢性肝炎、肝区疼痛、腹胀、纳呆。

首乌当归鸡

【原料】鸡肉250克,制首乌15克,当归、枸杞子各10克,盐、味精少许。

【制作】先煮鸡肉,沸后打去泡沫,把首乌、当归、枸杞子用纱布包好,扎紧口,投入锅内,用文火炖至肉熟烂,捞出药包,放入盐、味精等,起锅即成。

【主治】本药膳功能补肝肾、滋阴血,故可用于慢性肝炎的辅助治疗。

砂仁鲫鱼汤

【原料】鲜鲫鱼150克,陈皮6克,砂仁3克,葱、生姜、精盐各适量。

【制作】将鲜鲫鱼去鳞、鳃及内脏,洗净,将砂仁放入鱼腹中,然后与陈皮一起放入砂锅中,加适量清水,用武火烧沸,放入葱、生姜、精盐,煮至汤浓味香即可。佐餐食用。

【主治】醒脾开胃,利湿止呕。主治肝郁脾虚型慢性肝炎。

黑木耳粥

【原料】粳米、黑木耳各100克,白菜心、猪肉末各50克,虾米25克,麻油20克,精盐和味精各适量。

【制作】把黑木耳、白菜心洗净切细丝,将虾米洗净放入碗中。炒锅上火,下麻油,入白菜心、猪肉末、黑木耳煸炒,调入精盐和味精,盛入碗中。把粳米淘洗干净加水入锅,加水煮粥,粥成后加入碗中的备料拌匀即可。

【主治】益精养血,健脾益气,滋阴补肾。适用于慢性肝炎患者。

黄鳝芦根汤

【原料】黄鳝300克,芦根15克,桑寄生25克,盐3克,鸡精2克,味精2克。

【制作】黄鳝洗净去内杂入锅内,加芦根、桑寄生、清水适量,武火煮沸,文火将鳝炖熟烂,去药渣,加盐、鸡精、味精即可。

【主治】滋阴益气、补肝肾、清热利湿。慢性肝炎患者食用有较好的辅助治疗作用。

苦瓜排骨汤

【原料】猪排骨400克,苦瓜150克,咸菜20克,味精2克。

【制作】将苦瓜清洗干净,然后去子切成块状。猪排骨洗净后,剁成小块备用。咸菜切成丁。锅中倒入适量清水,将猪排骨放入水中略烫一下,撇去浮沫和血,将排骨捞出,再倒一锅清水,将排骨、苦瓜和咸菜一同放入锅中,用大火煮沸,然后用文火炖烂,最后加入味精、盐和香油,调味拌匀,即可饮用。

【主治】清热解毒,平肝补血。适宜慢性肝炎及高血压患者饮用。

肝癌患者的食疗

冬瓜银耳瘦肉汤

【原料】瘦猪肉100克,冬瓜(带子)300克,银耳60克。

【制作】将猪瘦肉洗净切条,冬瓜去皮,洗净,切大块,银耳用清水发透,去蒂,洗净。

将猪瘦肉、带子冬瓜、银耳同放砂锅,加清水适量,武火煮沸,文火炖煮2小时即可食用。

【主治】利水、消肿。适用于肝癌合并腹水者食用。

香菇薏米饭

【原料】粳米250克,生薏米50克,香菇50克,油豆腐3块,青豆半小碗,油、盐各适量。

【制作】取生薏米洗净,浸透心;香菇用湿水发透,香菇浸出液沉淀滤清备用;香菇、油豆腐切成小块。将粳米、薏米、香菇、油豆腐、香菇浸出液等加入盆中混匀,加油、盐调味,撒上青豆上笼蒸熟即可。三餐做主食用,连服15日。

【主治】健脾利湿、理气化痰,是肝癌患者常用食物。香菇味甘性平,为美味珍肴,有益气不饥、治风破血、化痰理气等功能;薏米助其健脾利湿、清热排脓。两者均为抗癌佳品。

茵陈蛇舌草茶

【原料】茵陈、白花蛇舌草各30克,绿茶3克,甘草6克。

【制作】先将茵陈、白花蛇舌草、甘草加水1000毫升,煮沸15分钟左右,取药汁冲茶叶。每日1剂,不拘时徐徐饮之。

【主治】清热化湿、解毒去黄、抗癌肿。适用于肝癌,尤其对肝癌腹水、黄疸、肝硬化等症,有较好的防治和改善作用。

田七藕汁粥

【原料】田七末2～3克,藕汁30毫升,粳米50～100克。

【制作】将粳米洗净,放入砂锅,与田七末同煮粥,粥将成时,加入藕汁,稍煮即成。每日1～2次,温热食。

【主治】止血、散瘀、止痛。适用于肝癌,以出血为主(呕血、便血、局部破裂出血)。

芦笋玉米须二米粥

【原料】芦笋50克,玉米须200克,薏米50克,粳米50克。

【制作】先将鲜芦笋洗净切碎后,盛入碗中,备用。再将玉米须洗净,切成小段,放入双层纱布袋中,扎紧袋口,与洗干净的薏米、粳米同放入砂锅,加水适量,大火煮沸后,改用小火煨煮30分钟,取出玉米须纱袋,滤尽药汁,调入切碎的芦笋,继续用小火煨煮至薏苡仁熟烂如酥,粥黏稠即成。

【主治】清热利湿,抗癌退黄。适用于肝胆湿热型肝癌。

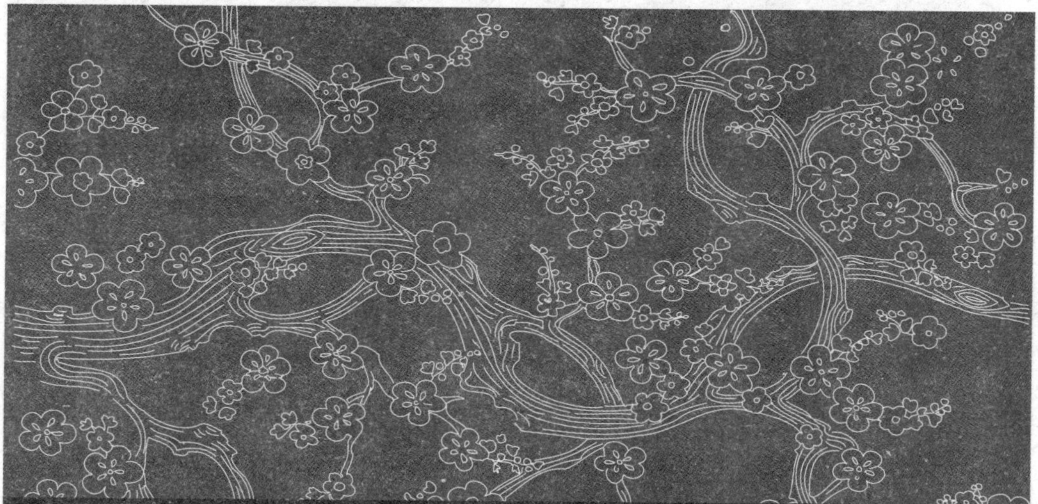

【第五篇】
肝脏健康，始于有效的运动

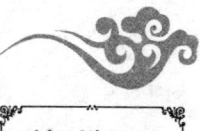

篇首语

积极从事体育锻炼是护肝的又一有效方法，因为运动既可削减超标体重，防止肥胖，消除过多脂防对肝脏的危害，又能促进气体交换，加快血液循环，保障肝脏能得到更多的氧气与养料。

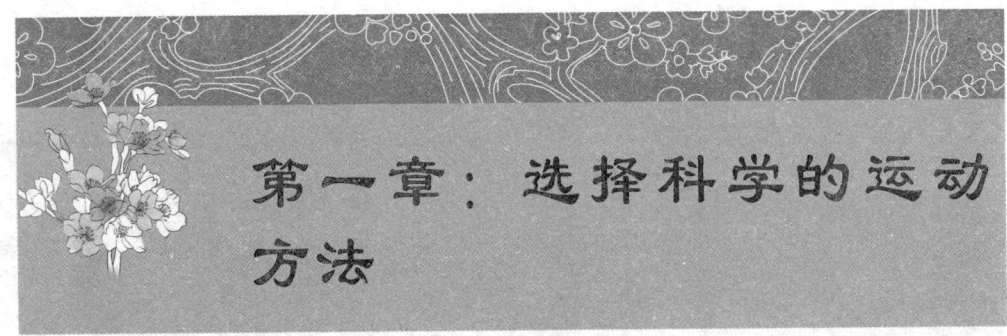

第一章：选择科学的运动方法

 适量参加运动对健康的益处

适量参加体育运动对人体有很多益处：

（1）改善心肺功能，促进血液循环，增强记忆力。

（2）明显降低血液三酰甘油浓度和低密度脂蛋白（LDL），减少身体脂肪，有效降低心脏血管疾病的发生。

（3）增强脊柱骨关节的活动和肌肉力量。

（4）增强免疫力，减少感染性疾病的发生。

（5）减少骨质丢失，降低骨质疏松的危险性。

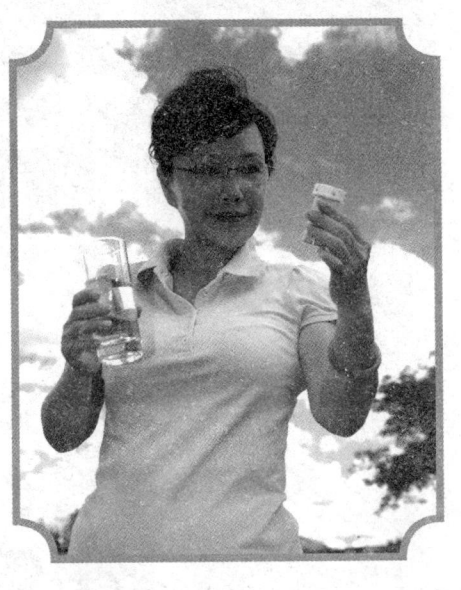

（6）对心理健康有促进作用，树立良好的自我形象。

锻炼身体能否收到良好的效果，与是否采取适当的运动量有关。过于剧烈的运动往往会破坏人体内外运动的平衡，加速体内某些器官的磨损和一些生理功能的失调，结果导致人的生命进程缩短，出现早衰或早逝。生命在于运动，而生命的延长不在于超负荷和激烈运动，而在于适度和有节制的运动（每次锻炼时，最大强度的脉搏数应该控制在200减去你的年龄）。

缺乏运动对健康的危害

世界卫生组织估计,全球因缺乏运动而引致的死亡人数,每年超过200万。需要注意的是如果不运动,会使身体的免疫能力下降,某些疾病和病毒不能得到有效免疫而诱发猝死。还有一个重要的情况,如果小孩不进行足够多的体育锻炼的话,那他们的大脑发育也不会很好,就影响到智力稍微不明显的低下。可以说,缺乏运动和锻炼对健康的危害不亚于高血压、高血脂、高血糖以及吸烟对身体的危害。而现在大多人都喜欢宅在家里,缺少运动,导致各种身体上出现危害。

具体来说,如果缺乏运动造成的危害有以下几个方面:

1. 导致肥胖

缺乏运动致胖型的肥胖者由于能量消耗的降低,让每日的热量摄取量,超过了热量消耗量,最终导致热量的摄取与消耗失去了平衡,从而造成了体内脂肪堆积,导致肥胖。肥胖会给我们的生活带来很大的不便,例如出行困难,发病率增加等。

2. 颈肩腰痛

常坐不动,经常伏案工作的人可能造成,颈、肩、腰、背这些部位的肌肉和韧带等组织的过度劳损,长期下来即造成颈椎病、肩周炎、腰间盘突出等疾病,危害人体健康。

3. 心血管疾病

我国心血管病死亡率占人口总死亡率的40%,这一比率高于欧美国家,缺少运动是引起这一疾病的主要原因。长期不活动会使身体对心脏工作量的需要减少,可导致心肌衰竭,心脏功能减退,血液循环变慢,从而引起高血压、动脉硬化,为冠心病埋下祸根。研究已经证实,每天保持中等量运动的人与无任何体力活动人相比,心血管疾病的发生率有明显差异,能使热量的消耗达到每分钟7千卡的较快步行或较重的园艺工作,是减少心血管疾病发生的有效措施。

4. 免疫力下降

在一段时间高强度的工作之后,很多人容易患感冒、口腔溃疡等常见病,或者患上一些常见传染病。这是人体免疫力降低所导致的结果。所以说不经常锻炼身体是会引起免疫力下降的，而坚持体育锻炼是提高人体免疫力的途径之一。

5. 消化系统疾病

缺乏运动和精神紧张会使消化系统功能降低，易诱发胃炎，消化道溃疡等疾病，久而久之容易合并癌症。

运动对于肝病的意义

运动不但可以强筋健骨，增强肝脏功能，促进新陈代谢，还能增强抗毒能力，对病毒产生较强的抑制作用，减少其复制。因此，对于病情比较稳定的肝病患者来说，适当的运动有利于肝病的恢复。一定的运动量可以增强患者的体力、食欲、促进新陈代谢并增强人的抵抗力，而且可以改善患者的心理状态，调节人的紧张情绪，恢复体力和精力，增加患者对生活的信心。

过去曾有研究，找了15个慢性肝病及22个肝硬化患者，请他们做简单的爬楼梯运动3分钟。在运动前，试验者注射一种由肝代谢的药物试剂，运动后再接受抽血验其体内残存的浓度。这个实验发现，经由适度的运动，增加肝脏血流，体内残存的试剂浓度显着降低，提示运动可增加肝脏代谢功能。

肝病患者的运动原则

肝病目前仍然是严重危害人类健康的疾病，但只要治疗得法、调养得当，大多数患者的病情还是可以得到控制和改善的，并且也能够和正常人一样享受生活的乐趣。运动是促进机体新陈代谢、增强身体免疫功能、保持愉悦心境的有效方法，但由于劳累对于肝病恢复十分不利，因此肝病患者一定要根据自身的病情发展和身体状况适度运动，切忌时间太长或太过激烈的运动，要以运动后不感到疲劳为度。

急性肝炎期间应以卧床休息为主；恢复期可适当增加活动量，如散步、打太极拳，但应注意以不感到疲劳为度，切忌肝功能刚刚恢复就从事较重的体力劳动或熬夜,这样会使肝炎康复进程大大退迟,而且有可能引起复发。

一般地说,甲肝和戊肝患者,治愈半年后可以参加剧烈活动。乙型肝炎患者,肝功能轻度异常要和急性肝炎患者恢复期一样对待。乙肝患者虽自觉症状消失、肝功能正常,但不能认为已经痊愈,仍应注意适当休息、生活规律、不饮酒、不参加剧烈活动,如体育比赛,定期检查肝功能,在随访2年以上无变化者,才可和正常人一样活动。人们常说"三分药、七分养",休息对于肝炎患者来说是一种非常重要的治疗方法。医学实验证明,人体在卧床与站立时肝脏中血流量有明显差别,前者可比后者多40%以上。在肝炎急性期和慢性肝炎活动期,减少体力消耗,降低肝脏负荷,增加肝脏血流量是治疗的关键。进入恢复期,休息原则是:动静结合,适当运动。如进行户外散步、日光浴、太极拳等。运动量应逐渐增加,以不疲劳为度。患者应每日保持10小时以上的休息,餐后原则上应卧床休息半小时至1小时。

适宜肝病患者的运动方式

肝炎患者可根据爱好和身体状况选择一些比较平和的运动项目,如散步、慢跑、太极拳、羽毛球等。可在运动过程中多休息几次,不要给身体造成过大的负担。如果患者处在发病期,出现肝功能异常,则必须相应减少运动量;如果症状加重,则要停止运动或卧床休息,以增加肝脏的血流量,促进肝细胞的修复。

肝病患者最宜选择的运动项目应当是简化的太极拳。这项运动对于需要静养调理的肝病患者来说,可以恢复体力,改善体质。每日早晚选一安静清新之地练上一会儿太极拳,持之以恒,必可获得良效。肝病患者还可以做立体转体运动、侧体运动、体前屈等运动,运动时要做到轻松,呼吸自然,幅度不可过大。游泳和瑜伽运动时间也不宜过长,动作幅度也不宜过大。

急性肝炎发作期时,不要锻炼,应卧床休息,可在床上自我按摩,做腹式呼吸。恢复锻炼应在医护人员的指导下进行,最好2周复查1次肝功能,以便制订合适的运动量。

慢性肝病患者,只要肝功能正常,可适当加大运动量。运动时间不要过长,运动后一定要卧床休息一会儿。注意饭前饭后1小时内不要运动。

肝病患者运动要注意的两个基本点

1. 循序渐进

活动的强度、方法、时间的长短都应遵循从少到多的原则。当找到一个合适的运动量后,要坚持这个标准进行,最好不要或多或少。运动时应注意气候季节的变化,防止受凉感冒。

2. 持之以恒

保证每天有一定的时间进行运动锻炼,时间安排要固定,同时也可见缝插针,利用工作间隙进行。

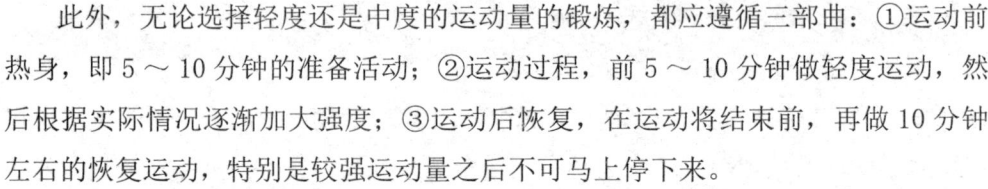

此外,无论选择轻度还是中度的运动量的锻炼,都应遵循三部曲:①运动前热身,即 5～10 分钟的准备活动;②运动过程,前 5～10 分钟做轻度运动,然后根据实际情况逐渐加大强度;③运动后恢复,在运动将结束前,再做 10 分钟左右的恢复运动,特别是较强运动量之后不可马上停下来。

活动方法与活动量因人、因时、因地而异,要使身体得到足够的活动,但又不能劳累过度。要以低强度、长时间的方式进行,不主张高强度、短时间的锻炼方法。

 ## 肝病患者的运动时间要有限定

通常情况下,连续进行 20 分钟的运动后,人体的脂肪才开始燃烧,热量才开始消耗,如果运动时间过短,仅能控制体内脂肪,而无法达到减少脂肪、减少体重的目的,这对于运动者体质的提高也没用多大的功效。如果运动的时间过长,虽然脂肪得到了燃烧,身体疲惫不堪,肝脏的代谢也会过于旺盛,这样肝脏的负担也会加强。当然,即使同样是适合肝病患者的运动,其消耗的热量也会出现区别。

因此，不同的运动应该区别对待，不要拘泥于一个固定的时间。一般来说，散步、广播体操、太极拳等运动消耗的热量较少，时间可以适当的延长；而爬山、慢跑、游泳、跳绳等运动消耗的热量较多，则应适当减少运动的时间。总之，运动的时间以不疲劳为限，如果感觉稍微出汗，运动后食欲增加、心情愉快，则为恰当。

肝病患者运动前后的饮食注意

肝炎恢复期，各种肝病好转及表面抗阳性者每天都应适当运动，但运动前后的饮食需要注意。

运动前不要吃得太饱或在饥饿状态下运动。若饥饿时运动，体内血糖过低，肝糖原要分解，无疑会增加肝脏的负担。

运动中每 20 分钟饮半杯水至 1 杯水。体力充沛、运动时间超过 1 小时者，可选用运动员保健饮料。含有咖啡因、果糖或带有二氧化碳的汽水和饮品，不是运动时理想的选择。

运动后不要马上吃冷饮，喝温热饮料较好。因为人在运动时产生并增加热量，胃肠道表面温度也急剧上升。强冷的刺激会使胃肠道血管收缩，减少腺体分泌，造成食欲减少、消化不良，不利于肝脏的恢复。

运动宜在医师指导下进行

肝病患者在下定决心开始运动后，还要设计一个合理的运动计划，例如进行什么运动、要达到多大的运动量等，这些必须要在医师的指导下进行。不同病情的患者，运动需要有相应的控制，而有些患者可能还需禁止运动。

肝病患者应进行何种运动、运动强度有多大、运动的频率是多少等都是有讲究的。不同的患者具有不同的个体差异，因此仍需在医师的指导下决定最适合自己的运动方案。

在医师指导下制订了运动计划后，最关键的就是要持之以恒，而不应寻找各种借口或因为各种理由间断。同时，也不应运动过量，超过机体的承受能力，而应该从轻量、短时的运动开始,循序渐进地进行运动疗法。

运动应选择合适的天气

肝病患者进行运动大多是户外运动,那么选择什么样的天气进行运动也是很重要的。虽然运动主张坚持不懈、风雨无阻,但是对于肝脏病患者来讲,则需要量"天气"而行了。肝脏病患者最好选择在风和日丽的日子进行户外运动,尽量不要在狂风大作、大雨倾盆、鹅毛大雪的日子进行户外运动。首先,肝脏病患者的身体较为虚弱,抗病能力较差,肝脏病患者在这种恶劣的天气进行运动,则不但不能锻炼身体,反而还是对肝脏病患者身体的摧残,如果一不小心患了感冒,则更是病上加病,不利于肝脏病的治疗;再者,肝脏病患者在雨雪

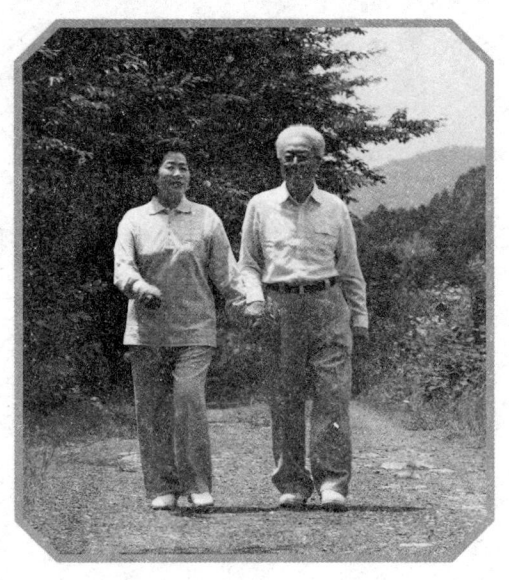

天气进行运动,心情也不会好到哪里去,别说心情愉悦,很有可能心情烦躁。

运动要因时而异

一年寒暑更迭,日常起居只有顺应这些变化,保持内外环境的统一,才能健康。

春季气候开始变暖,万象更新,人体的阳气随之升发。运动锻炼应在户外进行,以振奋体内初升的阳气,有利于机体的新陈代谢。一般选择以活动筋骨为主的具有一定运动量的运动项目,如八段锦、易筋经、五禽戏、太极拳等。

夏季气候炎热,运动锻炼应以练气保津为主,运动量不宜过大,以免增加津气的耗损。可选用六字诀、内养功、站桩功、简化太极拳等。锻炼宜在早晨天气凉爽时,于阴凉处进行,切不可在烈日曝晒之时锻炼。

秋季天气逐渐转凉，人体的阳气逐渐收敛以适应这种变化。在运动锻炼方面，宜选静功为主，如内养功、六字诀、放松功等，可适当配合一些运动量不太大的健身方法，如八段锦、太极拳、慢跑等。

冬季万物蛰伏，阴精固守，阳气内藏，故运动量也不宜过大。可选练太极拳、八段锦、易筋经、五禽戏、长跑等。切忌大汗淋漓，以免耗散阴精。

运动也要因人而异

对于由于酗酒、营养不良、服用药物等症状的脂肪肝患者，还有肝癌、肝硬化等肝脏病患者，身体较为虚弱，此类患者不宜选择运动强度过大的运动，可选择散步、广播体操等运动方式，而且运动的强度要小、运动的时间要短，以保证患者充分休息。

由过度肥胖、高脂血症、糖尿病引起的脂肪肝比较适合运动疗法，尤其是对于过度肥胖型脂肪肝患者来讲，运动疗法更为有效。脂肪肝患者可以通过适当的运动，促进体内脂肪的燃烧、降低血脂含量、降低血糖浓度、有效调节内分泌，最终会达到减少肝脏内堆积的脂肪的效果，有利于脂肪肝的治疗。这类脂肪肝患者可以适当选择一些运动强度较大的运动，例如跳绳、爬楼梯等，每次运动的时间可以延长一些。

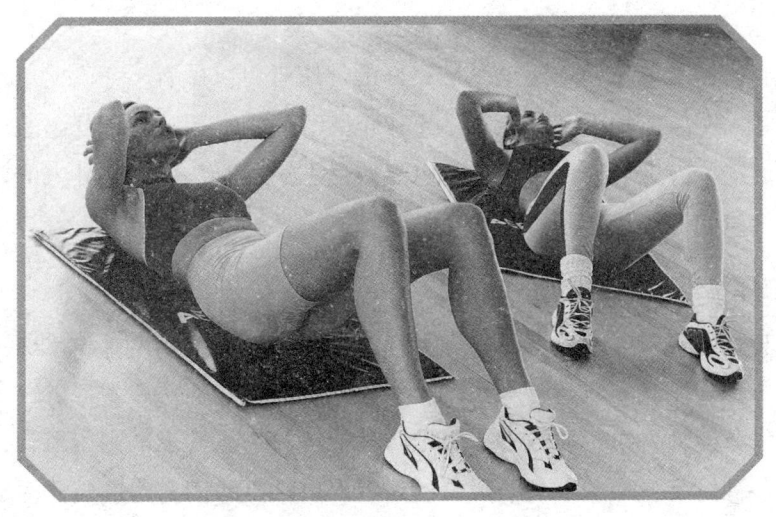

第二章：制订有效的运动计划

为自己制订有效的运动规划

肝病患者运动处方的制订，要根据患者的具体情况，结合病情实际，选择适合的锻炼项目和锻炼计划。在具体的制订过程中其原则和要求如下：

1. 了解患者的有关情况

要对患者的病史和目前的病情以及年龄、性别、职业性质、工作与休息条件、运动兴趣与锻炼基础、精神状态等有全面了解，并做必要的体格检查和功能试验，以了解患者的功能状态及有无运动禁忌的情况。一般患者应进行必要的心、肺功能试验，运动基础良好的健康者可以做有氧能力试验。医生应根据各项检查结果和年龄、性别、运动经历开出运动处方。患者根据运动处方锻炼一段时间后，重复接受上述检查，以评定处方的效果及确定下一个阶段的运动处方。

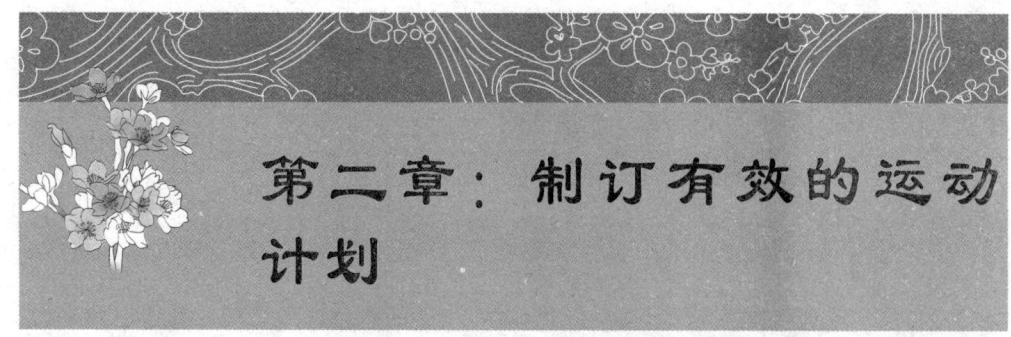

2. 选择合理的运动方式和项目

运动处方中的锻炼方式大体分为耐力性（有氧）运动和力量性运动。耐力性运动主要用于心血管系统、呼吸系统、代谢系统的慢性疾病患者，以提高人体有氧活动的耐久能力为主，以改善心脏及肺功能等。力量性运动则用于骨科、神经科等肌肉、神经麻痹或关节功能障碍的患者，以恢复肌肉力量的肢体活动功能为主。如果是为了放松精神、消除疲劳、防治高血压和神经衰弱等，则可选太极拳等，以调节人体身心合一为主。

3. 确定运动量

运动量是影响锻炼效果及锻炼安全的重要因素。根据患者的各方面情况，确定适合各个患者的适当运动量是实施体育锻炼、促进康复的关键所在。

散步对养肝的益处

肝脏是人体的一个重要器官，起着排毒养颜的作用，我们身体内的大部分毒素都是通过肝脏的代谢排泄出去的。现代社会文化的丰富，人们的饮食日益复杂化，疾病越来越多，越来越新颖，肝脏首当其冲受到损害！患者散步对于养肝有很好的辅助作用。

养肝护肝，运动必不可少，而散步为最优运动。散步不会增加机体的代谢，不会加重肝脏的负担，另外，散步能散心，调整患者的心情，消除心理压力，以及一些不良情绪，利于患者的康复。

散步有以下几种方法：

1. 普通散步法

其速度为每分钟为 60～90 步，每次 20～40 分钟。

2. 快速散步法

其速度为每分钟 90～120 步，每次 30～60 分钟。

3. 反臂背向散步法

要求行走时两手背放于腰背部，缓步背向行走（倒退走）50 步，然后再向前走 100 步。反复进行 5～10 次。

4. 摆臂散步法

行走时，两臂前后做较大的摆动，可增进肩关节、肘关节、胸廓等部位的活动，每分钟行走 60～90 步。

散步疗法应注意以下几点：

要选择一个车辆少、行人少、空气新鲜的地方散步，步伐要坚实有力，速度不要太慢。

最好穿软底、透气、宽头、有弹性的鞋，鞋垫、鞋跟高度以2厘米左右为宜。

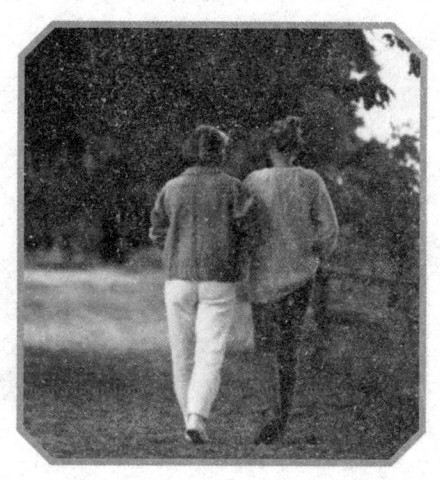

最好要形成规律，时间由自己掌握，一般在饭前或饭后1.5～2小时为宜，最好在傍晚。心血管和呼吸系统疾病患者最好在饭前散步。

如果感觉姿势单调，可向前走100步，倒退走50步，再向前走100步。反复进行5～10次。

运动要注意时间，晚饭后散步最佳。尽量避开在高温下活动，否则容易中暑，加重病情。晚饭后，气温适宜，适合散步。养肝护肝，散步的原则要以不疲劳、每次活动自觉微微出汗为度。在锻炼过程中，若感到肝区部位胀痛、全身乏力不适，应停止运动，平卧休息，增加肝脏血流量，以减轻肝脏的负担。运动后如果食欲好转，身心愉快，乏力减轻，肝功能改善，则可在此基础上量力而行地增加活动量。

散步养肝应根据体质采取不同散步形式

1. 阴虚内热

赤脚散步。口干舌燥，心烦易怒者，是因为久病耗伤，阴虚内热伤肝所致。气温适宜时赤脚在铺有鹅卵石的路面上散步效果较好，因为通过脚底按摩，穴位刺激，具有保肝益阴、舒筋活血的作用。

2. 肝气郁结

结伴散步。肝喜条达舒畅，主疏泄，能畅达脏腑气机，通调气血，并能舒畅人体之情志。肝气郁结，则躁动不安。肝气不舒，气不行血，导致气血失和，运行不畅，百病乃生。这些人最好每天与三五亲朋好友或家人相约结伴一起散步，通过亲情的交流沟通,能起到舒肝解郁的作用。

3. 失眠多梦

睡前散步。人卧则血归肝,肝开窍于目。失眠的人躺在床上睡不着,精神紧张,难以放松,会使失眠现象严重。散步有助于精神、心理和身体的放松,睡前在花丛中月光下散步,能安然入睡。

慢跑对肝病患者的益处

慢跑是一项锻炼较为全面的运动,能明显增强心肺功能,使全身肌肉得到锻炼,肌力增强,并可调节神经系统功能,故可预防老年肌肉萎缩、便秘即消化不良等症。因此,慢跑也可作为慢性肝病患者恢复期的辅助治疗方法之一。

慢跑比步行的运动强度稍稍加大,是一般患者都能做到的。长年坚持慢跑,能促进肝脏的血液循环,可改善干细胞的营养,对肝功能的恢复有帮助。另外,长年慢跑者经络通畅,动脉硬化推迟;慢跑还是防治老年肌肉萎缩、保持关节灵活的良方;慢跑可以使胃肠道蠕动增强,从而增进食欲,改善消化和吸收功能,防止中老年人及脑力劳动者的胃肠道功能紊乱,保持大便通畅。慢跑可以增加脂肪的代谢,减轻体重。此外,慢跑还能给老年人带来愉快的情绪,给生活增添情趣。最新研究发现,慢跑可使体内的自由基清除系统保持在较高的功能状态,降低体内自由基水平,从而减少自由基损伤,延缓衰老。

慢跑前要缓缓地伸展肢体,使全身肌肉筋骨得到放松,消除身体僵硬,使血液循环和呼吸功能适应运动需要,跑时切忌速度过快,一般以每分钟120～130米的速度进行。要以能边跑边和同伴说话,不面红耳赤,不喘粗气为度。此外,跑的距离必须适当,要循序渐进,量力而行,开始可从走、跑数十米,数百米入手,适应后慢慢增至一二千米或者更多,切忌操之过急。慢跑的复合是否正常,可以用心率来衡量,跑时心率不要超过每分钟110次,同时呼吸要自然、深长、协调,不应有憋气的感觉。跑步的时间可选择在清晨、白天或晚间。

跑步结束后,要缓缓步行或原地踏步,不要突然停下来。适当做些整理活动,使全身放松,逐渐安静至恢复常态。

慢跑治疗应注意的事项

运用慢跑治疗的患者应注意以下几个方面：

跑步前做3分钟准备活动，如肢体伸展及徒手操，跑步结束后不宜蹲下休息，因为蹲下休息不利于下肢血液回流，会加深机体疲劳。

跑步过程中，如果发生意外要保持镇静，应随身携带疾病卡。

跑步时间宜选择在每日上午9～10时，或者是下午的4～5时。如在饱餐之后跑步会使胃肠功能减弱，增加肝脏负担，影响消化和吸收，甚至出现腹痛、呕吐。上午9～10时和下午4～5时处于不饥不饱的状态，各器官运转正常，有利于进行锻炼。

持之以恒，循序渐进，注意控制运动量，不要急于求成而盲目加快速度，延长距离，以免适得其反；也不要随意间断训练，偶尔跑一两次不但达不到运动治疗的目的，而且容易发生意外。

学学太极对健康有益

太极拳是中国武术的一种，归类为内家拳，1949年后被国家体委统一改编作为强身健体之体操运动、表演、体育比赛用途。太极拳的主要特点动作呈弧型，连贯而圆活，其结合了古代的导引术和吐纳术，吸取了古典哲学和传统的中医理论而形成的一种内外兼练、柔和、缓慢、轻灵的拳术。

太极拳的运动特点为：中正安舒、轻灵圆活、松柔慢匀、开合有序、刚柔相济，动如"行云流水，连绵不断"。这种运动既自然又高雅，可亲身体会到音乐的韵律，哲学的内涵，美的造型，诗的意境。在高级的享受中，使疾病消失，使身心健康。

传统中医认为,练太极拳时,意境清静,情绪安宁,以意行气,内外放松,动作轻柔圆活,如春风杨柳,生气盎然,可使肝气舒和条达,从而肝体得养,肝血得藏,有助于脾胃消化,不致横逆克土。练拳时以意运气的腹式呼吸,有助于行气活血。眼神贯注动作,动作圆活连贯,对养肝明目、舒筋活络大有好处。因此,急性肝炎恢复期、慢性肝炎、代偿期肝硬化及无症状 HBsAg 携带者若病情稳定,体力允许,均可以把太极拳作为一种锻炼方法,以促进身体康复。

习练太极拳的要领有哪些

静心用意,呼吸自然,即练拳都要求思想安静集中,专心引导动作,呼吸平稳,深匀自然,不可勉强憋气。

中正安舒,柔和缓慢,即身体保持舒松自然,不偏不倚,动作如行云流水,轻柔匀缓。

动作弧形,圆活完整,即动作要呈弧形式螺旋形,转换圆活不滞,同时以腰作轴,上下相随,周身组成一个整体。

连贯协调,虚实分明,即动作要连绵不断,衔接和顺,处处分清虚实,重心保持稳定。

轻灵沉着,刚柔相济,即每一动作都要轻灵沉着,不浮不僵,外柔内刚,发劲要完整,富有弹性,不可使用拙力。

气功不但能健体还能养肝

气功是透过以呼吸的调整、身体活动的调整和意识的调整(调息、调形、调心)为锻炼方法,务求达到强身健体、健康身心、抗病延年、开发潜能等目的。气功的种类繁多,主要可分为动功和静功。动功是指以身体的活动为主的气功,如导引派以动功为主,特点是强调与意气相结合的肢体操作。而静功是指身体不动,只靠意识、呼吸的自我控制来进行的气功。大多气功方法是动静相间的。古代道士常练习导引、内丹术气功,佛教里的禅定、静坐也包含气功。

练习气功为什么能强身健体、益寿延年呢？中医认为人身体当中有诸多经络，经络是运行气血的。气血充盈，在经络中循行不息，则五脏六腑、周身百骸得到充足滋养，身体健康就得到了有效保证。倘若经络堵塞，气血无法循行，对脏腑的滋养之功下降，则人的抵抗力就会下降，身心就会出现不适感。可见，保持经络畅通，保持气血正常循行，是脏腑生理功能得以发挥的关键因素。

正是因为经络有上述重要作用，人们总是不时对经络进行调理，有的时候是有意识的，有的时候则是不自觉的。诸如身体当中某部位出现了疼痛感，我们会下意识地进行按揉，实际上这就是在对经络进行刺激，进而疏通经络，促进气血循行，以缓解疼痛。中医认为"通则不痛，痛则不通"，将经络疏泄了，自然身体也就不疼痛了。

为此，若想整体疏通经络，进而养护五脏中的肝的话，最好就是练一下气功，将身体都活动一下，舒展一下筋骨，疏通一下经络，让气血充分滋养五脏六腑。

养肝气功的锻炼方法

我们在修炼气功养肝时，应掌握练功"三要素"，这是气功之所以能够保健防衰的原理所在。所谓"三要素"是指在修练气功过程中的"调神"、"调气"、"调身"而言。"调神"，就是用意念引导入静，可以意守一定的穴位，如丹田、气海等穴，也可以意守一些有病的部位而入静。这里讲的是，要将注意力集中在这些部位而练。"调气"，就是调整呼吸，要求吸入的精气能气沉丹田，并且要求均匀、细微、深长，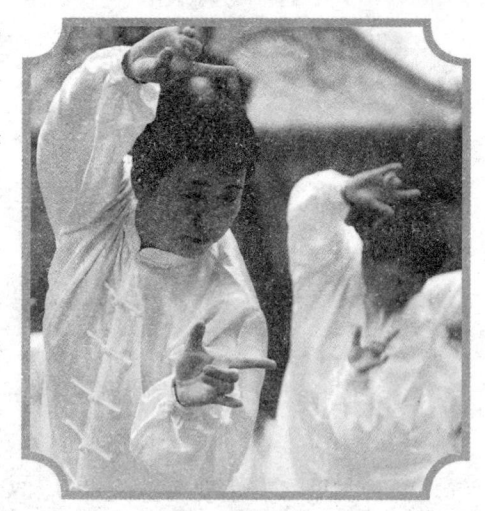以吐故纳新。"调身"，是指练功时要调整好舒适并能持久的特定姿式，如立、卧、坐等，全身放松，顺乎自然。我们在练功过程中，要将"调神"、"调气"、"调身"有机地配合起来，以意领气，以气贯形，形神兼备。

患有慢性肝病的气功修练者，在练"自导引"中的动功时，要在清晨太阳初升时节（以顺应肝气主升），在树木旁（同气相求），小河边（水能生木），做一些柔和舒展的动作（向树枝一样柔和舒畅）。要以动济静，动静结合，勿使过度疲劳，感到心情愉快，胸腹舒畅即可。动作不可太大，不可过猛，以免扰动肝气。还要注意在动的同时气沉丹田，意守会阴，引唾常咽，以固护阴精，保护肝脏。

此外，如果患慢性活动性肝炎氨基转移酶升高者和患乙型肝炎。"大三阳"或"小三阳"者，在修练气功时，应以练自导引中的静功为宜。因为"肝藏血，心行之，人动血运于诸经，人静血归于肝脏"。也就是说肝脏具有贮藏血液和调节血量以供身体所需部位的功能。现代医学也认为，人在静卧时，肝的血液灌注量最大。这不但有利于炎症的消除，也有利于修复肝细胞的炎性改变，这对肝炎的康复是非常有好处的。所以肝炎患者以练静卧功为宜。

做做养肝保健操

常练"养肝功"，不仅有吐故纳新、行气活血、通畅经络、激发肝脏功能的作用，且可治疗因肝虚火旺引起的食欲不振、消化不良、两眼干涩、头晕目眩等症。下面介绍"养肝功"的具体做法：

（1）面朝东站立，两脚自然分开，与肩同宽，两膝微屈，头正颈直，含收腹，直腰挺背。两手臂自然下垂，两腋虚空，肘微屈，两手掌轻靠于大腿外侧。全身放松，两眼睁开，平视前方。

（2）采用腹式呼吸，呼气时收腹、提肛，用鼻吸气，用口呼气。两手缓缓上提（掌心向上），经腰上肩，过头顶后，两手重叠，右手掌覆在左手掌上，掌心向里，轻压在枕后，头慢慢转向右侧，微向右上方仰起，上半身随之稍微向右侧转，转动过程中慢慢吸气，待转至右侧，头仰定，两目怒睁，用力呼气，同时发出"嘘"字音。

（3）头慢慢转向左侧，微向左上方仰起，上半身随之稍向左侧转，转动过程中慢慢吸气，待转至左侧，头仰定，两目怒睁，用力呼气，同时发出"嘘"字音。如此左右反复3遍。

（4）两唇轻合，舌抵上腭，上下齿轻轻相叩36次。口中生津，用力猛咽。

养肝功宜每天早晚各练1次，春季三月更应该天天坚持，练肝功时，衣裤要

养肝就是养健康

放松，精神须乐观，全身要松弛，动作柔和缓慢；音调要柔细匀长，使气呼尽；应做到怒目扬眉，使肝气得以舒达，外中邪气外泄，嘘后调息时，宜改为闭目凝神。

游泳对于肝病患者的益处

游泳，不仅是健康人锻炼身体的好方法，而且对患者来说，也是治疗多种慢性病的理想手段。医学家指出，游泳是一项全身运动，由于水有浮力，不像地面运动那样费体力，对于慢性病患尤其合适。若乙肝患者兼有高血压等心血管疾病、慢性呼吸系统疾病、肥胖症、关节炎、神经衰弱等，尤为必要。

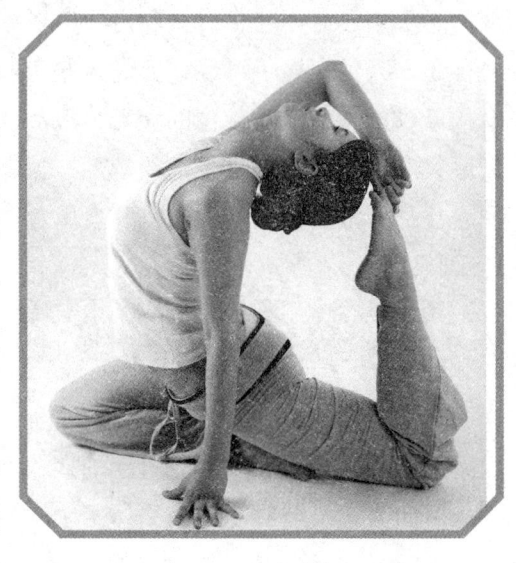

研究证明，游泳能明显增加肺活量，使大脑皮质的兴奋性增高，指挥功能增强，游泳能有效增强人的体质和抗病能力。

慢性肝病恢复期或病情稳定又无传染性阶段，可进行小运动量的游泳活动。但由于游泳是一项较剧烈的运动，因此，要因每个人的具体情况，认真了解游泳前的注意事项，掌握好运动量。

刚刚吃饱饭，最好休息一会儿再去游泳。因为饭后正是在消化的时候，肠胃是有负担的，如果这个时候就去游泳，会使肠胃的负担加重。如果长时间这样的话，可是很容易引起胃肠道疾病。同时需要注意的是，空腹的时候也不要去游泳，这样会引起低血糖发作。

游泳前，一定要做好热身活动。很多运动前都要做热身的活动，游泳也不例外，在下水之前，弯弯腰、压压腿、摆摆手、拉拉韧带，这样可以预防在游泳的过程中发生抽筋的现象。

游泳时间别过久，皮肤对寒冷刺激一般有三个反应期。第一期：入水后，受冷的刺激，皮肤血管收缩，肤色呈苍白。第二期：在水中停留一定时间后，体表血流扩张，皮肤由苍白转呈浅红色，肢体由冷转暖。第三期：停留过久，体温热散大于热发，皮肤出现鸡皮疙瘩和寒颤现象。这是夏游的禁忌期，应及时出水。游泳持续时间一般不应超过 1.5～2 小时。

游泳后，不要忘记做好清洁工作，游泳池不是个人的场所，水中肯定是有很多杂质的。在游泳之后，要冲洗身体，清洗好眼耳口鼻。

游泳后别马上进食，游泳后宜休息片刻再进食，否则会突然增加胃肠的负担，久之容易引起胃肠道疾病。可适当补充一些果汁或者其他营养品，对人体大有裨益。

保肝护肝强肝功

1. 起式

站立闭眼，两手在丹田处聚拢，掌心劳宫穴相对，做 3 次用嘴慢慢吐出气息的嘘息，要先吸后呼。然后手轻缓离开丹田，两手背相对，与丹田在同一水平线上。两手分开至胯部后翻掌，成两手心相对合拢在原处。如此做 3 次后，将右脚向前迈半步，脚尖着地，用鼻做一短促的吸气，两手自然摆动，收回右脚，迈出左脚，如此做 9 次。

2. 行式

起式后，先睁开眼睛，双手摆动，右手摆至胯处，左手至胸前、右腿放松向前迈半步，落步时用鼻作一短吸。随后双手开始向相反方向摆动，左手摆至胯处，右手至胸前，左脚向前半步，用鼻作一短呼气。手、头、脚、腰、呼吸各种动作互相配合，很有节奏，每分钟 50 步左右。

3. 收式

停步后，闭眼，先做起式 3 次，然后两手由丹田上抬至膻中穴，两手指尖相对，大拇指朝气户穴，做 3 次嘘息后，两手重叠下垂，放回两胯旁，睁眼，恢复平时体形。

什么是按压强肝法

（1）浸在浴缸里，两膝弯曲坐好，除了两手的拇指之外，其余八指并拢，贴在左肋骨靠近胃的边缘，手指向内侧，指头弯曲，把胃到肋腹的肉向腹部里面压。同时从鼻吸气，然后松手，同时从口吐气。

（2）两手的指头顺着肋骨稍微向后侧移动，两根食指碰到肋骨的中心部位。如前所述，两根手指压腹部，压到指尖可以进入肋骨的内侧，同时从鼻吸气。

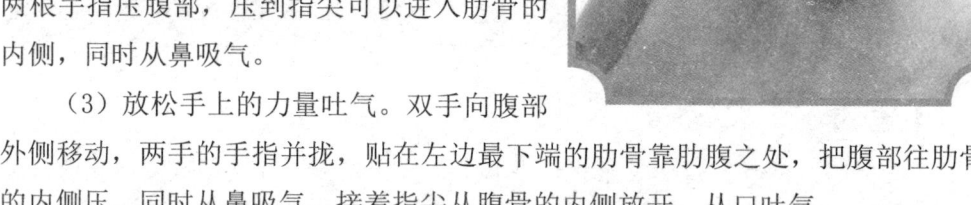

（3）放松手上的力量吐气。双手向腹部外侧移动，两手的手指并拢，贴在左边最下端的肋骨靠肋腹之处，把腹部往肋骨的内侧压。同时从鼻吸气。接着指尖从腹骨的内侧放开，从口吐气。

以上的1～3两手的指尖沿着肋骨，将腹部往内压，从胃往肋腹重复压3次。以此动作为1次，重复3～5次。左侧压完，腹部的右侧也用同样方法按压。左右次数相同，但一定要先从左边开始。

另外，指尖向腹内压的时候，要稍微加点力量。最初指压1厘米即可，逐渐习惯之后，压入2～3厘米。起初不能压入是内脏僵硬之故。

健康的内脏柔软而富弹性，持续这种功法，最快一星期，最慢一二个月，僵硬的内脏会变得相当柔软。柔软表示恢复健康。充分实践的话，身体自能体会。

做这种功法感到疼痛或不适，立即中止。先做摩擦强肝法，持续做半个月～1个月，等肝脏与内脏恢复后，再开始做这种功法。

 ## 立位运动的养肝护肝法

1. 提跟呼吸

两足分开与肩同宽站立，两臂自然下垂。首先吸气时向上提起双足跟，然后呼气时落下足跟。注意吸气要缓慢，呼气要自然。

2. 抱手呼吸

采用站立位，同1，全身放松，稍屈膝。首先双手在胸前呈抱球状，做深长的慢吸气，然后缓缓呼气。

3. 蹲起呼吸

站立位，同上，两臂前平举，手心向上。首先手掌稍屈，吸气；吸满后缓缓下蹲，呼气；下蹲到一定程度后再缓缓起立，同时手心向上翻，吸气。

4. 臂上举呼吸

站立位同上。首先左足向前迈出半步，同时两臂上举，深吸气，使胸部充分扩张；然后呼吸时两臂下落并后摆。

5. 侧屈呼吸

站立位同上。首先吸气时右臂从右侧上举，左臂从左侧下摆；然后呼气时上体左前屈，右手触摸左足尖，左臂后上摆。最后还原。方向相反做以上动作。

6. 弯腰呼吸

自然站立，双手交叉置于头上。首先吸气时偷稍转向一侧，同时两足跟提起；然后呼气时慢慢向前弯腰，至极限时手放下，抱膝下蹲后还原。以上呼吸训练重复10～15次。

不妨练练养肝八段锦

养肝八段锦以中医治未病和养生理论为指导，以创新、实用为目的，整合针灸、推拿、导引等传统预防保健及心身医学方法，整理成了具有特色的怡神、调身、导引、疏络、明睛、养颜、净心等八种保健预防技术的"养肝八段锦"。按摩穴位原理是直接激活人体经络，使全身气血畅通；调息的作用原理是通过静态的思想集中，调动全身尤其是腹部经络的活动，调整五脏六腑的血气运行，达到阴阳平衡。养肝八段锦中西结合、防治结合，可以调节人体内肝脾、脏腑经络之气血的运动，对增强体质保肝健肝有明显功效。而且动作简练，歌诀明快，易懂易学，运动量可大可小，男女老少皆宜，既可单练，也可集体练，不受气候、季节、场地、器材的限制。坚持练习后精、气、神提高，临床效果良好。

养肝八段锦歌诀如下：盘坐搓手理头脑；上下点穴全息到；调理脾胃单举手；揉肝摩脾叩肾腰；四面摇摆活气血；两手扳足涌泉敲；扩胸运动增气力；清心息虑百病消。养肝八段锦的具体练习方法如下：

1. 盘坐搓手理头脑

预备姿势：晨起盘腿静坐床上，两臂自然下垂，两眼平视前方，关节放松，自然呼吸，意守丹田，精神集中。

动作说明：双手先搓30次。从太阳穴起，按摩眼角，至鼻旁迎香穴，然后闭目捂耳按压、扣齿各30次。功效讲解：本段主要是针对肝脾的功能进行锻炼。主要是宁神、聪耳、固齿用。可以用静坐并着重调节呼吸以达宁神静气之目的。

2. 摩胁分肋理八道

预备姿势：同上。

动作说明：用两手手指背面（除拇指）自两腋下沿腋中线向下扫至两侧髂脊，用四指指尖自胸骨沿八道穴向两边分摩，用四指指尖自剑突沿肋缘向两边分摩。然后指压第二掌骨体中段挠侧"全息肝胆穴"、足三里穴，以达到酸、麻、胀感觉为有效，每穴压各30次。功效讲解：点穴治疗在推拿中一般用于放松治疗之后，这样就可乘放松后气血初通的效果继续以点穴来加强疏通气血的作用，也使患者更易接受这种由轻到重的刺激。

3. 调理脾胃单手举

预备姿势：同上，两臂自然下垂，眼视前方。

动作说明：右手翻掌上举，同时左手下按，指尖向前，拇指开展。头向后仰，眼视右指尖，同时吸气。左手翻掌上举，同时右手下按，指尖向前，拇指开展。头向后仰，眼视左指尖，同时吸气。

功效讲解：能有效地促进血液循环，提高肝脏的疏泄功能，还能缓解压力，调治肝郁等。

4. 揉肝摩脾叩肾腰

预备姿势：同上。

动作说明：双手搓热后，放在肝脏脾脏处轻揉30次。再轻叩按压肾区30次。

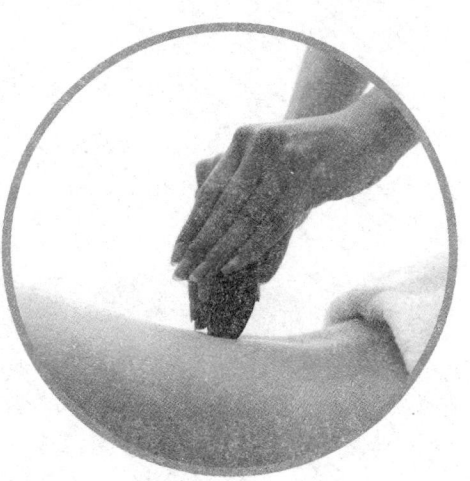

功效讲解：在揉肝脾区时，强调意念集中于手下，意想肝脾处于极度舒服的状态，动作一定要慢，精神一定要集中，呼吸自然平稳。益肝气、疏肝郁，使周身气体运行舒缓。

5. 四面摇摆活气血

预备姿势：盘腿静坐，双手握两膝盖。

动作说明：以尾椎为轴心，从左往右，再从右往左，各摇摆10次。接着再前后摇摆10次。

功效讲解：本段强调运动幅度到位，例如左右摇摆时就应达到：向左摇，右臂尽量伸直，使右胁肋有拉伸的感觉，然后恢复。

6. 两手扳足涌泉敲

预备姿势：两臂高举，掌心相对，上体伸展，头向后仰。

动作说明：上体向前缓慢变曲，两臂下垂，指尖向下，头略抬高。然后扳左右脚各10次。再用拇指和食、中及无名指四指并拢，敲击涌泉穴（足底肝胆肾穴位区）各30次。然后穴位按摩太冲、行间、阳陵泉穴。

功效讲解：能够对肾脏形成较强的刺激，可以提高肾脏的功能，同时，水生木，即通过肾水滋养肝木。

7. 扩胸运动增气力

预备姿势：双手自胸前后两侧平伸。

动作说明：做扩胸运动20次。功效讲解：能够对肺部形成强烈的刺激，能提高人体的呼吸能力，促进气血循环，益肝养气，还能够强化心脏。

8. 清心息虑百病消

预备姿势：清心息虑静坐5～10分钟。

动作说明：以腹式呼吸调息。

功效讲解：益气养肝，疏肝解郁，对于肝脏有很好的濡养作用。

 五禽戏也能养肝护肝

五禽戏，又称五禽操、五禽气功、百步汗戏等。据说，五禽戏是华佗在观察了很多动物之后，以模仿虎、鹿、猿、熊、鹤（鸟）五种动物的形态和神态，达到舒展筋骨、畅通经脉目的的一种健身方法。盛行的太极等传统健身方式，最初就源于五禽戏。五禽戏能治病养生，强壮身体。练习时，可以单练一禽之戏，也可选练一两个动作。单练一两个动作时，应增加锻炼的次数。

五禽戏是一种外动内静、动中求静、动静具备、有刚有柔、刚柔相济、内外兼练的仿生功法，与中国的太极拳、日本的柔道相似。锻炼时要注意全身放松，意守丹田，呼吸均匀，做到外形和神气都要像五禽，达到外动内静、动中求静、有刚有柔、刚柔并济、练内练外、内外兼备的效果。

五禽戏，分别是虎戏、鹿戏、熊戏、猿戏和鸟戏，每种动作都是模仿了相应的动物动作。传统的五禽戏，又称华佗五禽之戏，共有动作54个。由中国体委新编的简化五禽戏，每戏分两个动作，分别为：虎举、虎扑；鹿抵、鹿奔；熊运、熊晃；猿提、猿摘；鸟伸、鸟飞。每种动作都是左右对称地各做一次，并配合气息调理。

1. 虎戏

预备姿势：脚后跟靠拢成立正姿势，两臂自然下垂，两眼平视前方。

动作说明：

左式：两腿屈膝下蹲，重心移至右腿，左脚虚步，脚掌点地、靠于右脚内踝处，同时两掌握拳提至腰两侧，拳心向上，眼看左前方。

左脚向左前方斜进一步，右脚随之跟进半步，重心坐于右腿，左脚掌虚步点地，同时两拳沿胸部上抬，拳心向后，抬至口前两拳相对翻转变掌向前按出，高与胸齐，掌心向前，两掌虎口相对，眼看左手。

右式：左脚向前迈出半步，右脚随之跟至左脚内踝处，重心坐于左腿，右脚掌虚步点地，两腿屈膝，同时两掌变拳撤至腰两侧，拳心向上，眼看右前方。

与左式2同，唯左右相反。如此反复左右虎扑，次数不限。

功效讲解：练习虎戏时模仿虎的动作要有虎威，形似猛虎扑食。威生于爪，要力达指尖，神发于目，要虎视眈眈。由于爪甲与目皆属肝，用力时气血所至，可以起到舒筋、养肝、明目的作用；加上做虎举与虎扑的动作时身体舒展，两臂向上拔伸，身体两侧得到锻炼，这正是肝胆经循行部位，使得肝经循行部位气血通畅，也就是说虎戏主肝，所以经常练习自然使肝气舒畅，肝系疾病与不适得到缓解，填精益髓。

2. 鹿戏

预备姿势：身体自然直立，两臂自然下垂，两眼平视前方。

动作说明：

左式：右腿屈膝，身体后坐，左腿前伸，左膝微屈，左脚虚踏；左手前伸，左臂微屈，左手掌心向右，右手置于左肘内侧，右手掌心向左。

两臂在身前同时逆时针方向旋转，左手绕环较右手大些，同时要注意腰胯、尾骶部的逆时针方向旋转，久而久之，过渡到以腰胯、尾骶部的旋转带动两臂的旋转。

右式：动作与左式相同，唯方向左右相反，绕环旋转方向亦有顺逆不同。

功效讲解：练习鹿抵时腰部左右扭动，尾闾运转，腰为肾之腑，通过腰部的活动锻炼，可以刺激肾脏，起到壮腰强肾的作用；练习鹿奔时胸向内含，脊柱向后凸，形成竖弓，通过脊柱的运动使得命门开合，强壮督脉。也就是说鹿戏主肾。肾藏精，督脉主一身之阳气，肾脏与督脉功能得到改善可以调节生殖系统，强腰健肾、舒展筋脉。

3. 熊戏

预备姿势：身体自然站立，两脚平行分开与肩同宽，双臂自然下垂，两眼平视前方。

动作说明：先右腿屈膝，身体微向右转，同时右肩向前下晃动、右臂亦随之下沉，左肩则向外舒展，左臂微屈上提。然后左腿屈膝，其余动作与上左右相反。如此反复晃动，次数不限。

功效讲解：练习熊运时身体以腰为轴运转，使得中焦气血通畅，对脾胃起到挤压按摩的作用；练习熊晃时，身体左右晃动，疏肝理气，亦有健脾和胃之功。脾胃主运化水谷，其功能改善不仅可以增强消化系统功能，还可以为身体提供充足的营养物质。也就是说，熊戏主脾，经常练习熊戏，使不思饮食，腹胀腹痛，便泄便秘等症状得到缓解，加强脾胃，增强体力。

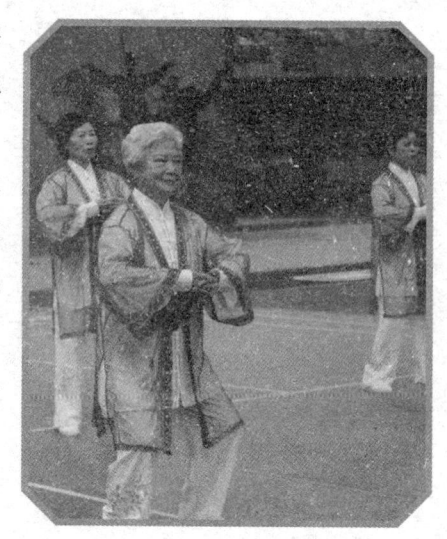

4. 猿戏

预备姿势：脚跟靠拢成立正姿势，两臂自然下垂，两眼平视前方。

动作说明：

左式：两腿屈膝，左脚向前轻灵迈出，同时左手沿胸前至口平处向前如取物样探出，将达终点时，手掌撮拢成钩手，手腕自然下垂。

右脚向前轻灵迈出，左脚随至右脚内踝处，脚掌虚步点地，同时右手沿胸前至口平处时向前如取物样探出，将达终点时，手掌撮拢成钩手，左手同时收至左肋下。

左脚向后退步，右脚随之退至左脚内踝处，脚掌虚步点地，同时左手沿胸前至口平处向前如取物样探出，最终成为钩手，右手同时收回至右肋下。

右式：动作与左式相同，唯左右相反。

功效讲解：练习猿提时手臂夹于胸前，收腋，手臂内侧有心经循行，通过练习猿提动作可以使心经血脉通畅；练习猿摘时对心经循行部位也有较好的锻炼作用，加之上肢大幅度的运动，可以对胸廓起到挤压按摩作用，这些对心脏泵血功能都有好处。也就是说猿戏主心，心主血脉，常练猿戏，可以改善心悸、心慌、失眠多梦、盗汗、肢冷等症状，肢体灵活。

6. 鸟戏

预备姿势：两脚平行站立，两臂自然下垂，两眼平视前方。

动作说明：

左式：左脚向前迈进一步，右脚随之跟进半步，脚尖虚点地，同时两臂慢慢从身前抬起，掌心向上，与肩平时两臂向左右侧方举起，随之深吸气。

右脚前进与左脚相并，两臂自侧方下落，掌心向下，同时下蹲，两臂在膝下相交，掌心向上，随之深呼气。

右式：同左式，唯左右相反。

功效讲解：鸟戏主要是上肢的升降开合运动，这些动作不仅可以牵拉肺经，起到疏通肺经气血的作用，还可以通过胸廓的开合直接调整肺的潮汐量，促进肺的吐旧纳新，提升肺脏的呼吸力。也就是说，鸟戏主肺，肺主气，司呼吸，主治节，通条水道，常练鸟戏，可以增强人体呼吸功能，胸闷气短、鼻塞流涕等症状可以得到缓解，增强肺呼吸，调运气血，疏通经络。

练练瑜伽也能强肝护肝

瑜伽一词的原意是"结合""和谐"的意思，古代印度人修炼瑜伽意在追求自我和大自然的合一，瑜伽是动静结合、节能的有氧运动，可优化人体内环境，以适应生存的外环境，适合各种年龄的人练习。

瑜伽着眼于**整体**的调理，提高人的自愈力，使全身各部位得到治疗，例如：肝病、高血压、心脏病、肥胖症、糖尿病、神经症、失眠、便秘、肩周炎、头痛、坐骨神经痛、神经衰弱、痛经、胃下垂等。

肝病患者开始时可先练简单的瑜伽姿势。这只需花费一点时间，在任何地方、任何时间都可以进行，而且除了一小块舒适的地毯外，不需要其他任何设备。简而言之，瑜伽包括身体特定姿势的练习，练习这种有氧运动姿势可使自己身体免疫力得到增强。关键是要牢记：要循序渐进地进入这种状态，切不可使自己超出轻松舒适的范围。

对于肝病引起的失眠、食欲差、便秘、肝区疼痛较为有效的瑜伽方法有以下几种。

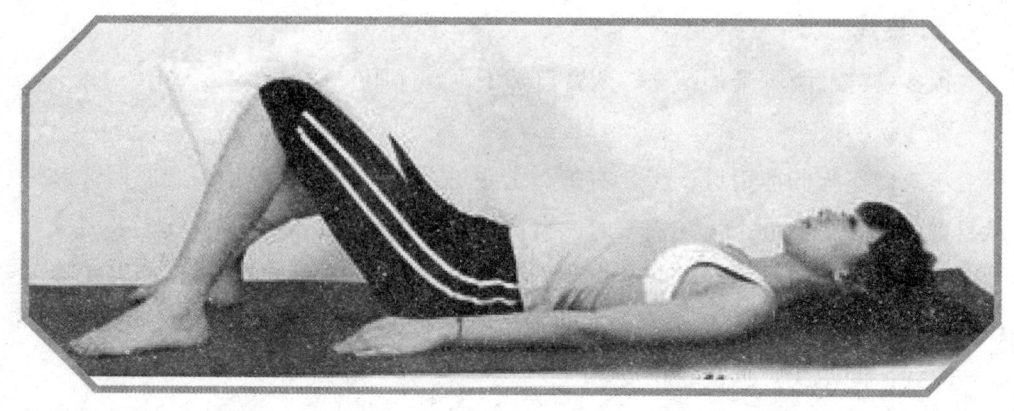

1. 名称：婴儿式

动作：①仰卧，弯右膝，双手抱住拉向腹部上面，吸气按在腹部；②呼气，抬头，头触膝，左腿保持伸直，保持 10～15 秒，回位；③抱双膝，压双膝至胸部，呼气，抬头触膝，深呼吸 4 次，回位放松，重复另一条腿。

2. 名称：鳄鱼式

动作：①仰卧，手臂侧平举，手心向下贴在地板上；②吸气，抬左腿呈直角；③呼气，左腿侧向右边贴地，肩不动平稳，保持 5～10 秒；④吸气，抬起左腿呈直角，呼气放回原位，重复另一条腿。

提示：亦可把两腿并拢一起做。或屈膝仰卧后，膝关节左右倒。

下面这些瑜伽功法对肝病患者身心康复有很大的帮助，尤其是对慢性肝病患者的治疗效果更明显。

1. 第一，屈体姿势法

动作说明：瑜伽练屈体的姿势很多，其中最有效的是"头屈向膝的姿势"和"脊柱挺直的姿势"。头屈向膝姿势为：两腿平伸坐好后，屈左腿，脚跟拉向会阴，平放床上；右手抓住脚蹋趾，左手协助右手，背部呈圆形，呼气，缓缓吸气，上体从腰部开始向后挺背，颔部上抬；屏息片刻，缓慢均匀地把头屈向膝部；吸气，上体缓慢抬起还原，静静地调整一下呼吸，然后换腿进行练习，左右腿各反复练习 2～3 回。

脊柱挺直姿势为：与上势相同，不同的是两腿平伸像闭上圆规一样练习屈体，此势要求整个身体背部伸直；仅两腿平伸，右手食指和中指紧紧抓住左右两脚中拇趾，左手协助右手；背部呈圆形，呼气，吸气，上体挺直，呼气，同时上体缓缓引向双腿，保持此势片刻，吸气，还原；可反复做几次此势。

功效讲解：若能坚持练屈体姿势法，再配合以正确的呼吸，就能使机体里的废物排泄出去，使肝脏恢复活力。还能使腹部多余的脂肪自然消除，脂肪肝不药而愈。内脏功能会日渐协调，消化能力得到增强，会感到全身舒松，精力充沛，乐在其中。

2. 第二，扭背姿势法

动作说明：两腿平伸坐好，屈左腿，脚跟拉向会阴，脚平放床上，右手抓住脚拇趾，左手放在腋下；吸气，脊柱尽量伸直，稍挺身，上体深深向左扭曲，屏息片刻保持这一姿势，然后呼气，平静地把扭曲的脊柱轻轻放开，上体恢复原状，反复进行2～3次，然后换腿同样进行。每日坚持练习，脊柱和肩就可以变得柔软。

功效讲解：坚持练扭背姿势功法，脊柱会渐渐立起来，颈椎、胸椎以至腰椎会自由扭动起来，并从中领会到扭动脊柱的舒适，可精力旺盛，头脑清晰，思维敏捷。《哈嗒瑜伽》这部瑜伽经典说："如果每天练，宇宙的生命能源就会被唤醒"。正确地扭动脊柱，可使血液的流动平稳，使肾上腺功能活跃起来，给全身所有细胞注入新的能量，有利于生理活动。

3. 第三，挺身姿势法

动作说明：挺身姿势也叫"蛇形姿势"，因其形像眼镜蛇扬起镰刀式的脖子，挺起身体，准备进攻的样子而得名。练法，俯卧床上，肘收在腋下，缓缓吸气，同时下颌伸出，扬脖子，上体在胸部以下不离开下面的范围内挺起；此时，两腿最好保持平直不离床上，如此停留片刻后，缓缓呼气，同时胸部放回床上，喉部好像要放在床上似的接触下面休息，反复进行2～3次。此练法适合老年人、病弱的人或者脊柱特别僵硬的人。这样练上一个时期，颈椎和胸椎变软且有力，就可开始正式练法，正式练法不同处是，两肘离开床面，两腿分开如肩宽，缓缓吸气，同时颈部缓缓抬起，抬胸，抬胸廓，尽量向后挺；稍停后呼气，同时腹、胸廓、颈部依次缓缓落到床上，充分休息后，反复进行2～3次。

功效讲解：坚持此法锻炼，就会使人感到脊柱像弓那样绷得很紧，有弹性，同时胸部扩张，肺活量增加，肝脏等各种内脏器官可以从一向受到的压迫中解放出来，使身体变得高大充实，腰、腹部充满活力。挺身时，使全身紧张度提高，神经兴奋性增加，使全身感到极其爽快，舒松充实。

4. 第四，站立姿势法

动作说明：站立姿势法也叫做"立禅姿势"，瑜伽正确站立法是，脱下鞋袜，两脚平放在床上，两手自然下垂，伸直膝关节，上体端正，颌轻轻内收，两肩放松，体重在脚跟和前脚掌，无意识站立时，体重在前脚掌的比重大于脚跟处的比重，练瑜伽站立时，体重在脚跟的比重可为40％，在前脚掌的比重可为60％，这样站立，上体会感到稍向前倾，胸部自然上提，脊柱张力增强，两肩轻轻后引，脖颈上挺，保持此站立姿势并调匀呼吸1～5分钟。练惯了这个站法，闭上眼睛也能感到体重在脚掌上的比重，能使全身养成平衡感觉，得到舒松站立的乐趣。

功效讲解：所练习的"屈体姿势""扭背姿势""挺身姿势"三种瑜伽，正是人生发展和人类进化的缩影。如果能每天正确练习这些姿势功，站立的力量就会增大，平衡感与舒松感也会增强，从而把人类自身具有和各种姿势活动和生命能量发挥出来，丰富生命形态。

5. 第五，仰卧姿势法

动作说明：仰卧姿势也叫做"完全放松姿势练法"，这是瑜伽中最容易做的，但要延长加深放松过程，就很难做到了。此法在做完"屈体""扭背""挺身""站立"之后才能进行。练法为，仰卧床上，两腿分开约30°，两臂自然伸直，手掌向上，眼睛轻闭，注意全身放松，消除紧张部位；平静心情，放松脸部肌肉，消除眼睑紧张，消除嘴角和整个脸部的紧张，放松颈和肩，放松腹部，放松两腿，全身自然放松。

功效讲解：坚持练此法，可改善睡眠，使人变得轻松，可以解除精神压力，神经紧张，心理应激和身体不适及疼痛，使人感到生命的轻松舒适和心理的清静愉快，从而使人的心身状态得到调理和改善。

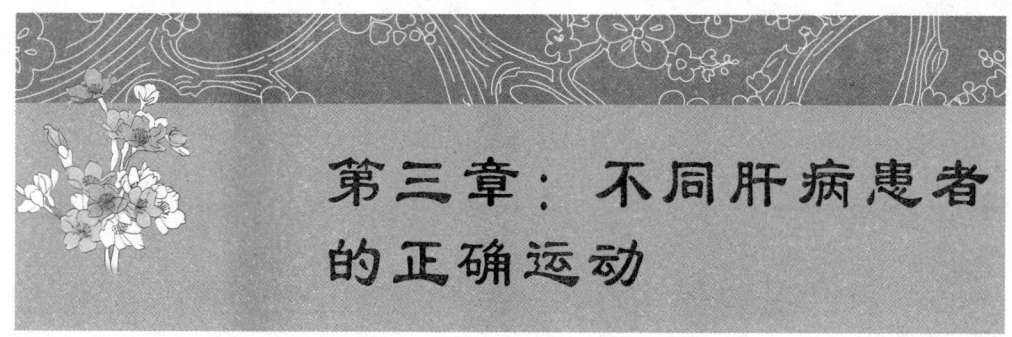

第三章：不同肝病患者的正确运动

乙肝患者怎样运动

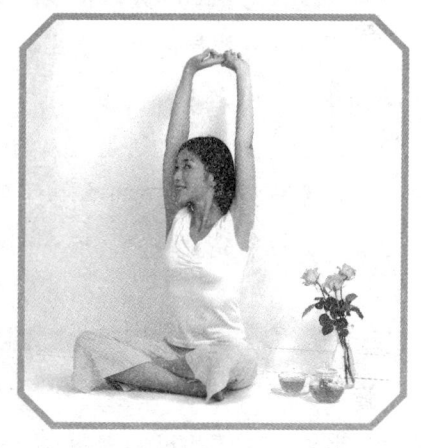

随着人民生活水平的不断提高，人们越来越注重生活质量，特别是慢性乙肝患者，由于长期患病，体质每况愈下，很多运动都不适宜乙肝患者。而体质的下降又进一步加剧了乙肝病毒的复制和疾病的加重。在目前乙肝治疗还没有特效药的情况下，如何通过提高机体的自身免疫功能，从而达到改善疾病症状，最终战胜疾病的目的，是摆在每个慢性乙肝患者面前的一个必须面对的问题。

乙肝患者平时做些什么运动对乙肝的医治有益呢？乙肝患者可以做的运动有散步、羽毛球、自行车、进行慢跑、瑜伽、太极拳、登山，只要不感觉到太累的运动都行。由于乙肝患者的肝脏存在不同程度的损伤，在通过体育运动来调养身体的时间一定要有所注意，不可以运动量过大，不可以运动时间过长，应该注意劳逸结合、循序渐进。

慢性肝炎患者的运动处方

患有慢性肝炎或肝炎综合征（肝炎已痊愈，只遗下若干轻微症状）的人，只要肝功能正常或接近正常，且经一段时间观察较稳定，自觉症状不明显，就可以参加体育锻炼。体育锻炼有助于减轻慢性肝炎患者常有的神经官能性症状，如神经过敏、失眠或情绪低落等；还有助于活跃腹腔血液，减轻肝脏瘀血，增进食欲，改善消化和吸收功能等。锻炼方法以按摩、打太极拳和其他运动为宜。

慢性肝炎患者运动的原则是动静结合，不觉疲劳。根据自己的年龄、体质、职业、疾病的轻重，以及个人的爱好、习惯的不同，探索出自己适宜的运动和合适的运动项目。

总的原则是运动量的增加以不感觉疲劳为度，每次运动以自觉稍微出汗则可。运动后如果食欲好转，身心愉快，乏力减轻，肝功能改善，则可在此基础上量力而行地加大活动量或延长运动时间，但也要避免剧烈的体力活动。

从事脑力劳动的人，也要注意不要过劳，同时保证充足的睡眠时间。

需要注意的是慢性肝炎患者不宜做双杠、单杠、举重等运动，因为做这些运动需要屏气用力，会使腹肌过分紧张。至于普通放松性的腰腹运动，如站立位做转体运动、侧体运动等是可以的，但要做得轻松，呼吸自然，幅度不要太大。

急性肝炎一般需要半年以上肝功能才能稳定。慢性肝炎要一年以上才能稳定，只有等肝功能完全恢复，疾病痊愈后方可从事较繁重的工作和较剧烈的活动。

脂肪肝患者如何进行锻炼

脂肪肝的致病机制复杂，涉及生活习惯、饮食习性、家族基因遗传易感性等，所以本病强调综合治疗。其中，能量摄入过多和消耗过少是脂肪成分沉积于肝细胞的是主要原因，因此除了饮食疗法外，如何科学合理地进行规范的运动疗法，也是十分重要的。

选择运动疗法治疗脂肪肝时，应该以有氧运动为主，因为有氧运动的强度相当于最大摄氧量的40%～60%，运动心率相当于最高心率的70%～80%，对增强心血管功能、呼吸功能、改善血糖、血脂代谢都有明显的作用，同时持续有效的运动还能去除腹部的内脏脂肪。有氧运动包括快步走、游泳、慢跑、爬坡、做健身操、蹬功率车、跳绳、打乒乓球等。而仰卧起坐、瑜伽等属于无氧运动，不适合脂肪肝的治疗。

运动量要每天坚持 30 分钟以上，每周坚持 3～5 次，如果是中青年脂肪肝患者，每周运动量要尽量在 6 小时以上，以最大吸氧量 60% 的运动强度时，减肥降脂的效果是最明显的，如果运动量达不到最大吸氧强度的 40% 时，起不到减肥的效果。运动时的心率应维持在"170-年龄"，心率最高不超过"200-年龄"。

对于运动量的判断可从心率上监测，如果在运动时心率的次数低于"170-年龄"5 次以上，说明运动量不达标；反之，如果心率的次数高于"200-年龄"5 次以上，说明运动量过大了。心率随着运动，持续加快且在标准范围内 30 分钟以上，运动所致的疲劳感于运动后 20 分钟内消失，说明运动是有效的。

脂肪肝患者运动时的注意事项

必须在严格控制饮食的基础上进行；运动结合饮食控制和生活方式的改变是脂肪肝治疗的最佳方法。尽量限制膳食的总热量，而不仅是限制脂肪的摄入量，在减肥期间碳水化合物、脂肪、蛋白质摄入的重量比约 4:1:1。

运动前有准备活动，运动后有放松运动；为了避免单调，可以变换运动种类。

个体化原则。根据患者身体状况，量力而行。要遵循循序渐进的原则，少数肥胖者因不经常运动，肌肉关节比较僵硬，心肺负荷较大，初始运动量要小，以后逐步增加；有肝功能异常者，初期运动量不宜过大，应按常规运动量减少 10%～20%，但运动时间可稍许延长。

避免低血糖的发生，最好餐后 1～3 小时内运动；糖尿病患者运动前适当调整胰岛素或降糖药用量，或运动时可准备少许饼干等。

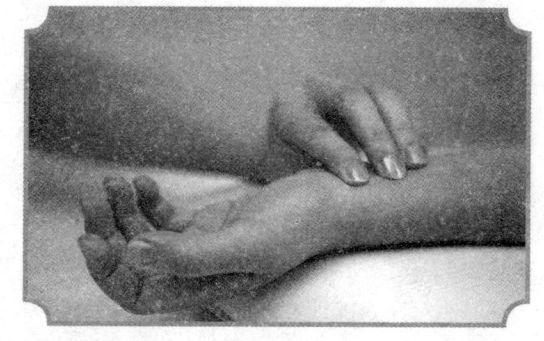

定期测量体重、肌力，监测血糖和血脂等以评价运动疗法的效果。在消耗多余脂肪方面，一般认为，每周减肥的程度以 1 千克为宜，而快速减肥时体重减少的主要成分是水分而不是脂肪。运动应坚持不懈，持之以恒。

老年肝炎患者的运动方法

　　肝病患者需要规律的生活以有利于肝炎病症的改善和肝病患者身体的康复，规律的生活不仅包括合理的饮食、充足的睡眠，还包括适当的体育锻炼。老年肝炎患者的锻炼原则与普通肝炎患者相同，但应根据老年人的生理特点予以适当调整。

　　老年肝炎患者全身生理功能逐渐低下，体质较差，肝脏合成蛋白质的能力降低，而老年人肝硬化并发症也较多，特别是并发感染的机会增多，故应积极预防和治疗，并以卧床休息为主。静卧可增加肝脏的血流量，减轻肝脏的功能损害，有助于肝细胞修复和再生。活动量越大，其肝脏的血流量越小，到达肝脏的营养成分就越少，肝炎的痊愈就会越慢。所以休息对于老年肝炎患者的预后起着非常重要的作用。

　　但是，并不是说应绝对卧床。中医认为，劳累能伤气，久卧亦能伤气。特别对于慢性肝炎患者，在症状相对稳定期，可适当增加活动量，如散步、打太极拳等，以不引起疲劳为原则。练气功应以静功为主，也可练书法、绘画，各种活动以不引起疲劳为原则。但要注意餐后仍需卧床1～2小时，这样有助于食物的消化吸收。适当活动可使心情愉快、食欲增加，还可预防肝炎后脂肪肝，增强机体的抵抗力，有利于肝脏功能的恢复。

 ## 肝硬化患者的运动方法

　　肝硬化患者能否进行适当的身体锻炼，一直存在着较大的争议。传统的观点认为，患者要绝对卧床休息3～6周，过早活动可使病程迁延，从而影响肝硬化的治疗和机体的康复。但新的观点认为，肝硬化患者可以并且应该进行适当的运动。临床实践证明，过久的休息同样会给人体带来很多不利影响，特别是人体摄取氧气的能力会降低，对肝功能的恢复、肝脏组织的修复并无好处。肝脏的于瘀血也加重了肝脏本身的负担，长期卧床还降低了人体的抵抗力，特别是中老年患者，更易因此而引起并发症，使病情更加复杂，影响恢复。因此，当肝硬化进入恢复期后即不应过分强调卧床休息，而应根据病情，让患者做适当的健身活动，这不但不会迁延病情，还有利于康复。

运动可以增强机体的功能，促进新陈代谢并增加机体抵抗力，而且可以改善患者的心理状态，调节患者情绪。但是对肝病患者而言，一定要进行科学的适度运动。慢性肝病患者运动时一定要循序渐进，运动量不能太大，以不感觉疲劳为准，即在运动后感觉疲乏但在稍事休息后即可恢复为适宜运动量。运动项目可根据自己的爱好以及年龄而异，年轻人可以选择慢跑、羽毛球、乒乓球等，老年人则以散步、太极拳等为宜。运动贵在坚持。

肝硬化患者的运动原则

肝硬化患者因肝脏功能损害，体育锻炼的方式和运动量和正常人有所不同，应遵循下列原则：

1. 运动不宜剧烈

宜选择运动量小而和缓的运动方式，既不明显增加肝脏负担，又可保持全身各系统的正常功能，防止废用性萎缩，保持心情愉悦。不宜进行长跑、球类等大运动量的项目。剧烈运动时，全身各脏器的耗氧量会明显增加，这会使本身病态的肝脏不堪重负。

2. 动静适度

早期肝硬化患者运动的原则是以动为主，动中有静。但运动幅度不要过大，心率较运动前增加不宜超过50%，运动时间每次不超过1小时。伴有腹水的失代偿期肝硬化患者运动的原则是以静为主，静中有动，运动量宜小，如散步每次30分钟左右，每日1～2次。肝硬化腹水或肝炎活动进入恢复期后，运动的原则是动静结合，动静适度。可选择散步、打太极拳等运动方式，运动量可适当加大。

3. 循序渐进

不管肝硬化处于什么状态，运动后都不宜有较明显的疲劳感，否则提示运动超负荷。如果运动后出现疲劳感，应减少运动量，或选用更为"静"的运动方式，直至感觉运动后舒适为止。在运动后不觉疲劳的前提下,可循序渐进,缓慢增加运动量,以取得更好的锻炼效果。

4. 持之以恒

体育活动的健身效果需要一定的时间和一定的运动量,偶尔锻炼一次是不会有健身效果的,坚持锻炼的时间越长,效果会越明显。开始锻炼时一般感觉枯燥无味,或不愿早起,只要坚持一段时间,当有了一定的效果后,就会增强信心,自觉坚持下去。长期坚持锻炼对强身健体、祛病延年的效果是无可置疑的。

酒精肝患者的运动方式

酒精肝是一种由于饮酒过度造成的肝功能损伤疾病,而适当进行体育锻炼是有利于酒精肝的治疗的,那么酒精肝患者怎么锻炼身体,酒精肝患者体育锻炼时又要留意些什么来避免伤害肝功能呢?

专家表示,运动对多数酒精肝患者是有益的,对肥胖型酒精肝患者来说更是如此。这样可有效减少内脏脂肪、改善胰岛素抵抗,进而减少肝内脂肪沉积,防止脂肪肝的进展,减轻酒精肝的程度。不过,酒精肝患者体育锻炼前最好能全面体检,以排除心、脑、肾等器官的并发症。假如真有问题,千万别盲目运动,否

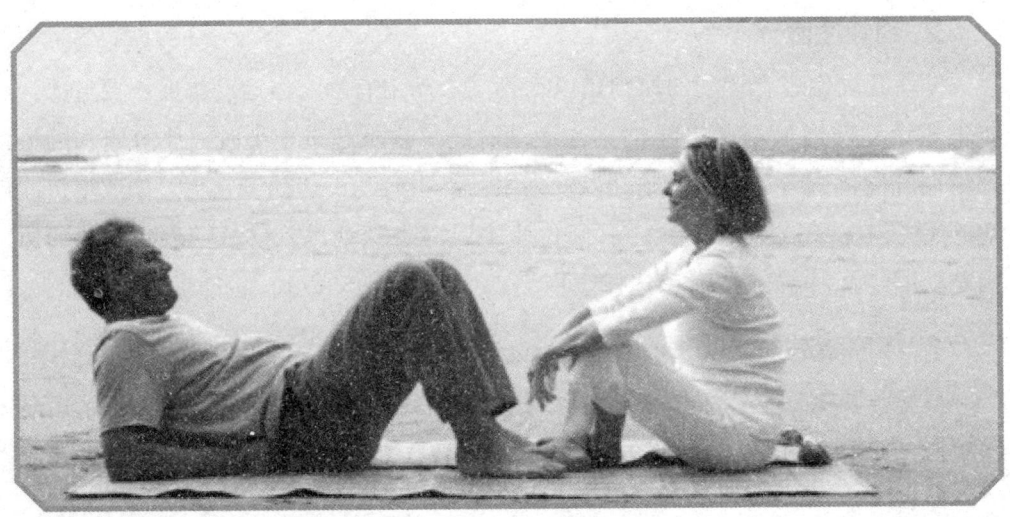

则很轻易发生意外。即使一定要运动，也须在医生的指导下进行。此外，因妊娠、营养不良、毒物等原因导致的脂肪肝患者也最好别自行运动。

酒精肝体育锻炼要留意循序渐进，应逐渐增加运动量，将心率控制在每分钟125次的中等强度范围以内，运动后疲惫感于10～20分钟内消失为宜。锻炼后如有轻度疲惫感，但是精神好，体力充沛，食欲、睡眠俱佳，说明运动量正合适。需要留意的是，每次运动前最好适当热身5～8分钟，活动四肢关节、颈、腰，以防肌肉、韧带损伤，运动后不要马上坐卧休息，应适当放松，使心率、呼吸逐渐恢复至运动前的水平。

一般情况下，以不感到疲惫的有氧运动为主，患者可以根据自己的爱好及作息时间，合理安排自己喜欢的运动方式，如慢跑、骑自行车、上下楼梯、打羽毛球、跳绳、游泳等。最佳的运动方式则是大步快走，每次至少走3千米。每次运动持续30～60分钟，每周坚持至少3～5次。

肝癌患者的运动方法

肝癌患者如果长期卧床，会使关节僵直，肌肉萎缩，食欲减退。卧床时间越长，恢复体力所需的时间也越长。患者卧床时，可以让患者循序渐进地在床上做些适合于自己体力和耐力的保健操。当病情好转并可以下床活动时，则可进行活动量稍大的保健操锻炼。这样可使肌肉不至于萎缩，关节不至于僵硬，还可减轻骨脱钙，防止压疮和血栓形成，并使患者增进食欲，产生健康感。康复体育锻炼有主动和被动两方面：主动锻炼是指自己能做的各种形式的运动，以提高肌肉张力，改善持久力和耐力；被动锻炼是指借助于他人的操作如按摩而使患者被动接受运动，改善局部血液循环，放松身心，从而帮助机体功能的康复。康复体育锻炼可由简到繁，由轻微运动逐渐加大运动量，根据自己的承受能力，逐步坚持运动，使自己能适应日常生活需要。

当患者病情缓解或体力恢复到一定程度时，进行比较激烈的活动不是绝对不行。有的患者肝叶切除术后恢复很好，照样可以游泳。国外也有人主张癌症患者做爬山运动，至于打乒乓球、网球、棒球等只要体力可以跟上，也是允许的，但切记要量力而行。

适当的锻炼对增进食欲、恢复体力及睡眠均有裨益。当然，也要因病而异，要根据身体全面情况，选择适合自己的活动项目。如肝癌手术或化疗后，肝功能较差的情况下，再去爬山、游泳，就会引起不适。现在适合包括肝癌在内肿瘤患者练习的运动以"五禽戏""八段锦"和"练功十八法"较为常见。

五禽戏有保健、强身、治病的作用。目前流行的五禽戏主要有外功型，此类以体操形式练习，讲究形神结合，全身放松，意守丹田，呼吸均匀等。

八段锦是由八节动作编集而成的一套深受群众欢迎的医疗保健操。以柔为特色，动作较简易，采用站式，故又称八段、文八段。

文八段要领："双手托天理三焦，左右开弓似射雕；调理脾胃须单举，五劳七伤往后瞧，摇头摆尾去心火，双手攀足固肾腰，攒拳怒目增气力，背后七颠百病消。"坐式要领："手抱昆仑；天柱微震；左右开弓；交替冲拳，叩击全身。"

这套保健操特点是简单、易学、易练，男女老幼皆可锻炼，不但能柔筋健骨，养气壮力，而且可以行气活血，协调五脏六腑功能。锻炼时讲究调心调息相结合。

练功十八法是一种简便易行而且功效较好的锻炼方法，对防治颈、肩、腰、腿病以及包括肝病在内的慢性疾病的康复具有一定作用。练习时应做到：动作正确，用"内劲"，呼吸、活动相配合。要求"以意领气"，以气生劲，以劲达四肢，发挥人体内在的真气运行功能，以推动病变部位"气行则血行"，改变已形成的"气滞血瘀"的病理状态。祖国医学所说的"气至效至"即是此理。其中第六节防治内脏器官功能的练功法对肝病朋友的锻炼很适用。

练功十八法的特点是：

（1）有防病治病的作用。

（2）能保持人体的正常功能活动。

（3）能提高人体新陈代谢水平。

（4）能改善身体的代偿功能。

练功十八法锻炼时的注意事项：练功时要有乐观主义的精神，动作要正确，要有得气感，持之以恒，循序渐进和注意呼吸。

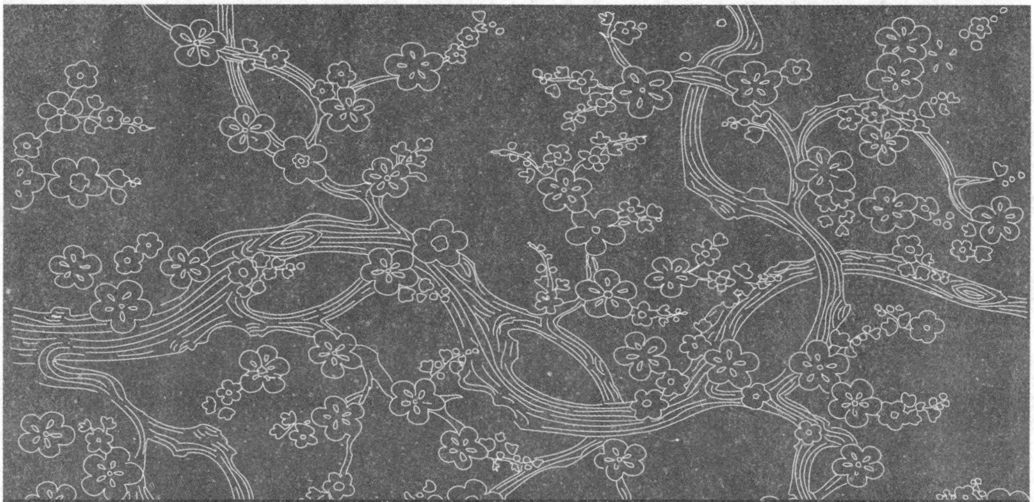

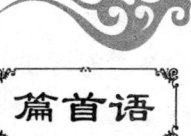

【第六篇】
养好肝离不开好的心情

篇首语

中医认为,在七情之中,最不利于肝的就是怒,怒可导致肝的疏泄失常,造成肝气郁滞,时间一长易惹肝病上身。所以,要调节情志,化解心中的不良情绪,使自己始终拥有一份好心情,有益于肝的养生保健。

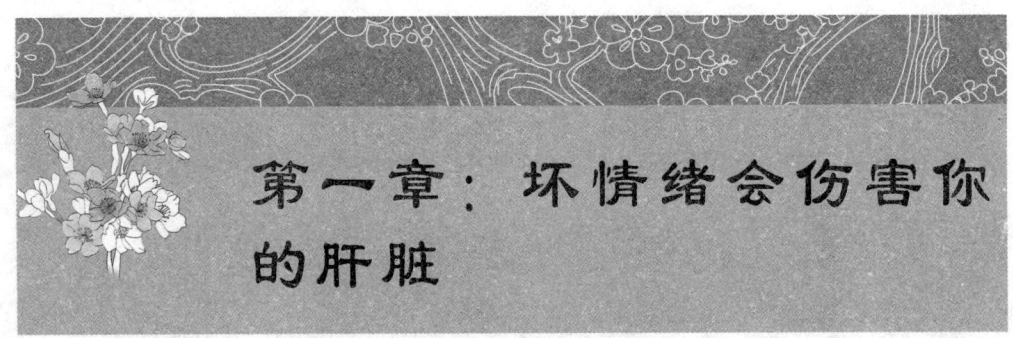

第一章：坏情绪会伤害你的肝脏

 中医认为怒伤肝

怒伤肝为病因病理学术语。指大怒导致肝气上逆，血随气而上溢，故伤肝。证见面赤、气逆、头痛、眩晕，甚则吐血或昏厥卒倒等。《素问·阴阳应象大论》："怒伤肝，悲胜恐。"王冰注："虽志为怒，甚则自伤"。

中医认为，肝为将军之官，性喜顺畅豁达。如果长期郁愤，可以导致肝气郁结，引起生理功能紊乱。现代医学研究表明，愤怒会使人呼吸急促，血液内红细胞数剧增，血液比正常情况下凝结加快，心动过速，这样不仅会损伤心血管系统，更会影响肝脏健康。调查结果表明，易怒的人患冠心病的可能性比一般人高6倍，患肝脏疾病的可能性比一般人高8倍。

小怒，使人气血不和，经络阻塞，脏腑功能失调而致病。"大怒伤肝"就会导致肝的功能失常，出现气血逆乱的症状，甚则会危及生命。这些从中医角度看，大怒伤肝。凡是有肝病的包括肝炎、肝硬化、肝硬化腹水、胆囊炎、胆石症、肝癌等患者，更需要注意调控自己的情绪。另外，人在发怒时情绪激动、心跳会加快、血压会增高，还容易诱发胃溃疡、高血压、冠心病、神经衰弱等病症的发生和发展，最坏的是可能诱发脑出血而猝死。

因此，肝病患者务必保持心胸开阔、积极乐观，这样才能达到治疗和控制疾病的目的。

悲观抑郁对肝脏的危害

祖国医学把人的各种情志变化归纳为"七情"，即喜、怒、忧、思、恐、悲、惊。在正常情况下，"七情"只是人们对外界各种刺激所产生的情感反应，不是致病因素。但由于某种原因使某种情绪变化过激、过频或持续不断时，会导致脏腑气机的失调，成为致病原因。与肝病密切相关的情志变化主要是怒和思。

中医认为现代人精神压力大，工作紧张，容易受悲观、抑郁和怒火等不良情绪困扰，这些不良情绪会伤害肝脏，导致肝功能紊乱。尤其是愤怒，医学研究表明，易怒的人患肝脏疾病的可能性比一般人高8倍。因此，爱肝护肝须注重心绪的调节，舒畅的情绪不但能使气血调和、血液循环改善，加快肝脏的新陈代谢，对于肝炎患者而言，更有助于缓解肝炎活动、延缓纤维化的进程，防止癌变等益处。

肝病患者应该抱有"既来之，则安之"的稳定情绪。如对肝病缺乏斗争的信心、过分忧郁、感情脆弱、喜怒无常、情绪波动，都会使中枢神经系统的功能紊乱，造成其他器官功能调节的障碍，直接或间接影响肝功能的康复。慢性肝病患者，如果性格顽强、心胸开阔、情绪饱满，就会减轻病痛，促进免疫机制的增强，将有利于治疗和病体恢复。乐观情绪是机体内环境稳定的基础；保持内环境稳定是肝病患者自身精神治疗的要旨。

不良心理对病情的影响

肝病患者易产生焦虑、抑郁、恐慌、紧张、苦闷等心理问题，这些都是负性心理，对肝病的治疗与康复都会起到消极的作用，产生不良的影响。

1. 不良心理会伤害患者的肝脏

研究证实，当身体受到不良心理及情绪的刺激后，会出现内分泌失调，激素分泌增加，血脂升高，肾小球滤过率下降，门静脉压升高，水、钠潴留，免疫功能下降等不良反应，从而可使肝硬化患者腹水增加，诱发肝昏迷及并发肝肾综合征等。

2. 不良心理会加重病情

心情不好会影响人的睡眠和食欲，会让人有吃不下饭、睡不好觉的感觉。而休息不好和无法补充必要的营养对受损的肝脏是雪上加霜，势必会加重患者的病情。因为只有睡眠正常，机体才能得以充分休息，肝脏才能获得充足的血流量，使细胞得以营养，促进受损的肝脏康复。只有合理的饮食，身体才能获得所需的营养素，才能使细胞得以再生，肝功能得以恢复正常。

3. 不良心理会使肝癌的发生率升高

研究证实，负性心理与肝癌的发生是有一定联系的。人体中有一种专门杀癌细胞的细胞，当人的情绪正常时，机体的免疫力增强，这种细胞对癌细胞就特别敏感，杀伤功能也非常强。这就是很多人身上有癌细胞，但并没有患癌症的原因。相反，当心情不佳、情绪低落时，机体的免疫力就会受到影响，癌细胞的活动力增强，而杀癌细胞对癌细胞的杀伤力下降，甚至消失，于是不幸的事情便会发生。

4. 不良心理会使并发症增多

肝病患者如长期心情不佳，便会影响整个机体的功能，使身体处于更加虚弱的状态。机体功能紊乱，内分泌失调，便可引发新的病症，使并发症增多。

心态，健康的决定因素

人体健康的四大基石是心理平衡、合理膳食、适量运动、戒烟戒酒。其中心理平衡是最重要的。保持乐观、平和的心态是健康的必须条件。

据科学研究发现，其实人体每天都会产生3000多个癌细胞，但同时也会产生一种"自然杀伤细胞"，专门来攻击、消灭癌细胞。如果一个人整天处在情绪低潮中的话，"自然杀伤细胞"的威力就会下降20%以上。也就是说，如果一个人整天心情不好、忧郁、焦虑，这些不良情绪可影响细胞介导的免疫反应，使胸腺依赖性淋巴细胞活性降低，从而对病毒、真菌感染的抵抗力和对肿瘤细胞的监视能力降低,还可能表现为发烧、感觉迟钝、乏力、消化不良、精神不能集中等。

一旦人的心理失衡,身体也会跟着出现一系列的变化,神经系统功能失调,内分泌紊乱,各种疾病马上乘隙而入。所以,保持心理平衡非常重要。

如果一个人的心态好,待人处事就会平和稳健,这样自然就能和家人、同事、朋友相处愉快,然后良性循环,整天乐呵呵。你能想象一个整天愁眉不展的人,会身体健康、事业有成吗?

精神刺激对机体的影响

人体生病的外部原因,就是外来因素的干扰。"精神刺激"是外来因素中比较强烈的干扰。

(1)不良的精神刺激能引起人体功能的紊乱,使大脑不能有效地调节人体与自然环境的平衡关系,从而导致人体内脏各器官的功能发生紊乱,由此而引发出很多疾病。

(2)一些消化系统疾病,如溃疡病、溃疡性结肠炎、胃病等,会因精神受到刺激而发生病变或者病情加剧。

(3)不良情绪的刺激还可以干扰人的免疫系统,减少抗体的产生,使人容易受感染,促发免疫性疾病。

(4)神经系统的一些疾病,也和精神刺激有千丝万缕的联系。恶性的精神刺激能够引起神经衰弱、神经官能症等。癌症的发病,也多半是因受精神刺激所致。

忧郁情绪扼杀健康

在如今这个快节奏、高强度的社会下生存,时常会有不顺心的突发事件,继而,不可避免地对我们的心情造成影响,出现失落或忧郁。忧郁是健康的隐性杀手,极大地损害人类的健康。

美国耶鲁大学门诊部曾对每年求诊患者的病因进行统计,结果表明,因情绪不好而致病的占了78%。有人曾调查过250名癌症患者,发现患病前精神遭到创伤者占了 2/3。英国的两名医学家经研究证明："压抑情绪和经常发脾气泄愤的人容易生癌。"著名的长寿专家胡夫兰在《人生长寿法》中也指出："一切不利的影响中，最能使人短命夭亡的，莫过于不好的情绪和恶劣的心情。"

如果在情绪出现忧郁的时候不能及时摆脱这种情绪，长此以往，就会造成心理学上所说的忧郁症，基本表现为懒、呆、变、忧、虑。所谓懒，就是做事提不起劲；呆，是记忆力衰退，反应迟钝；变，就是性情大变；忧，是无缘无故感到沮丧；虑，则是对生命价值感到怀疑，对生活缺乏信心。忧郁症者的生理变化主要有：胃口不好、体重下降、失眠或睡眠过度、身体不适，如腰酸背痛等。

忧郁症患者如果"郁"火满腔而又不及时求医的话，其结果是约 10% 的患者有自杀倾向，有的患者甚至成为家庭暴力或虐待儿童事件的主角。

心烦意乱易引肝火

人在遇到不顺心的事情的时候都心烦，大人有大人的心烦，孩子有孩子的心烦，虽然引起心烦的原因不一样，但是心烦的表现却是相同的。

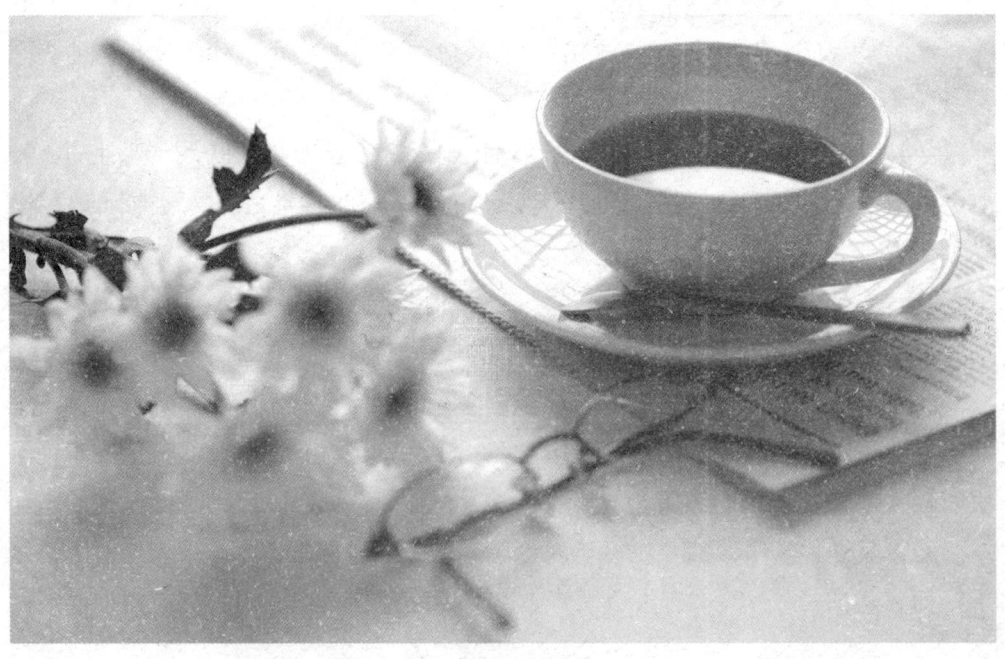

人在心烦时，不愿意接触人，不愿意交谈，总想独自苦苦思索。然而，心烦时思维又像猫抓了一样紊乱，一回儿想东，一回儿想西，不能集中在一点上加以深刻思考。思维集中，又加剧了心烦，就这样形成了恶性循环，越想越烦，越烦越想，严重时甚至陷入不能自拔的境地。

心烦意乱易引起肝火旺，肝火旺在中医中称肝燥火旺，是属人体内脏气血调节出了问题，并不是很严重的疾病。但也必须进行药物治疗。肝是人体主要造血器官之一，肝造血是根据人体吸收营养和精神状况而调节产生功能的，一旦人体营养供不应求而精神又出现紊乱就会抑制肝造血，血里也含有水分，血不畅、气不顺时，人体其他器官就会以缺血而降低自身功能，严重的会引发肝自身病变和其他器官病变。不严重时，会出现皮肤干裂、口舌生疮、心烦肺热等。因此，肝火上升不要掉以轻心，要及时调节营养，去火养肝。平时有人在与人争执时大发雷霆，所以也比作大动肝火、肝火旺。发脾气也伤肝的，因此，无论遇上什么事不要发火生气，以免伤肝。

心理超负荷的影响

人的心理承受能力有一定限度，如果所受的刺激超过了限度，即为心理超负荷。医学研究证实，人体在心理超负荷状态下，体内自主神经功能和内分泌系统会出现剧烈变化。若持续时间过长，不仅会严重损害人的心理健康，而且会造成人体的某些重要器官的功能衰竭，引起疾病或使原患疾病急剧恶化，甚至诱发猝死。这一点对高血压患者来说尤为重要。

那么，如何知道自己的心理是否超负荷呢？有专家经大量研究发现，有五条标准可以判断人的心理负荷。

（1）近期（一两周内）受过强烈的劣性精神刺激，或较长时间内连续反复受到劣性刺激（如亲人的伤亡、失业、恐怖事件等），精神一直持续在紧张状态之中。

（2）较长时间（两周以上）内经常出现疲惫感，尤其是清晨起床后仍感到很疲倦，或出现原因不明的极度疲劳。

(3）懒言、寡语、抑郁、不愿与他人交往、心慌意乱、烦闷不安、没有明显原因的嫉妒和妄想、好生气等。

（4）食欲下降、头痛、失眠、便秘或腹泻、血压波动、心律不齐等。

（5）工作和学习效率下降，注意力不集中，记忆力减退等。

如果一个人出现了三项或三项以上的上述情况，那么就基本表明此人现在的心理世界在超负荷运行，千万不可轻视大意。一旦发现自己的心理超负荷，最好马上进行心理调节，适当停止工作或减少工作量，加强休息，适当进行身体放松和锻炼，同时注意消除劣性精神刺激的影响。

心理因素影响药物疗效

严重的肝病不仅会对患者的身体造成危害，而且对患者心理上的打击也是十分沉重的。中医学认为"怒伤肝""思伤脾"。忧思过度与暴怒都会导致肝胆及脾胃气机的郁滞，使其功能失常而出现胸肋胀闷、腹胀、嗳气、纳呆等各种表现，会诱发或加重各种肝病如急慢性肝炎、肝硬化等的症状，对肝病患者的病情恢复极为不利。如果患者情绪乐观、性格开朗、心胸开阔、情绪饱满，就会减轻病痛，促进免疫机制的增强。

因此，肝病患者一定要通过心理疗法调整好自己的情绪，保持乐观的心态，树立战胜疾病的信心，这样才有利于疾病的恢复。

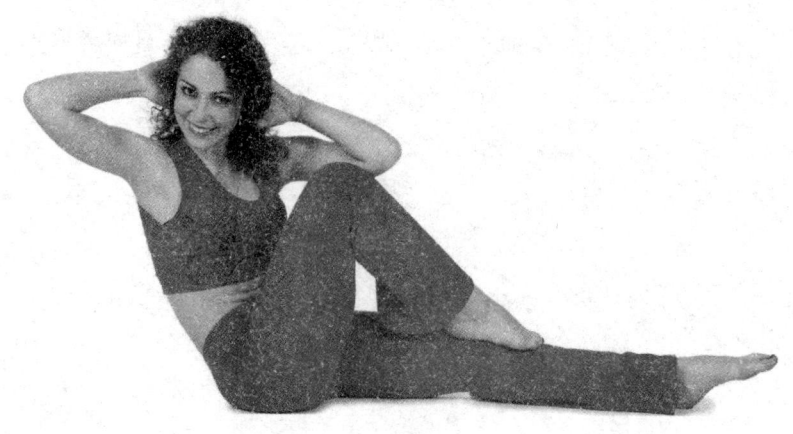

第二章：如何管理好你的"灰色"情绪

学会疏导内心的不良情绪

肝病患者要学会疏导内心不良情绪，这样可有效预防肝病的加重。肝病患者应从以下几个方面疏导自己的不良情绪：

1. 将不良情绪升华为崇高的追求也就是常说的"化悲痛为力量"，努力使自我价值得到体现。国内外的音乐家都选择了这种"升华"，如阿炳失明后不向命运低头，创作了《二泉映月》；贝多芬丧失听力后创作了大量不朽的名曲。

2. 向自我表达一旦面对困境，就告诉自己这是应该痛苦的。如上司错误地批评了你，你就接纳这份痛苦，不能一味回避它。

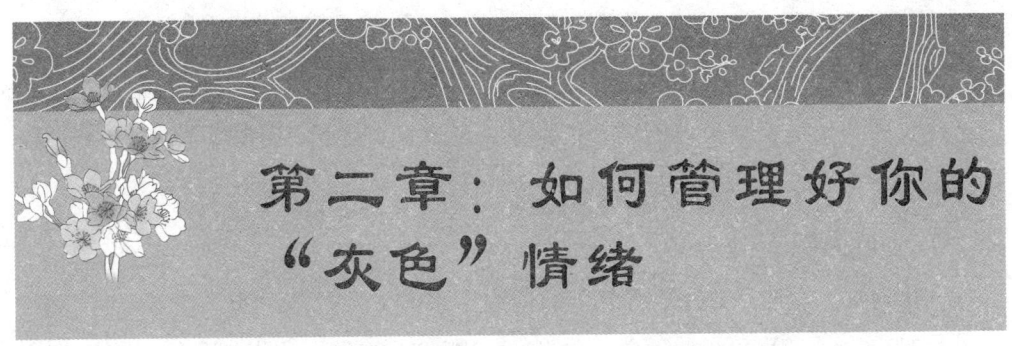

3. 向亲朋好友或专业人士表达，用倾诉的方法将内心受压抑的情绪宣泄出来，"排出痛苦，一身轻松"，别让内心再受煎熬。

4. 环境表达，如夫妻吵架后，有的妻子把平时舍不得买的衣服买回来，或者出去旅游、听音乐会，这都是向环境表达你的不良情绪。日本一些公司创设了发泄屋，里面有高层、中层等各级"领导"的橡胶塑像，下属可拳打脚踢，进行发泄，这也是向环境表达的一种方式。

自我调节情绪的妙方

自我调节就是要将个体的精神调节到最佳状态。自我调节除了有主观的愿望，还要有科学的方法。现介绍如下几种：

1. 一吐为快

一吐为快，顾名思义就是将肚里的话说出来，以求痛快。"吐"的方式有很多，可以是聊天谈话，也可以是写信、写文章。有"吐"的对象当然最好，但没有也可以，只要一股脑儿把自己的不快吐出去，得到理解、同情、安慰和指导就达到目的了。

2. 哭出声

研究表明，哭可以把心中的郁闷通过声音、眼泪和表情释放出来，把不幸与痛苦在身体内产生的有害物质通过泪水排泄出来，从而达到调解情绪、消除压抑感和维护心理平衡的作用。

3. 笑一笑，十年少

研究表明，当人在大笑时，心、肺、脊背、四肢、身躯都得到了快速锻炼。大笑之后，人的血压、心率和肌肉张力都会降低，人体得以放松，紧张情绪就得到了缓解，产生愉快感。因此，笑一笑对肝病患者的身心都是非常有益的。

4. 适当运动

生命在于运动。人体通过运动能增强机体的免疫功能，提高人体对外界的适应能力。因此肝病患者除急性发作期和慢性活动期外，都应该根据自己的情况和病情进行一些适合自己的体育锻炼，将有助于调节神经，加强自信、愉快等有利于康复的积极因素。

5. 欣赏音乐

音乐对人体有镇静、安定、调整情绪的效果，可以陶冶心情、鼓舞斗志、改善大脑功能、驱病疗疾、防病强身。因此，经常有规律地欣赏音乐，可以帮助患者克服孤独、忧郁、懦弱、焦虑、兴趣索然、想入非非等缺陷性心理因素，取而代之以快乐、开朗、振奋、愉快、轻松的良好心态。肝病患者在选择音乐时应选择那些内容健康、曲调优美、适合自己口味的，明快、抒情、健康、高雅的音乐，使生活充满生机、情趣和乐趣。

6. 其他方法

练习书画、下棋、收藏、垂钓等都是控制和调节自己情绪与心态的较好方法，可根据自己的兴趣、爱好和条件加以试用。

学做自己情绪的管理师

情绪的变化是在极短时间内完成的，有时只需 6 秒。

1. 阻止情绪升级：发挥 6 秒钟的力量

人是复杂的、难以捉摸的，许多行为看起来似乎并不合理，情绪便是其中之一，因为情绪转换的时间仅仅需要 6 秒。1、2、3、4、5、6……我们平静的心情可能已掀起波澜，我们蓄势待发的愤怒可能已被镇静的微笑替代，紧绷的神经可能已寻找到解决方案……如同支撑整座冰山力量的暗藏冰山一样，短短的 6 秒时间对于我们大脑的思考体系同样是神秘的，它代表着大脑中产生情绪的边缘系统是否能够与理性思考的脑皮质成功链接，做出支配行为的最佳决策。

2. 及早介入：欢迎你的情绪

由于情绪在我们外部环境变化中以比思考快上 8 万倍的速度形成，在这飞快的 1/4 秒，我们并没有充裕的反应时间。因此，在这一眨眼的瞬间，如果你的情绪已被引爆，对你驾驭情绪中最中肯的建议就是欢迎它。给自己的情绪 6 秒的时间，让脑部的情绪与思考两个重要的系统能够直接沟通，辅助我们做最佳的决策。接受，是改变的开始。接受认可你所有的情绪都是真实的，对你重要的信息来源，不管你喜不喜欢它，这是你驾驭情绪的第一步。

宽容忍让，心怀宽广

宽容是一种品质，是做人的一种风范。与之相反的，人之所以不能达到宽容做人，正是因为有狭隘的存在。人难免狭隘，这是大多数人的通病，我们明白了这一点，就应该对症下药，宽以待人，就是在社会交往中有较强的相容度。相容就是宽厚、容忍、心胸宽广、忍耐性强。有人把忍耐性比作弹簧，具有能伸能屈的韧性。也有人说过这样一句话："谁若想在困厄时得到援助，就应在平时宽以待人。"就是说，相容能接纳、团结更多的人，在顺利的时候共奋斗，在困难的时候共患难，进而增加成功的力量，创造更多的成功机会。反之，相容度低，则会使人疏远，减少合作力量，人为地增加成功的阻力。

一个人若能宽以待人，在生活中养成将心比心、推己及人的做人做事的习惯，这样的人，肯定是受人尊敬和欢迎的。孔子说过："己欲立而立人，己欲达而达人；己所不欲，勿施于人。"人同此心，心同此理。一件事情，你自己不能接受、不愿意做，别人也一定不愿接受、不愿意做。记住这些教诲是大有裨益的，它可以避免提出人们难以接受的要求，避免由此而来的难堪局面，是以自己为标尺，衡量言行举止能否为人所接受，其依据是人同此心，心同此理。将心比心，设身处地，还可用角色互换的方法，假设自己站在对方的位置上，想想对方自己行为或言论的反映、感觉如何，理解他人，体谅他人。这样，便会自觉地宽以待人了。

消除紧张情绪的秘诀

心情舒畅、胸怀大度的人能身体健康、延年益寿；反之，精神委靡、情绪紧张、意志消沉者则疾病丛生。消除紧张情绪应注意以下几点：

1. 对人宜宽容

不要去苛求别人的行为，而应发现其优点。

2. 让自己变得"有用"

许多人有被忽视感，实际上这可能是你自己看不起自己。遇事不要退缩、回避，不要等着别人向你提出要求，而要主动做实事、好事。

3. 注意修养

要经常注意学习，加强自身的修养。

4. 改掉乱发脾气的习惯

当你想要发脾气的时候，应尽量克制，把矛盾放一下，同时用你克制后多余的精力去做一些有意义的事情。

5. 做事做人要谦让

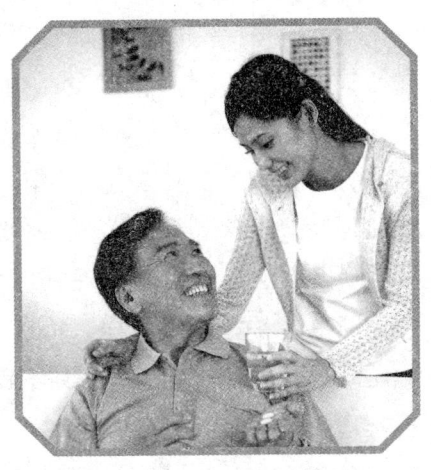

如果你经常与人争吵，就要考虑自己是否过分主观和固执。你可以坚持自己正确的东西，但是要静静地去做，以给自己留有余地，因为你也可能是错的。

6. 为他人做些事情

试一试为他人做些事情，这将使人的烦恼转化为精力。

7. 遇到烦事要畅所欲言

遇到烦恼事时，应该说出来，不要埋在心里，向你所信赖的头脑冷静的人倾诉。

8. 暂时回避

当事情不顺利时，你可暂时回避。等情绪趋于镇静时，再着手解决问题。

9. 一次只做一件事

先做最迫切的事，把其余的事暂时放下。一旦做好了，你会发现事情本不那么难，再做其余的事就容易多了。

10. 避开"超人"的冲动

不要凡事都要求尽善尽美，这种想法虽然好，但容易走向极端和失败。没有一个人能把所有的事都做得完美无缺。

戒怒，养生第一大要素

"怒"是历代养生家最忌讳的一种情绪，它是情志致病的魁首，对人体健康危害极大。怒不仅伤肝脏，怒气还伤心、伤胃、伤脑等，从而导致各种疾病。

《千金要方》指出："卫生切要知三戒大怒、大欲并大醉,三者若还有一焉,须防损失真元气"。《老老恒言·戒怒》亦说："人借气以充身,故平日在乎善养。所忌最是怒,怒气一发,则气逆而不顺,窒而不舒,伤我气,即足以伤我身。"这些论述把戒怒放在首位,指出了气怒伤身的严重危害性,故戒怒是养生第一大要素。

制怒之法,首先是以理制怒。即以理性克服感情上的冲动,在日常工作和生活中,虽遇可怒之事,但想一想其不良后果,可理智地控制自己的过激情绪,使情绪反应发之于情、止之于理。其次,可用提醒法制怒。在自己的床头或案头写上"制怒""息怒""遇事戒怒"等警言,以此作为自己的生活信条。

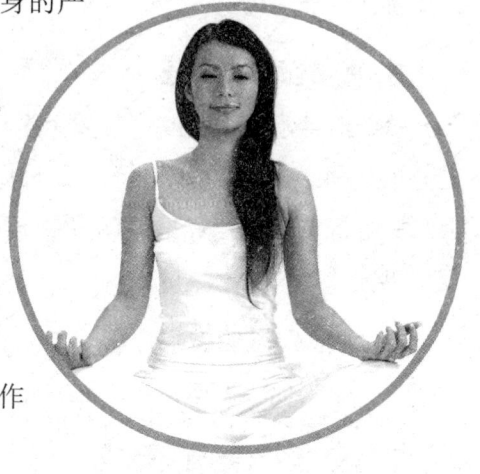

怎样消除抑郁

1. 培养豁达的人生观

培养豁达的人生观是克服忧郁最有效的办法。例如,人不能总是纠缠于过去的事情,要尽量把过去不愉快的事情忘掉,把更多的精力放在考虑以后的事情上。尽量做到知足常乐,这是释放、治愈忧郁的一剂良药。

2. 广交朋友

生活的最佳境界之一,就是要积极参加集体活动,以贡献一己之力。广交朋友、互相关心、互相帮助,对消除忧郁情绪大有益处。

3. 加强体育锻炼

体育锻炼可以给人一种轻松的感觉,有益于克服精神上的忧郁症状。但锻炼必须有一定的强度、持续时间和频率,才能达到预期效果。专家们建议经常忧郁的人每天步行1500米,并力争在15分钟内走完。以后逐渐加大距离,直到45分钟走完4500米。

吃一些有益于愉悦的食品：消除抑郁的很多方法，其中吃也是一种很好的选择。适当吃些甜品与果汁，可以快速提升脑中的血清张力，使神经系统暂时得到舒缓，让你的心情暂时放松。不过，采用这种办法可能会导致之后的忧郁状况更加严重。而多糖食品则能够比较好地改善这种状况，此类食品包括全谷米、大麦、小麦、燕麦、瓜类和含高纤维多糖蔬菜与水果等。许多与情绪安定有直接关系的食品是制造情绪激素的原料，例如香蕉、奶制品、火鸡肉等，你可以充分摄取。

学会抛开烦恼

经常为烦恼所困，不仅影响情绪，而且给健康带来危害。学会排解烦恼，而你就掌握了恢复愉快的法门。

1. 向异性倾诉

当人们心中有烦恼时，常希望倾诉出来，以慰藉心灵。这时，异性往往是最好的听众。因两性各自分属不同的性别群体，因而比向同性朋友袒露心迹更为安全些。

2. 自我发泄

如果心烦，跑、跳、吼、叫、撕纸、拍桌的自我发泄，实为绝招。可以使当事人的 / 愁烦烟消云散。不过，此法宜隐蔽自行为宜。

3. 换个发型

发型改变与容貌整洁，可以使自信性增强，情绪完全好转。

4. 换身好衣

情绪不佳时，宜穿质地柔软、色调中性、大小适中、款式新颖的衣服，并在对镜自赏中获得称心如意，在他人的赞赏中恢复良好情绪。

练习书法学养身心

书法对于人体有很好的养生效果，不论你是书写还是欣赏，都会给人一种心平气和的效果。心情烦闷时寄托于习字来解脱是一种很不错的选择。书法作为一门艺术，它的养生之道一般体现在以下几个方面：

1. 调气血通经脉

因为写字时的每一笔都要全神贯注，集周身之气达于肩、肘、腕、掌、指，以至笔毫之端，浓墨挥洒于纸上，气力运营于周身，动静相随，抑扬顿挫，外练其字，内练其气。从这个意义上说，书法是一种很好的气功引导法，它可以使你气血调和，健身防病。

2. 充实生活

若练习书法，则可寄情于笔墨，唤起对生活的乐趣。情绪好了，对身心健康自然有益。

3. 陶冶情操

俗话说：言为心声，书为心画。练习书法无疑能陶冶人的情操，赋予生命积极向上的活力，使人在艺术、眼界、胸襟、修养、气质上都得到升华。

4. 调节情绪

书法可调节心态，使情绪稳定。狂喜之时，习书能凝神静气，精神集中；暴怒之时，能抑郁肝火，心平气和；忧悲之时，能散胸中之郁，精神愉悦；过思之时，能转移情绪，抒发情感；惊恐之时，能神态安稳，宁神定志。

5. 形神共养

书法体现了形神共养的统一性，使书家形神一体，心身统一，从而健康长寿。

种植花木调情志

花木不仅在于其形、色美化环境，使人心情舒畅，其香能令人心醉神往，而且种植花木还能促使人不断学习有关知识，掌握新技术，更可以活动筋骨，丰富生活情趣，调畅情志，具有神、形兼养之功。

科学家研究证明，每日到园林或者绿色植物地带活动，可使耐力增加15%，使消除疲劳的时间缩短80%，在绿色的花园里，皮肤温度可降低1～2℃，脉搏每分钟可减少 4～8 次，呼吸慢而均匀，血流减慢，紧张的神经可以松弛下来，嗅觉、听觉和思维活动的灵敏性得到增强。

现代科学研究证明，花卉是天然的"芳香制造剂"。花的香气可以镇静安神，活络血脉。同时花卉还是净化空气的"高手"，它能够制造出对人体十分有益的"负离子"，赏花之时，漫步，细细观赏，芳香扑鼻，给人乐趣，纵有千愁，也会顿时尽消。若是自己学会了养植花卉，期间的乐趣要比单纯的赏花更胜一筹。由于自己花出了心思，洒下了汗水，盛开的鲜花更会给你无穷无尽的快慰之感。

唱歌有助于健康长寿

德国专家经过研究认为，唱歌不仅仅是一项娱乐活动，它还对人的身心健康起着积极的作用，从而在一定程度上达到延年益寿的效果。呼吸专家认为，人在唱歌时会加大氧气的吸入量，从而加速人体循环系统的正常运转，并具有强化心肺的功能。同时，唱歌时精神还会高度集中，可以不同程度地缓解人体大脑衰老的速度。

除了生理上的作用，参加歌唱活动对老年人保持良好的心态同样重要，分析研究证明，唱歌对人的健康主要有以下好处：

1. 锻炼心肺

在唱歌时需要有意识地运用技术动作进行强烈呼吸和锻炼快速吸气和缓缓呼气的能力。因此，科学的唱歌既能如体育运动那样大肺活量增强心脏的跳动，又能平衡调节适度，不会过于激烈。这对于加强肺部的锻炼和增强肺功能有极好的作用。

2. 按摩腹部

有意识地一松一收和一张一弛，就客观上起到了腹部按摩的作用。对健脾胃、助消化是有好处的。

调节情绪：唱歌对唱歌者的情绪调节起着很大作用。而且唱歌时，可宣泄个人的不愉快心情，忘记忧愁和苦闷，无疑对人的身心健康也是极为有益的。

静坐益身心

静坐的临床应用功效有以下几个方面：减轻心理生理性障碍、解决童年期冲突、调整睡眠模式、增强放松能力、减轻紧张和焦虑、减轻习惯性恐惧、增强自信心、减轻躯体疼痛、协调人际关系、增加内省能力。

下面介绍如何消除生理上的反射性紧张、激动心绪练习方法：

（1）选择一个静谧的环境，稳坐在一个舒适的位置上，使自己产生一种即将入睡的感觉，但不要躺下来。

（2）闭上双眼，使自己心平和的安静下来。

（3）放松全身肌肉，从足部开始向上直到面部。

（4）用鼻子进行有意识的呼吸，呼吸时默念"一"，如此交替着吸气－呼气，读"一"有助于防止思想分散，呼吸时要自然放松，保持一定的节律。

（5）持续约20分钟后，睁开眼睛看一下时间，切不可使用闹钟或其他提醒装置。完成动作后，再闭目静坐几分钟。

垂钓有益于身心

传统医学举荐钓鱼是一种很好的医疗保健处方。它能祛虑，平衡心态，解除"心脾燥热"。现代医学把生理、心理和环境三种因素确定为人体致病的机制。而钓鱼恰对这三种致病机制具有"抗、控、防"的效应。许多有着多年钓鱼经历的人这样总结：钓鱼是一项多功能的文体运动，静中见动，集锻炼与娱乐于一身，其中的乐趣只有钓鱼者才能体验到。

钓鱼有助于提高生活情趣，改善生理功能，是保持心理健康，防止抑郁症、精神沮丧及焦急、暴躁等不良情绪的好方法。钓鱼使人心情舒畅，情绪稳定，精神饱满。再说野外空气清新，阳光充足，噪声小，对养身保健大有益处。河边、池塘等场所的空气中氧气充足，经常呼吸新鲜空气，可引起人体良好的生理反应。日光可使人获得健美的皮肤，红润健康的面容。人体经日光中紫外线照射后，可以增强皮肤和内脏器官的血液循环，促进体内的新陈代谢。城市噪生已构成环境的严重污染，经常到空旷恬静的水域钓鱼，幽静的环境能消除两耳的疲劳，有助于保持良好的听觉功能。

下棋，善弈者长寿

棋是一种千变万化、奥妙无穷的文娱活动。弈棋时，心神集中，意守棋局，神情专一，杂念尽消；或谋定而动，谈笑风生，以决胜负，乐在棋中。一举势成，则心中畅快；一招失误，牵动全局，又紧张分析，专意谋略，神情有弛有张，心潮一起一伏，客观上起着调节之功，故有所谓"善弈者长寿"之说。

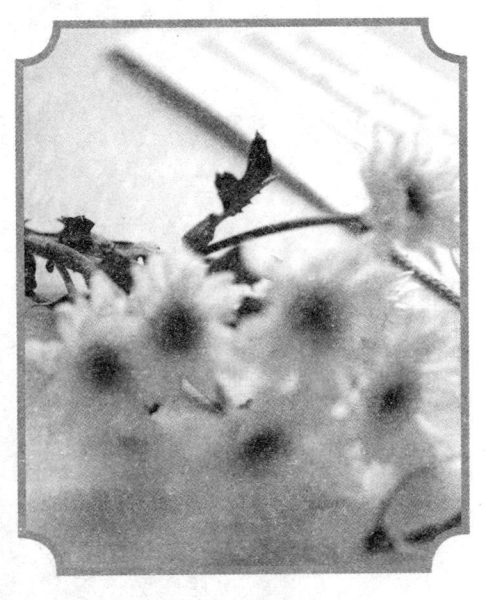

下棋，能锻炼思维，开发智力。在棋盘上两军对垒，行兵布阵，虽然只有可数的棋子，但变化无穷，趣味横生。它是思维的较量、智力的角逐。中青年人下棋能锻炼思维，开发智力；老年人下棋能减慢脑细胞的衰亡，有养生延年之功。

另外，下棋可以充实老人们的精神生活，可在谈笑搏杀之间品味其中乐趣。同时，弈棋也是一种有益的社交活动，通过棋类活动，相会众多棋友，经常评论切磋，能增进友谊，进而消除孤独感，并使精神有所寄托。

弈棋能怡养情志。能使人把注意力从日常生活的负重状态中摆脱出来。弈棋具有凝神静气的作用，对于孤闷无聊引起的神志损伤及老年退休者，尤为适宜和有益。

长吁短叹，缓解心中压力

心理学家指出，当人们在悲伤、忧愁、焦虑的时候，经过一番长吁短叹后，就会有胸宽郁解的豁亮感；在惊恐、惆怅、郁闷的时候，长吁短叹后会有一种心

养肝就是养健康

安神定的坦然感；而在疾病困扰时，长吁短叹则可以有效地减轻疾病带来的痛苦。

专家认为，这是由于长吁短叹可以使横膈上升，促进肺部气体排尽，增加肺活量，血液因此得到了充足的氧气供应。长吁短叹还能加快人体的血液循环，让身体处于松弛状态，这样就强化了迷走神经，改善了大脑兴奋和抑制失调的状况，能够消除悲伤痛苦和紧张焦虑以及精神压抑感，从而有益于机体内环境的调节和稳定，使机体脏腑功能得到充分发挥。

由此可见，长吁短叹不仅没有坏处，反而好处颇多。因此，在悲哀惆怅、心情忧郁的时候，在工作、学习、生活紧张疲劳的时候，在进行体育运动之前，在决定某项重大策略和决心进取之际，不妨长吁短叹一番，你会感觉到胸宽神定，豁达舒畅，精神饱满，轻松愉快。

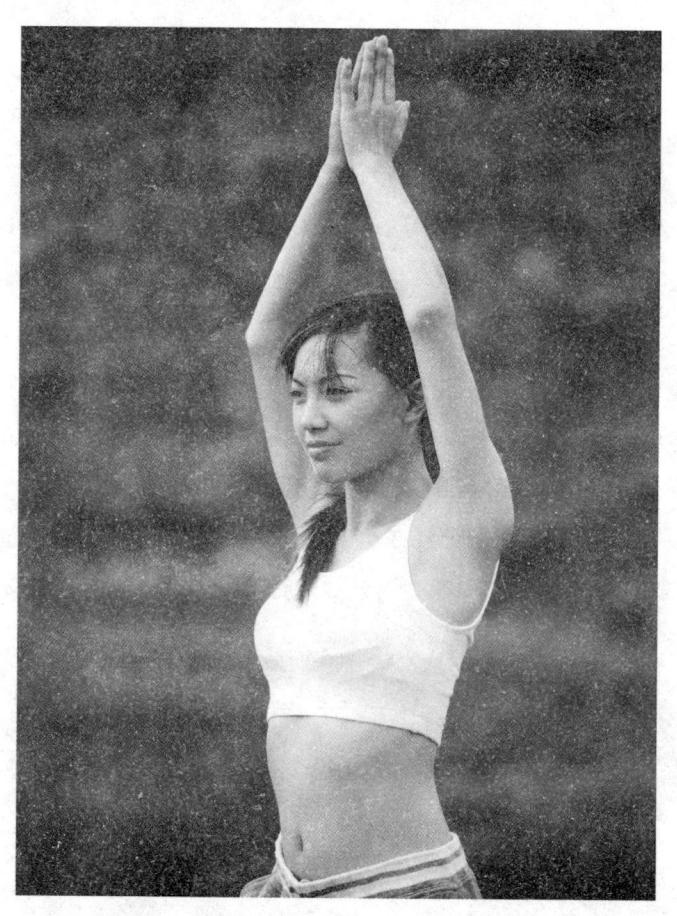

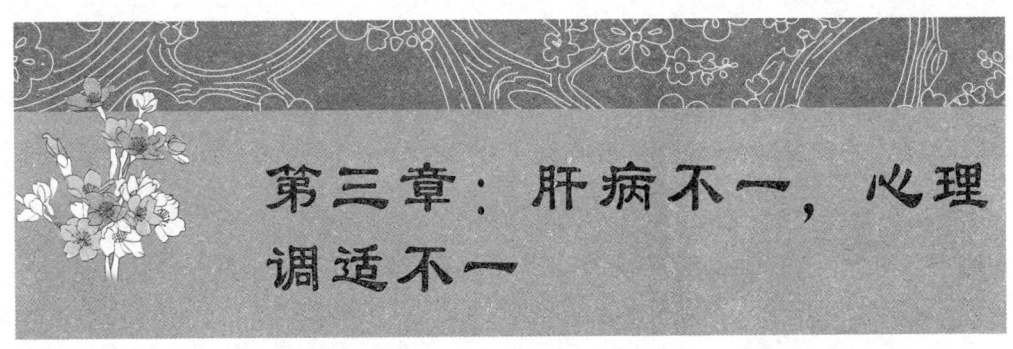

第三章：肝病不一，心理调适不一

肝病患者常见心理问题

由于慢性病毒性肝炎病程迁延，目前尚缺乏彻底治愈的特效疗法，这无疑会使不少患者背上沉重的思想包袱，会出现各种心理障碍，心理疾病的发生率明显高于正常人。肝病患者的心理问题常有以下几种：

1. 焦虑

在中、青年患者中多见，这个年龄段的患者上有老，下有小，承担着家庭生活的重担，由于治疗时间长，不能正常上班工作，经济收入减少，给家庭生活带来一定的困难，另外，有些患者由于病情反复发作，治疗费用高，更加重其经济负担，出现意志消沉，情绪低落，焦虑不安。部分年轻患者尚可因就业及婚姻等问题，而使心理负担加重。

2. 恐惧

随着医学知识的普及，患者对慢性肝病的预后有一定的了解后，担心自己的病不好治，有传染性，害怕传染给家人和朋友，恐惧心理非常明显，害怕发展为肝硬化或肝癌，情绪也随肝功能的变化而变化，当有病情和自己相近或危重患者死亡时，情绪波动尤为明显，极易联想自己的预后，惧怕死亡。青年人怕因此影响学习、工作、恋爱，中年人怕配偶嫌弃而影响婚姻、家庭。而肝硬化失代偿期患者出现上消化道出血或腹水等情况时易导致恐惧。

3. 自卑

由于对乙肝防治知识了解不够和社会上一些人对乙肝患者的歧视和偏见，导致有些患者在恋爱、婚姻、家庭、就业等方面受到了影响，个别患者在社会交往上受到疏远，觉得自己不如他人而闷闷不乐，产生自卑心理。

4. 消极

患者了解乙肝的不良预后，有些患者看到病友出现肝硬化腹水、门脉高压症致上消化道出血或慢性重症肝炎肝昏迷死亡，心理上产生极大的压力和消极悲观的情绪，对治疗失去信心，不配合治疗甚至放弃治疗。

肝病患者如何调节心理状态

研究表明，人的心理活动和生理活动密切相关，良好的心理状况是调节体内环境的重要因素，同样也是肝病患者以平和心态面对现实的心理基础。

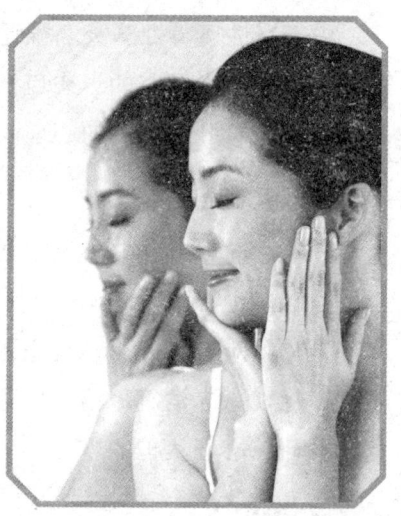

1. 树立正确的人生观

人生的旅途并不是都尽如人意，当不幸患了肝炎以后，怎样生活下去，确实是摆在每一个患者面前的严肃问题。有了正确的人生价值观，才会产生坚定的信念，以顽强的意志与肝病作斗争，定能达到战胜肝病的目的。

2. 树立愉快胜于痛苦的道德观

黑格尔认为，道德是精神世界最高和最后的形式。道德愉快是一个人在"利他"活动中自我体验到的愉快，是耐心、信心、进取、坚忍不拔等许多优良心理品质的坚定基础。

3. 确立积极的生活态度

培养积极向上的情绪，确立积极的生活态度，能使机体逐渐产生和增加抵抗力，正确地面对因肝病而失去一部分健康的事实，既不盲目乐观，也不惧怕、抑郁、悲观失望，更不能自暴自弃，掉以轻心。

4. 锻炼自己的承受力

要勇敢地面对现实，对外界的压力应有自我调控能力。

5. 掌握一定的医学知识

肝病患者反复出现焦躁不安、悲观自怜、恐惧不安或抑郁的心理，在某些程度上都是由于缺乏医学知识，不知道肝病是怎么回事，不了解有关信息而造成的。因此，在了解到一定的医学知识后，就会对疾病有一个正确的认识，也就能较好地驾驭自己的情绪，调整好自己的心态，为尽快康复创造一个良好的条件。同时可以学习一些肝病的自我保健知识，从饮食上、生活上进行适当调理，提高抗病能力，以期早日康复。

6. 将诊断和治疗的包袱交给医生

不断挖掘自身的潜力和生命活力，调动自己的生理潜能、心理潜能、信息潜能、知识潜能和情绪潜能，把自己视为战胜疾病的主体，以最佳的心态接受各项治疗，获得最佳效果。

7. 学会自我调节的方法

肝病患者发病后，既要面对现实，依靠医学手段对肝病进行有效的治疗，又要学会自我调节，学习一些自我调节的方法，有意识地消除自己心理方面的不良因素，维护心理平衡，以达到促进机体康复的目的。

患了急性肝炎怎样调适心理

大部分急性肝病患者往往会出现焦虑、急躁、紧张不安，希望获得最佳治疗。他们对突如其来的肝病诚惶诚恐，忧虑有加。尤其是住院后，自我价值感丧失，感到自己成了人们避之不及的人，立即就会在心理上、行为上与原环境中的人们拉开距离。患者往往会把以上心境转化为愤怒，而愤怒的情绪又会加重病情。

对急性肝病患者进行心理调节，首先，要与其沟通，形成相互理解。要让患者正确认识肝病，了解一些专业知识，使患者能够心平气和地接受治疗。要使其认识到，急性肝炎一般不会转化成慢性，病好后，仍可正常地投入工作和学习，生活质量不会受到影响。其次，要关爱患者，主动接近患者，缩小因病而造成的心理上的距离，使患者孤寂的心有所依靠。另外，要使患者保持乐观的态度，用积极的心态来面对疾病，消除紧张情绪。

慢性肝炎患者的心理调适

慢性肝病患者由于需要承受长期的疾病折磨、经历漫长的病程，常常会有很复杂的心理活动。

一开始慢性肝炎患者大多数心存侥幸，不承认自己真的患了病，还迟迟不愿进入患者角色；一旦认识到自己患病，就产生急躁情绪，恨不得立即服上灵丹妙药，转瞬之间把病治好。他们对自己的疾病非常敏感、格外关心，往往寻根刨底，向病友"取经"，或者翻阅大量的有关书籍，渴望弄清疾病的来龙去脉，企图主动把握病情。

慢性肝病患者随着病情的变化，有时高兴、有时悲伤、有时满意、有时失望；紧张、焦虑、忧愁、急躁、烦闷等消极情绪频繁出现。有些患者因为长期被疾病折磨，人格特征也往往发生变化。

慢性肝病如肝硬化、慢性乙肝患者的心理护理，必须根据慢性疾病病程长、见效慢、易反复等特点，调节情绪、变换心境、安慰鼓励，从而使之不断振奋精神，顽强地与疾病做斗争。并把心理护理与生理护理结合进行，做到互相促进。

对于慢性肝病患者传染性通常较低、空闲时间多的特点，可以根据不同情况，进行必要的活动，如欣赏音乐、绘画、看电视、近距离旅游等，使其心情舒畅、情绪饱满。

对于因病情反复及病程长而失去治疗信心的患者，家属要态度和蔼、语言亲切，多安慰、多鼓励。不要认为患者是负担或是包袱，对其表现厌弃的行为。

小儿肝病患者的心理调适

儿童患者的突出特点是年龄小、病情急、变化快，又不善于表达，心理活动多随活动情境而迅速变化。需要家属善于从细微变化中发现问题，采取措施，防止突然事故发生。根据儿童心理学家研究，乳儿从6个月到1周岁是建立"母子联结"的关键期。促进儿童心理发展的重要因素之一是母爱。孩子离开妈妈，大都恐惧、焦虑和不安，经常哭闹、拒食及不服药。因此，在充分隔离或预防的基础上，肝病患儿最好能够由母亲陪护，尤其对哺乳期的婴儿更应这样做。肝病患儿身患疾病，蒙受着生理的痛苦与折磨，正是需要亲情和支持的时候，突然连亲人也看不到了，这容易在他们幼小的心灵留下创伤。目前我国儿童大都是独生子女，一旦生病，父母格外紧张、焦虑。所以对患病儿童的心理护理，实际上在很大程度上是对家属的心理支持。家属的心理状态对患儿有着直接影响。例如，父母的不满意可以变成患儿的愤怒；父母亲的倾向性可以变为儿童的倾向性，如要某阿姨喂饭、不要某阿姨打针等往往正是这样形成的。肝病患儿需要传染期隔离，不能和同年龄的伙伴一起玩耍，难免会有孤独感。但是患病儿童注意力转移较快，情感表露又比较直率、外露和单纯，只要依据其心理活动特点进行护理，还是有助于其疾病的康复。在保证患儿物品可以充分消毒的情况下，应给患儿有玩具玩，可以带领患儿做游戏。对患儿要多加鼓励，不要训斥，保护患儿的自尊心。给患儿打针治疗时要利用儿童注意力易被转移及喜欢表扬鼓励等特点，尽量减轻他们的疼痛感。

 ## 青年肝病患者的心理调适

青年正是人生朝气蓬勃的时期，对于自己患病这一事实会感到很大的震惊。他们往往不相信医生的诊断，否认自己得病，直到真正感到不舒服和体力减弱才逐渐默认。

青年人一旦承认有病，主观感觉异常敏锐，而且富有好奇心，事事询问：为什么打这个针、吃这个药？病程需多长？有无后遗症等。他们担心疾病耽误自己的学习和工作，对自己恋爱、婚姻、生活和前途有不利的影响。

有的青年不愿意把自己的病情告诉自己的同事或同学。青年人的情绪是强烈而不稳定的，有时欢快，有时不愉快或愤怒。从自信到自贬，从利他到自私，从热心到冷漠，从兴高采烈到消极失望，皆能在转瞬间有所改变，容易从一个极端走向另一个极端。他们对待疾病也是这样。

倘若病情稍有好转，他们就盲目乐观，往往不再认真执行医疗护理计划，不按时吃药。但病程较长或有后遗症的青年患者，又易于自暴自弃、悲观失望，情感变得异常抑郁而捉摸不定。由于疾病的巨大挫折，他们会出现严重的精神紧张和焦虑，甚至导致理智失控，产生自杀念头，发生难以想象的后果。

青年人较注重友谊，具有向群性，最好把青年人安排在同一病室。他们在一起可激发生活的乐趣，并消除孤独感。另外，青年人一般较重视自我评价，自尊心强，任何消极刺激对他们都会是一种伤害。反之，调动他们的个性积极性，及时给予恰当的鼓励，对克服困难与疾病作斗争都能起到良好的作用。

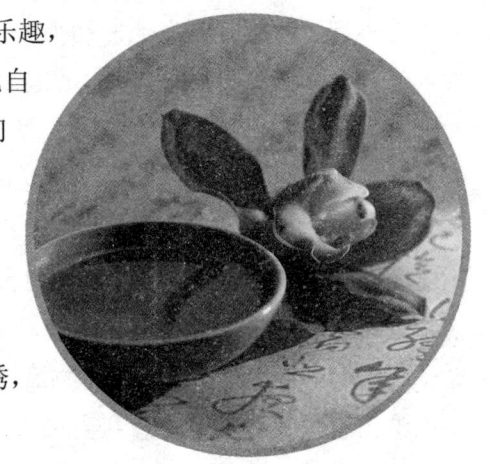

所以，护理人员对青年患者要注意多给予心理支持，要多关怀、同情，要循循善诱，耐心疏导。

中年肝病患者的心理调适

中年是人生历程中最值得回首寻味的年代。在这个时期，中年人的社会角色比较突出，既是家庭的支柱，又是社会的中坚力量。当他们受到疾病折磨时，心理活动尤为沉重和复杂，他们担心家庭经济生活，牵挂着老人的赡养和子女的教育，又惦念着自身事业的进展和个人成就等。

对中年肝病患者一是要劝导他们真正接纳疾病，并认真对待疾病。要使他认识到，治疗疾病是当务之急，身体恢复健康是家庭和事业的根本。另外，也要动员其家庭成员妥善安排患者所牵挂的人和事，尽量减少他在养病治病时的后顾之忧。同时可以利用中年人世界观已经成熟稳定,对现实具有评价和判断的能力,对挫折的承受力比较强等特点,鼓励他们充分发挥主观能动性,尽快地把病治好。

此外,中年肝病患者大多数是慢性肝病,长期的疾病折磨和心理压力,使患者性格压抑,容易出现情绪低落,在心理支持上应该充分注意这一实际,家属应给予患者更多的关怀。

 老年肝病患者的心理调适

老年人一般都合并有一种甚至几种慢性疾病,所以当某种疾病较重而就医时,他们对病情估计多为悲观,心理上突出表现为无价值感和孤独感。有的老年人甚至和小孩一样,情感变得幼稚起来,为不顺心的小事就会哭泣,为某处照顾不周就会生气。被重视、受尊重是老年人共同的突出的要求。

因此,对老年患者谈话要不怕麻烦,常谈谈他们的往事;听他们说话时要专心,回答询问要慢,声音要大些。老年患者一般都盼望亲人来访,所以家人多来看望,带些老人喜欢吃的东西等,对老人的康复是有好处的。

老年患者一般都有不同程度的健忘、耳聋和眼花,家庭护理人员要勤快、细心、耐心、周到、不怕麻烦。老人的生活方式刻板,看问题有时也固执,除治疗需要以外,要尽量照顾他们的饮食习惯,使老年患者有良好的心境,更好地促进他们病体康复。

对于老年肝病患者,疾病本身对于身体损害的同时也会造成精神的压抑,尤其是感染戊肝等肝病,病情严重,而老年人对疾病的反应又不够敏感,加上老人们不愿意给子女多添麻烦的心理,往往会延误病情的治疗。所以老年患者更需要家属的关心和照顾。

重症肝病患者的心理调适

重症肝炎患者多病情危重,抢救治疗难度大,常会使患者产生悲观、恐惧、绝望等不良情绪,大多数重症肝炎患者心理活动变化可分为5个阶段:

1. 否认期

不承认自己病情的严重，对可能发生的严重后果缺乏思想准备。总希望有治疗的奇迹出现。

2. 愤怒期

患者知道病情严重后，表现得悲愤、烦躁、拒绝治疗，甚至敌视周围的人，或是拿家属和医务人员出气，借以发泄自己对疾病的反抗情绪，这是患者失助自怜心理的表露。

3. 妥协期

患者由愤怒期转入妥协期，心理状态显得平静、安祥、友善、沉默不语。

4. 抑郁期

大多数患者在这个时候不愿多说话，但又不愿孤独。

5. 接受期

患者心理比较平静，对疾病的发生、发展已有充分认识。

重症肝炎患者的心理支持主要归纳起来有以下几个方面：

（1）尽量地安慰患者，为之解除痛苦，缓解症状，使患者身心舒适。

（2）对于处于愤怒期的患者要谅解宽容，不要过于计较患者的言行，尽快帮助患者度过愤怒期。

（3）尽量满足患者的需求，满足患者希望多见些亲戚朋友，得到更多人同情和关心的愿望。

（4）家属要控制情感，不要因为患者病情较重而在患者面前表现出过多的焦虑和悲伤，那样反而会增加患者的悲痛，不利于病情的恢复。

（5）应重视并满足患者的心理需求，可选择适当的语言进行安慰，尽可能消除其恐惧、悲观、绝望等消极情绪，帮助患者树立战胜疾病的信心。

脂肪肝患者的心理调适

脂肪肝轻者多无症状，重者可引起脂肪变性、脂肪性肝炎、肝硬化、肝癌等病理改变。脂肪肝患者患病初期往往心情紧张，加上对疾病知识的缺乏，担心会传染给家人，会发生肝硬化，甚至会癌变。心理负担会很重，易出现忧郁、焦虑、失眠等症状，加速病情的发展。因而让患者了解疾病的基本知识，及时疏导患者进行适当的心理调节以调整不良心理，增强战胜疾病的信心，这对脂肪肝的康复是至关重要的。

脂肪肝患者的自我心理调节，贯穿于疾病的整个治疗及康复过程，应从以下几点入手：

1. 清静养神

清静并非指不用心神，更多的是指用神有度。如何清静养神呢？首先，要少私寡欲，即不过分计较钱财，不好色纵欲，不追求虚名，不沉醉于美酒佳肴，不嫉妒别人，不狂妄。其次，要凝神静思、抑目静耳。耳目是人体的主要感官。目清耳静则神气内守，心不过劳。相反乱视杂听，就会使心神过耗。再次，要重视道德修养。修身养性之所以能保健养生，是因为道德水准的提高，可以促进人际关系的和谐，减少不愉快的纷争，有利于清静心情。

2. 保持心理平衡

脂肪肝的产生与高度的精神压力有密切的关系。随着生活节奏的加快，很多人处于高节奏的竞争环境中，容易产生焦虑、疲劳、神经质等心理问题，处理不好会加速脂肪肝的进程。因此，要培养竞争意识、增强心理承受能力，提高心理素质，克服自卑感，开朗乐观，消除嫉妒心。

3. 随时调节

对情绪反应进行自我监控，随时调节。可通过上述介绍的各种方法对情绪进行调控，从而保持豁达的心境，振作精神，与病魔作战，进而战胜疾病。

4. 因人而异

由于每个患者的性格、年龄、生活习惯、爱好、经济情况和病症不同，会产生各种不同的情绪。因此，要学会选择适合自己病情和个性的心理调节方法。

5. 积极治疗

脂肪肝患者还要通过控制病情的发展来影响自己的情绪。因为当病情变化甚或恶化时，常会使不良情绪反应更加严重。所以控制好病情是最好的心理治疗，能使患者增强战胜疾病的信心。为了控制好病情，还要结合饮食、起居、运动和药物等综合疗法。

肝硬化患者的心理调适

肝病专家提醒肝硬化患者，为了病情的稳定及身体康复，日常生活中需克服以下不良心态：

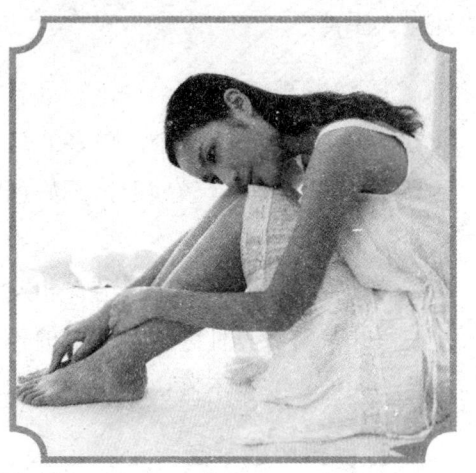

1. 焦虑

乙肝后肝硬化，患者会产生反应性焦虑。他们担心自己的病情会恶化，甚至癌变，担心会传染其他疾病，而且对自己身体上的不适异常敏感，整天坐卧不安，惶惶不可终日。

2. 抑郁

肝硬化是一种难以治愈的疾病，患者不仅要承受病痛的折磨，而且还给家庭带来了沉重的经济负担，破坏了家庭正常的生活模式，严重时可导致夫妻关系恶化，家庭破裂。为此，患者常常自责，以为自己不可饶恕，痛苦绝望，甚至想自杀以求解脱。

3. 人际关系敏感

由于肝炎后肝硬化患者的疾病具有传染性，他们既担心被家人嫌弃，又担心传染给家人，心情十分矛盾。对外又怕别人知道自己的病情后会躲避自己，被人看不起，因而对他人的举止、语言和态度特别在意，感情很容易受到伤害。

4. 满不在乎

一些病情反复的患者，认为自己已无药可救，迟早都是死，快活一天算一天，脾气暴躁，把医生对其生活方式的指导丢在脑后，不注意休息和合理膳食，从而导致病情反复发作，形成恶性循环。

当临床医生根据患者的临床表现、化验结果及B超的显示，将患者诊断为肝硬化时，患者开始想否认这个事实，怀疑B超仪器出了问题或检验结果有误。有的患者会产生绝望，尤其是中年人，不仅受着疾病的折磨，而且事业受挫，感情生活也出现了危机。

悲观失望者，极容易接受消极暗示，疾病带给家庭生活、社会生活中的情感障碍，"传染"两个字，使人与人之间的关系裂解、婚恋的失败，都足以使患者受到往往比疾病本身更加沉重的负担和打击。更有甚者，怕与恋爱对象告吹，隐瞒病情，做结婚准备，疲劳过度，使蜜月未过就会因劳累而病情加重。他们渴望寻求医护人员及家属的情感支持，切实帮助，特别希望医护人员帮他们分析病情及肝功能恢复的程度，渴望在人格上得到尊重。

暴躁者常表现为不通情理，行为退化，执拗。当遇到诊疗不周或不能满足其求治心切的心理需要时，常常会大发雷霆，担心自己不久就转为肝癌。只要同病房患者病情恶化，就会联想到那就是自己要走的路，而产生消极情绪，使病情加重。表现忧伤者，觉得自己不久于人世，害怕死亡的来临。

尤其对自己奋斗了几十年的事业依恋难舍，感到无力与疾病抗争。部分患者会有罪恶感，长期治疗，亲友为之解囊，并把全家拖得筋疲力尽，故采取绝食的办法，消耗尽自己。

有的患者被动依赖，甚至主管医生休息时，心里就感到不安全，全身发抖，常有孤独感和自怜感，此时的患者，极希望得到医护人员的关怀与温暖，得到亲友的体贴与爱护、支持与帮助。

乙肝患者的心理调适

乙肝具有病程长、病情反复、慢性消耗、治疗费用高、不易治愈及部分可转化为肝硬化和肝癌等特点。近年来，许多学者认为，多数慢性肝炎患者可产生严重的心理障碍，存在较高比例的抑郁或焦虑症状。如患者常常表现为情绪低落、压抑、焦虑、无缘无故的疲乏、睡眠障碍、精神不集中、悲观失望、全身某一部位或多个部位不定位与不定时的疼痛（肝区痛最为常见）、食欲下降，伴有腹痛便秘、腹泻等。其主要原因有：

1. 疾病的压力

尤其是慢性乙型肝炎患者，病情迁延不愈，长期打针吃药，情绪极度低落。

2. 对疾病的恐惧

得知自己患肝炎后，担心肝硬化、癌变，惊恐担忧，久则成郁。

3. 歧视引起的社会压力

4. 干扰素等药物引起的不良反应

这种抑郁和焦虑等负性情绪可削弱人体的免疫功能，增强机体对疾病的感受性。负性情绪亦可使患者的心理发生一系列的变化，常常合并焦虑症，严重影响肝病的临床疗效。对于肝病轻度抑郁或焦虑的患者，在积极治疗原发病的同时，适当作好心理自我调节，可以大大减缓心理方面的压力，改善临床症状，减少抗抑郁症药物的使用。

妊娠合并肝病患者的心理调适

妊娠后患了肝炎，或肝炎患者怀了孕，常会使这些患者产生一定的心理负担，出现较突出的心理问题，如此时妊娠是否合适、以后能否怀孕、胎儿是否会被感染、分娩时能否保证母婴平安、会不会发生大出血、新生儿会不会畸形等。这些心理上的紧张无法驱散，严重地困扰着这些妊娠肝炎患者。因此，她们非常渴望得到医护人员的帮助，了解有关的医学知识，帮助她们进行实际的分析与指导等。

一般来说，如果在怀孕头3个月母亲患了乙肝，可以有足够的时间产生抗体，其抗体通过胎盘传送给胎儿，使之产生抵抗力。因此，胎儿几乎不会感染。得了肝炎的孕妇要解除顾虑，重视孕期保健，发现问题随时向医生反映，及时处理。

肝病孕妇应保持乐观向上的精神状态，情绪稳定、心情舒畅，多听轻快音乐，尽量创造良好的心态环境，还可以翻翻喜欢的书籍，猜猜未来宝宝的模样，构思一下他的名字。除此之外，不要过多食用肉、鱼、巧克力及甜食等，因为过多地食用这些食物，可使体液酸性化，血中儿茶酚胺水平增高，易出现烦躁不安、爱发脾气、易伤感等消极情绪。

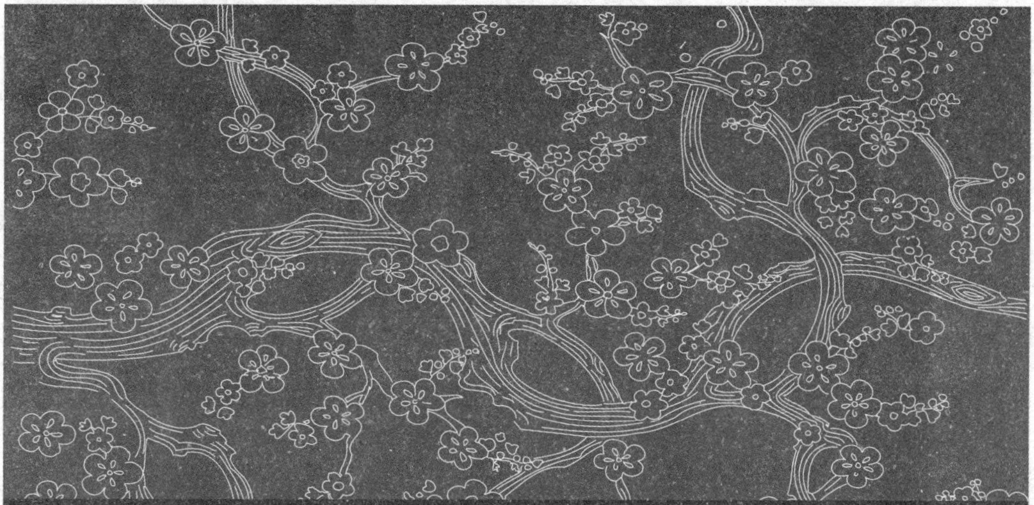

【第七篇】
学会用药物为你的肝脏加一把健康锁

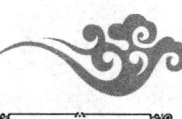

篇首语

当不得不使用药物进行治疗疾病的时候，我们需要了解哪些药物对肝脏伤害最大，哪些中药对肝脏有益。只有选对药物才能为自己的肝脏增加一把健康锁。

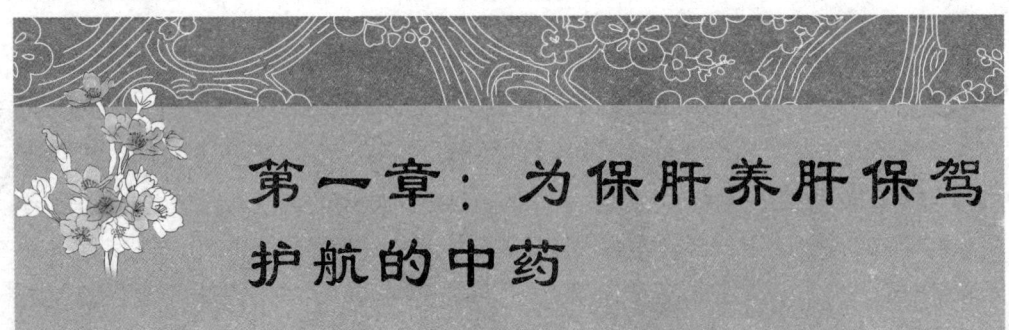

第一章：为保肝养肝保驾护航的中药

 怎样合理利用中药来养肝

我们知道，除了病毒及饮酒过量之外，药物包括中药也是引发肝炎常见的原因，药物进入人体后都由肝脏代谢，用药不当就可能伤害肝脏，引起肝炎。人们怕药品不良反应，主要是怕西药的毒副作用，但对草药或食补没有什么警觉性，认为服用中草药是安全的，中草药没有什么毒副作用。而盲目长时间服用中草药，结果造成肝脏损害，出现药物性肝炎。其实，西药、中成药、中草药都是药，吃得不恰当都可能吃出问题。而且中药方剂中成分繁多复杂，现代医学对其毒副作用没有阐述清楚，中药引起的药物性肝炎近年来不断出现。很多病情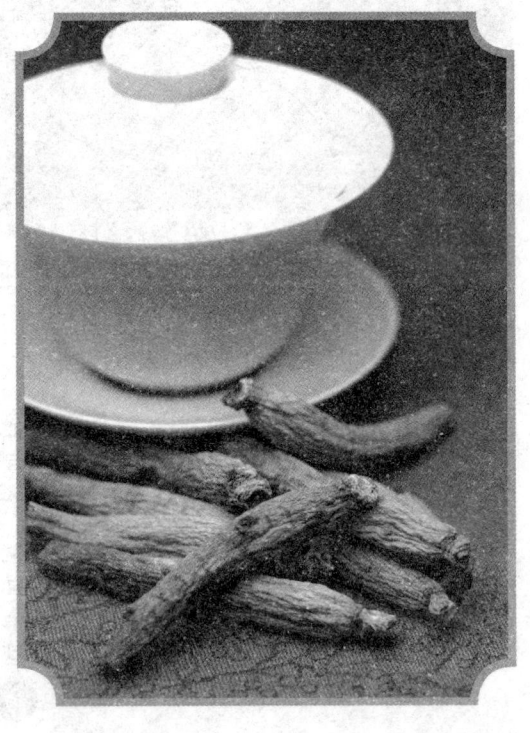获控制的肝病患者常服用偏方，希望能痊愈，但常导致病情恶化，甚至因此而不治。某些偏方可能会伤害肝脏，或是造成病毒再度活化，导致病情一发不可收拾。所以，应用中草药也应十分谨慎，必须在医生的指导下使用，以确保用药安全。

养肝护肝的中药有哪些

丹参——防止肝硬化

【性味归经】味苦,性微温。归心、肝经。

【功效主治】活血祛瘀,安神宁心,排脓,止痛。治心绞痛,月经不调,痛经,经闭,血崩带下,癥瘕,积聚,瘀血腹痛,骨节疼痛,惊悸不眠,恶疮肿毒。

【养肝功效】能抑制和减轻急慢性肝损伤时肝细胞变性、坏死以及炎症反应,加速纤维组织重吸收,具有抗肝纤维化、改善肝脏血液循环、防止肝硬化的作用。

【宜忌人群】月经过多而无瘀血者禁服,孕妇慎服;无瘀血者慎服。《本草经疏》:妊娠无故勿服;不宜与藜芦同用;丹参活血也会引起大出血:服用抗凝结药物的心脏病患者,如同时服用丹参,小心引起严重出血。

【养肝妙方】

【急、慢性肝炎,两胁作痛】茵陈15克,郁金、丹参、板蓝根各9克。水煎服。

【慢性肝炎、肝脾肿大者调补】丹参10克,黄豆50克,蜂蜜适量。丹参洗净放砂锅中,黄豆洗净用凉水浸泡1小时,捞出倒入锅内加水适量煲汤,至黄豆烂,拣出丹参,加蜂蜜调味即可食用。

【脂肪肝】茵陈30克,丹参20克,赤芍20克,山药20克,山楂20克,泽泻15克,车前草15克,柴胡10克,郁金10克,防己10克,大黄6克,甘草3克。每天1剂,水煎2次,早餐服,1个月为1个疗程。

白芍——护肝明目

【性味归经】性微寒,味苦、酸。归肝、脾经。

【功效主治】养血调经,平肝止痛,敛阴止汗。主治血虚萎黄,月经不调,崩漏下血,胁肋疼痛,头痛眩晕,脘腹、四肢挛痛,自汗、盗汗。

【养肝功效】白芍提取物对D-半乳糖胺所致肝损伤和血清丙氨酸氨基转移酶升高有明显对抗作用,可使之降低,使肝细胞的病变和坏死恢复正常,从而达到保肝作用。

【宜忌人群】血虚、阴虚之人胸腹胁肋疼痛,肝区痛,胆囊炎胆结石疼痛者宜食;泻痢腹痛,妇女行经腹痛者宜食;自汗易汗盗汗者宜食;腓肠肌痉挛,四肢拘挛疼痛，不安腿综合征患者宜食；同甘草配合用可以缓解各种胸腹及四肢疼痛。白芍性寒，虚寒性腹痛泄泻者忌食；小儿出麻疹期间忌食；服用中药藜芦者忌食。

【养肝妙方】

【慢性肝炎】 柴胡、白芍、三棱、甘草、佛手、郁金、法半夏、太子参各9克，黄芩12克，鳖甲15克，丹参18克，生姜3片。水煎服。

【肝郁热蕴型肝硬化】 当归、白芍、郁金、生地黄、茯苓各9~15克，丹参14~30克，败酱草、鳖甲、黄花各15~30克，栀子、丹皮、白术各6~12克，山栀、茵陈各9~30克。水煎服，每日1剂，分2次服。

【气滞肝郁型之肝硬化】 柴胡、杭白芍、川芎、苍术各15克，甘草、枳壳、香附、青皮、厚朴各10克。水煎服，每日1剂，分2次服。

当归——促进肝细胞再生

【性味归经】 性温，味辛、甘、苦。归肝、心、脾经。

【功效主治】 补血，活血，调经止痛，润燥滑肠。主治血虚诸证，月经不调，经闭，痛经，癥瘕结聚，崩漏，虚寒腹痛；痿痹，肌肤麻木，肠燥便难，赤痢后重，痈疽疮疡；跌扑损伤。

【养肝功效】 能减轻肝细胞变性坏死，促进肝细胞再生，抑制肝纤维化。还可使血清ALT、AST降低，降低程度与用药量呈明显的量效关系。

【宜忌人群】 适宜妇女月经不调，痛经闭经，崩漏，或产后出血过多，恶露不下，腹胀疼痛者食用；适宜血虚体弱，气血不足，头痛头晕之人食用；适宜老年肠燥便秘者食用；凡是慢性腹泻、大便溏薄之人忌食。

【养肝妙方】

【养肝明目】 当归15克，枸杞子10克，白米适量。将当归放入带盖的容器内，注入热水，使之膨胀，然后取出切成薄片，共同放入慢炖锅中，煮至烂熟。

【慢性肝炎】 北沙参10克，麦冬10克，当归10克，生地黄30克，枸杞子12克，川楝子5克。水煎服。

【健脾养肝】 红枣60个，当归片100克。红枣掰开，当归切成薄片，分成10份，分别装入10个茶包袋。使用方法：每次取1袋，沸水冲泡，焖10分钟后饮用，可以反复冲泡。

川芎——抗肝纤维化

【性味归经】性温，味辛。归肝、胆、心包经。

【功效主治】活血行气，祛风止痛。用于安抚神经，正头风头痛，症瘕腹痛，胸胁刺痛，跌扑肿痛，头痛，风湿痹痛。

【养肝功效】川芎中的川芎嗪能降低血清氨基转移酶，维持和提高肝组织中 SOD 活性；清除氧自由基，减少其毒性，具有良好的抗脂质过氧化损伤作用，且显示有抗肝纤维化作用。

【宜忌人群】风寒头痛、风热头痛、偏头痛、血管神经性头痛等病症患者适宜食用；月经过多，孕妇及出血性疾病慎服；阴虚火旺者禁服。

【养肝妙方】

【肝病患者风寒头痛】川芎6克，白芷9克，猪脑1个，水适量，放炖盅内，隔水炖熟，调味服食，四季可用。

【肝病患者风寒头痛】川芎6克，绿茶6克，红糖适量，水1碗，煎至1小碗，去渣饮用。

【肝郁气滞型脂肪肝】香附、川芎、陈皮、茶叶各3克。将以上诸药共为粗末，沸水冲泡。代茶频饮。

冬虫夏草——抗肝纤维化

【性味归经】性温，味甘。归肾、肺经。

【功效主治】补肾益肺、化痰止咳、止血清肺。主治阳痿、遗精、腰膝酸痛、咳喘、呕血等症。

【养肝功效】能减轻肝脏的炎性细胞浸润和肝细胞变性坏死，同时能抑制Ⅰ、Ⅱ型胶原在肝内的沉积，使已形成的胶原重新吸收和溶解，有抗肝纤维化作用。此外，通过调节免疫功能，增强抗病毒能力。

【宜忌人群】适宜老年慢性支气管炎，肺气肿，肺结核，支气管哮喘，咳嗽气短，虚喘咯血者食用；适宜体虚多汗，自汗，盗汗之人食用；适宜病后虚弱，久虚不复，或衰老体弱，以及各种慢性消耗性患者食用；适宜肾气不足，腰膝酸痛，阳痿遗精之人食用；适宜癌症患者及放疗、化疗后食用；也适宜糖尿病患者，红斑性狼疮，慢性肾炎以及再生障碍性贫血和白细胞减少患者食用；有表证肺热咳血者忌服。

【养肝妙方】

【乙肝】冬虫夏草（菌丝）适量。将上药制成胶囊，每粒含菌丝0.25克，每次5粒，每日3次，连服3个月为1个疗程。

【慢性肝炎】冬虫夏草3～6枚，洗净，鸡去内脏置于锅中加水淹没全鸡，然后放在火上清炖，肉软时将虫草插入食管、胸部，放入调料，旺火烧熟即可。

【预防肝癌】青头老鸭1只，蘑菇（香菇）300克，冬虫夏草15克，茯苓15克，陈皮10克，姜、葱、酒、盐酒适量。青头老鸭（去毛及肠脏后约500克切碎）、蘑菇（香菇）、冬虫夏草、茯苓、陈皮一起加水炖至鸭肉熟烂，加姜、葱、酒、盐酒调味后佐膳，可食鸭肉及去油后的鸭汤。

黄芪——促进肝细胞再生

【性味归经】性温，味甘。归脾、肺经。

【功效主治】黄芪有益气固表、敛汗固脱、托疮生肌、利水消肿之功效。用于治疗气虚乏力，中气下陷，久泻脱肛，便血崩漏，表虚自汗，痈疽难溃，久溃不敛，血虚萎黄，内热消渴，慢性肾炎，蛋白尿，糖尿病等。炙黄芪益气补中，生用固表托疮。

【养肝功效】黄芪有抗氧化及稳定肝细胞膜作用，能促进胆红素代谢，减少肝细胞坏死，促进肝细胞再生。临床用黄芪治疗黄疸型肝炎取得了较满意的效果。

【宜忌人群】适宜气血不足，气短乏力，表虚而易患感冒，自汗多汗之人食用；适宜内伤劳倦，脾虚泄泻，脱肛，以及一切气虚体弱之人食用；适宜慢性溃疡，久不收敛，以及老烂腿者食用；适宜慢性肝炎，慢性肾炎，白细胞减少者食用；适宜糖尿病患者食用。凡患有发热病者，急性病者，热毒疮疡者，阳气旺者，以及食滞胸闷，胃胀腹胀之人忌食。

【养肝妙方】

【慢性肝病】黄芪20克，鲈鱼1条（250～500克）。黄芪洗净，稍浸泡；鲈鱼宰杀洗净，去鳞、鳃和肠脏，然后把黄芪和鲈鱼一起放进锅内，加适量清水炖，快熟时加入适量食盐，起锅即可。

【肝郁脾虚型慢性迁延性肝炎】柴胡5～10克，郁金、茯苓各10～30克，生黄芪、紫丹参各15～30克，炒白术10～15克，黄精、茵陈、秦艽各15克，炒赤芍、炒白芍、山楂、神曲各10克，青皮、陈皮各6～10克，甘草5克。每天1剂，水煎2次，于上午9时、下午3时各服1次，连服30日为1疗程。待其自觉症状消失，肝功能及白、球蛋白比例恢复正常，改为2日服1剂，每日服1次，连服15剂为1个巩固疗程。每服药1个疗程，复查1次肝功能和白蛋白及球蛋白比值。

【乙肝】黄芪12克，红枣10枚。两者水煎服。

三七——促进肝组织修复

【性味归经】味甘、微苦，性温。归肝、胃、心、肺、大肠经。

【功效主治】散瘀止血，消肿定痛。主治咯血，吐血，衄血，便血，崩漏，外伤出血，胸腹刺痛，跌仆肿痛。

【养肝功效】实验表明，三七长期小剂量给药，可以改善肝脏微循环，有促进肝组织修复、再生和抗肝纤维化的作用。

【宜忌人群】有一定的毒性，如超剂量服用可引起中毒，还可引起过敏性休克和皮肤损害。外用应适量，不宜将三七粉或云南白药直接撒在破损的伤口上，以免发生感染。孕妇忌服。

【养肝妙方】

【脂肪肝】三七花3克，绿茶3克。做法：将三七花洗净，与绿茶同放入杯中，用沸水冲泡，加盖焖15分钟即成。

【脂肪肝】三七3克，山楂（连核）30克，粟米100克。将三七研成极细末，将山楂洗干净，切成薄片。将粟米淘洗干净，放入砂锅，加适量水，先用大火煮沸，加入山楂片，改用小火共煨至粟米酥烂、粥黏稠时调入三七细末，拌和均匀即成。

【肝癌】芡实51克、田七15克（捣碎）、乌龟一只约500克，瘦猪肉90克。乌龟去内脏斩碎，瘦猪肉切细，合以上双药，加水适量，炖至烂熟，和盐调味即成。

五味子——减轻肝损伤

【性味归经】味酸、甘，性温。归肺、心、肾经。

【功效主治】敛肺，滋肾，生津，收汗，涩精。治肺虚喘咳，口干作渴，自汗，盗汗，劳伤羸瘦，梦遗滑精，久泻久痢。

【养肝功效】对肝损害引起的SGPT升高均有降低作用。也能使肝炎患者的高 SGPT 降低，还可减轻中毒性肝损伤的代谢障碍，具有轻度升高肝糖元、减轻肝细胞变性、减轻中毒致病因子对肝细胞线粒体和溶酶体的破坏、促进肝细胞内蛋白质合成的作用。

【宜忌人群】外有表邪，内有实热，或咳嗽初起、痧疹初发者忌服。

【养肝妙方】

【慢性肝炎】柴胡、当归、泽泻、白芍各9克，黄精32克，丹参15～32克，郁金10克，焦山楂15克，五味子10～15克，田基黄32～45克。每日1剂，水煎服。

【解酒护肝】五味子10克，大米100克。大米、五味子一起文火熬制成粥，即可食用。

【护肝】五味子100克水煎代茶，频频饮用，每日1剂。

枸杞子——修复肝损伤

【性味归经】味甘，性平。归肝、肾、肺经。

【功效主治】滋补肝肾，益精明目。用于虚劳精亏，腰膝酸痛，眩晕耳鸣，内热消渴，血虚萎黄，目昏不明。

【养肝功效】表明枸杞多糖对肝损伤有修复作用，其机制可能是通过阻止内质网的损伤，促进蛋白质合成及解毒作用，恢复肝细胞的功能，并促进肝细胞的再生。

【宜忌人群】适宜肝肾阴虚之人，腰膝酸软，头晕目眩，虚劳瘦弱者服食；适宜一切癌症患者阴虚内热之人及放疗、化疗后食用；适宜一切虚性亢进的"热证"，诸如肺结核后期，消渴病的阴虚内热，小儿麻疹后虚热不退者食用；适宜糖尿病患者食用；适宜慢性眼病患者食用；适宜血虚患者食用；适宜高血压，高脂血症，动脉硬化，慢性肝炎，脂肪肝患者食用。脾虚泄泻患者忌食；感冒发热期间忌食。

【养肝妙方】

【慢性肝炎】枸杞子30克，大米60克。先将大米煮成半熟，然后加入枸杞子，煮熟即可食用。

【慢性肝病】取银耳10克，枸杞子30克，冰糖30克。将银耳泡发后同枸杞子、冰糖一同入锅，加适量清水煮沸后，用文火煎熬约1小时，至银耳煮烂即可。

【养肝护肝】取枸杞子 10 克，加热水冲泡即可。

人参——抗肝损伤

【性味归经】性温，味甘、微苦。归脾、肺、心经。

【功效主治】大补元气，复脉固脱，补脾益肺，生津，安神。用于体虚欲脱，肢冷脉微，气不摄血，崩漏下血，脾虚食少，肺虚喘咳，津伤口渴，内热消渴，久病虚羸，惊悸失眠，阳痿宫冷及一切急、慢性病引起的虚脱等。

【养肝功效】人参能增加肝脏代谢各物质的酶活性，使肝脏的解毒能力增强，从而增强机体对各种化学物质的耐受力。有报告指出，人参既能增强肝脏的解毒功能，亦有抗肝损伤的作用。

【宜忌人群】实证、热证而正气不虚者忌服。反藜芦、畏五灵脂、恶皂荚，应忌同用。

【养肝妙方】

【脾肾阳虚型肝病】人参 3 克，核桃 3 个。将人参洗净，切片，与核桃肉一起加水适量武火烧，再用文火煮 1 小时即可。每日 1 次，睡前服用。

【湿热中阻型肝炎】豆腐 250 克，人参 90 克。人参加适量水煮 30 分钟，然后加入切好的豆腐煮 10 分钟左右，去人参即可。

柴胡——抗肝损伤

【性味归经】性微寒，味苦。归肺、脾、胃、大肠经。

【功效主治】透表泄热，疏肝解郁，升举阳气。主治肝郁气滞，胸肋胀痛，脱肛，子宫脱落，月经不调。

【养肝功效】柴胡注射液（浓度 1：1）1 毫升/只皮下注射，连续 5 日可显著降低四氯化碳引起的大鼠血清 GPT 升高，肝细胞变性及坏死也明显减轻，肝细胞内糖原及核糖核酸含量也接近正常。

【宜忌人群】散邪退热多生用，疏肝解郁、升阳举陷可制用。本品性能升散，故真阴亏损，肝阳上亢者忌服。

【养肝妙方】

【慢性肝炎】柴胡 10 克，大米 100 克，白糖 2 汤匙。将柴胡洗净放入锅里，加清水适量，煎煮后取汁液，加入大米煮粥。等米熟透放入白糖，再煮一会儿。

每日喝一小碗，连续1周即可见效。

【慢性肝炎】柴胡、当归、泽泻、白芍各9克，黄精32克，丹参15～32克，郁金10克，焦山楂15克，五味子10～15克，田基黄32～45克。每日1剂，水煎服。

【慢性肝炎】柴胡、白芍、三棱、甘草、佛手、郁金、法半夏、太子参各9克，黄芩12克，鳖甲15克，丹参18克，生姜3片。

泽泻——保肝护肝

【性味归经】味甘、淡，性寒。归肾、膀胱经。

【功效主治】利水渗湿，泄热。用于肾炎水肿，风心病水肿，泌尿道感染，急性肠炎，黄疸型肝炎等。

【养肝功效】泽泻醇A乙酸酯、泽泻醇B乙酸酯和泽泻醇C乙酸酯可保护因四氯化碳中毒的小鼠肝脏，其中以泽泻醇C乙酸酯效果最好。

【宜忌人群】肾虚精滑者忌服。

【养肝妙方】

【肝硬化腹水】郁金、白术、茯苓、泽泻、当归、莱菔子各12～15克，败酱草、芍药各15～18克，黄芪、丹参、泽兰叶、黑豆皮各20～30克。水煎服，并送紫河车粉、水牛角粉各2～3克，三七粉3～6克，二丑粉3～9克。每日3剂。

【脂肪肝】法半夏、黄芩、大枣、泽泻、草决明、竹茹、枳壳、茯苓、陈皮、郁金、丹参、姜黄各10克，荷叶15克，黄连6克，生姜3片，甘草5克。每日1剂，水煎后分2次服。

【湿热黄疸，面目身黄】茵陈、泽泻各50克，滑石15克。水煎服。

甘草——促进肝细胞再生

【性味归经】性平，味甘。归心、肺、脾、胃经。

【功效主治】益气补中，缓急止痛，润肺止咳，泻火解毒，调和诸药。主倦怠食少，肌瘦面黄，心悸气短，腹痛便，四肢挛急疼痛，脏躁，咳嗽气喘，咽喉肿痛，痈疮肿痛、小儿胎毒以及药物、食物中毒。用于脾胃虚弱，倦怠乏力，心悸气短，咳嗽痰多，脘腹、四肢挛急疼痛，痈肿疮毒，缓解药物毒性、烈性。

【养肝功效】可减轻肝细胞变性和坏死程度，降低血清氨基转移酶活力，提高肝细胞内的糖原和DNA含量，促进肝细胞再生，对肝炎病毒有抑制作用。

【宜忌人群】适宜胃溃疡、十二指肠溃疡、神经衰弱、支气管哮喘、血栓静脉炎患者；湿阻中满、呕恶及水肿胀满者忌服。

【养肝妙方】

【传染性肝炎】用100%甘草煎剂15～20毫升（小儿减半），每日3次。

【气滞肝郁型之肝硬化】柴胡、杭芍、川芎、苍术各15克，甘草、枳壳、香附、青皮、厚朴各10克。水煎服，每日1剂，分2次服。

【慢性肝炎】东参（又名鸡头薯）、金不换各15克，甘草10克。用水1000毫升煎取250毫升，每日分3次服。

防己——抗肝纤维化

【性味归经】味苦、辛，性寒。归膀胱、肾、脾经。

【功效主治】祛风湿，止痛，利水。主治风湿关节疼痛；湿热肢体疼痛；水肿；小便不利；脚气湿肿。

【养肝功效】防己中的汉防己甲素能抑制肝细胞内DNA及胶原合成，防止肝损伤后肝细胞变性坏死，抑制成纤维细胞增生，减少ECM合成，起到抗肝纤维化作用。

【宜忌人群】食欲不振及阴虚无湿热者忌用。

【养肝妙方】

【肝硬化腹水】益母草60克，茅根30克，苍术30克，白术30克，牛膝30克，防己45克，山药15克，陈葫芦30克。水煎，饭前服用，每1日3次。

【肝硬化腹腔积液】白术60克，茯苓60克，防己60克，大腹皮60克，南沙参30克，赤芍30克，牡蛎（先煎）30克，泽兰30克，香附15克，木通15克，麦冬15克，炙鳖甲（先煎）15克，土鳖虫20克，三七12克，麻黄6克。每日1剂，水煎2次，共取汁600毫升，每次200毫升，分3次口服。30日为1个疗程，并配合西药常规治疗。

姜黄——抗肝纤维化

【性味归经】味辛、苦，性温。归脾、肝经。

【功效主治】破血行气，通经止痛。用于胸胁刺痛，闭经，症瘕，风湿肩臂疼痛，跌扑肿痛。

【养肝功效】姜黄中的姜黄素能够有效地抑制P450s和谷胱甘肽转移酶（gSTs）的活性，又能抑制胶原合成和肝星状细胞活性，具有抗肝纤维化的作用。

【宜忌人群】姜黄宜忌血虚而无气滞血瘀者忌服。

【养肝妙方】

【肝癌】生大黄、天花粉、黄柏、姜黄、芙蓉叶各50克，冰片、生南星、乳香、没药各20克，白花蛇舌草、半枝莲各30克，皮硝10克，雄黄6克。共研细末，饴糖调成糊状，均匀敷于肝区表面，每日1次。

【脂肪肝】姜黄、蒲黄、大黄各5克，大枣20枚，红糖适量。前3味水煎取汁，入大枣煮烂，加红糖调味即可。每日1剂，分早晚2次服用。

【气滞血瘀型脂肪肝】姜黄粗末3克，水发海带丝30克，萝卜丝150克，粟米100克，葱花、姜末、食盐、味精各适量。海带丝、萝卜丝、粟米入锅，加水大火煮沸，改小火煮至粥将成时，加入姜黄末及调料和匀，再煮成粥即可。每日1剂，分2次早晚服用。

灵芝——促进肝细胞再生

【性味归经】味甘，性平。归心、肝、脾、肺、肾经。

【功效主治】益气血，安心神，健脾胃。主虚劳，心悸，失眠，头晕，神疲乏力，久咳气喘，冠心病，矽肺，肿瘤。

【养肝功效】灵芝对多种理化及生物因素引起的肝损伤有保护作用。无论在肝脏损害发生前还是发生后，服用灵芝都可保护肝脏，减轻肝损伤。灵芝能促进肝脏对药物、毒物的代谢，对于中毒性肝炎有确切的疗效。尤其是慢性肝炎，灵芝可明显消除头晕、乏力、恶心、肝区不适等症状，并可有效地改善肝功能，使各项指标趋于正常。所以，灵芝可用于治疗慢性中毒、各类慢性肝炎、肝硬化、肝功能障碍。

【宜忌人群】灵芝适宜神经衰弱、心悸头昏、夜寐不宁、失眠多梦者食用；适宜高血压病、高脂血病、冠心病、心律不齐等心血管疾病患者食用；适宜慢性支气管炎、支气管哮喘、肺气肿等慢性呼吸疾病患者食用；适宜慢性肝炎、慢性肾炎、糖尿病等慢性疾病患者食用；适宜体质虚弱、气血不足、白细胞减少者及小儿特发性血小板减少性紫癜者食用；适宜癌症患者食用；适宜进行性肌营养不良、多发性硬化症、萎缩性肌强直、皮肌炎患者食用。患者手术前、后1周内，或正在大出血的患者，灵芝过敏者、怀孕不超过3个月的孕妇以及正在感冒的人群不适宜服用灵芝。

【养肝妙方】

【慢性肝炎】灵芝15克，黄芪10克，猪蹄筋100克、葱、姜、调料适量。将灵芝、黄芪装纱布袋内，扎口；猪蹄筋洗净与灵芝、黄芪及水共炖至熟烂，去药袋，调味，饮汤食肉。

【肝硬化】灵芝9克，黄芪18克，当归16克，瘦猪肉100克，共煮，去药渣食肉，每日1次，连服10~15日。

【肝硬化早期】灵芝20克、河蚌肉250克、冰糖60克，炖服，每2~3日服1次。

桃仁——预防肝硬化

【性味归经】味苦、甘，性平。归心、肝、大肠经。

【功效主治】活血祛瘀，润肠通便。用于经闭，痛经，癥瘕痞块，跌扑损伤，肠燥便秘。

【养肝功效】桃仁提取物有增强肝脏血流量、促进纤维肝内胶原分解、降低肝组织胶原含量、抗肝纤维化作用。桃仁煎剂对早期肝纤维化能有效地促进其吸收和分解，有效防止肝硬化发生。

【宜忌人群】一般人群均可使用。尤其是高血糖，糖尿病患者。孕妇忌服。

【养肝妙方】

【肝病血淤便秘】紫苏子20克，桃仁6克，粳米100克，盐3克。将紫苏子去杂质，洗净，烘干，打成细粉；桃仁去杂质，洗净；粳米淘洗干净。把粳米放入锅内，加水1000毫升，放入桃仁，用武火烧沸，文火炖煮至八成熟时，加入紫苏子、盐，搅匀，继续煮至粥熟即成。每日1次，每次吃粥100克。

【预防甲肝】桃仁15克，粳米50克。先将粳米淘洗干净。桃仁去皮，放入锅中，加水500毫升，小火煎约30分钟，取药液，弃渣。用桃仁液和粳米同煮，加水适量，大火烧开后，小火至米烂粥成。每日1次空腹食用。

【肝硬化】生大黄6~9克，桃仁9克，土元3~9克，丹参、鳖甲、炮山甲各9克，黄芪9～30克，白术15～60克，党参9～15克。每日1剂，文火水煎，分两次服。

大黄——保肝护肝

【性味归经】味苦，性寒。归脾、胃、大肠、肝、心包经。

【功效主治】攻积滞，清湿热，泻火，凉血，祛瘀，解毒。主治实热便秘，热结胸痞，湿热泻痢，黄疸，淋病，水肿腹满，小便不利，目赤，咽喉肿痛，口舌生疮，胃热呕吐，吐血，咯血，衄血，便血，尿血，蓄血，经闭，产后瘀滞腹痛，症瘕积聚，跌打损伤，热毒痈疡，丹毒，烫伤。

【养肝功效】所含大黄素可清除肝细胞的炎症和胆汁淤积，清除氧自由基，减轻脂质过氧化反应，改善大鼠肝纤维化功能并降低血清层粘连蛋白及透明质酸，从而保护肝脏。

【宜忌人群】一般人每次1～5克比较适宜；脾胃虚弱、虚寒等病症患者忌服；不能超量服用，更不可长期服用。凡表证未罢，血虚气弱，脾胃虚寒，无实热、积滞、瘀结，以及胎前、产后，均应慎服。

【养肝妙方】

【急性黄疸型肝炎】生大黄15克。上药洗净，用开水冲泡代茶饮用，每日1剂。

【急性病毒性肝炎】生甘草6～8克，生大黄（需后下）18～28克。原料用水煎服。每日1剂，煎2次，分2次服用。10日为1疗程。

【急性黄疸型肝炎】酒蒸生大黄40克，生麦芽30克（儿童量酌减）。原料水煎服。每日服2次。

紫草——抗肝细胞损伤

【性味归经】性寒，味甘、咸。归心、肝经。

【功效主治】凉血，活血，清热，解毒。治温热斑疹，湿热黄疸，紫癜，吐、衄、尿血，淋浊，热结便秘，烧伤，湿疹，丹毒，痈疡。

【养肝功效】可有效地防止四氯化碳引起的大鼠血清 SALT 活力加强和减少血清胆红素含量，具有抗肝细胞损伤、保肝、恢复肝功能的作用。

【宜忌人群】胃肠虚弱、大便滑泄者慎服。本品性寒，有清热凉血、解毒、透疹之功，故对血热毒盛，麻疹、斑疹透发不畅等症，可与蝉衣、牛蒡子、连翘、荆芥等配伍应用；如疹出而色甚深，呈紫暗色而不红活者，这也是血热毒盛的症候，须以凉血解毒药如丹皮、赤芍、银花、连翘等同用。此外，试用本品预防麻疹，可减轻麻疹症状或减少麻疹发病率。

【养肝妙方】

【肝癌】 紫草10克，白芍15克，薏米50克，白糖适量。前两者水煎取汁，与薏米同煮为粥，加入白糖调匀即可。每日1剂，早晚服用。

【慢性肝炎】 紫草10克，大枣10枚，粟米50克。紫草、大枣洗净加水煎，取汁与粟米煮粥。

每日1次，连食20日。

【急性黄疸型肝炎】 紫草20克，茵陈15克，黄芩15克，鸡骨草15克，黄芪15克，太子参15克，甘草6克。水煎服。

珍珠草——抗肝纤维化

【性味归经】 味甘、苦，性凉。归肝、心经。

【功效主治】 平肝清热，利水解毒。主治肠炎，痢疾，传染性肝炎，肾炎水肿，尿路感染，小儿疳积，火眼目翳，口疮头疮，无名肿毒。

【养肝功效】 珍珠草抗乙肝病毒作用如下：一是可抑制乙肝病毒。珍珠草能够与HBV-RNA特异结合，通过降低乙肝病毒复制中间体HBV-RNA的水平有效抑制病毒复制。二是抑制和逆转肝纤维化。珍珠草能够抑制肝星状细胞的增生，活化及减少胶原蛋白合成，直接影响结缔组织代谢，从而抑制和逆转肝纤维化。三是保护肝细胞、预防肝癌。药理学研究还表明珍珠草对肝细胞损伤有明显的保护作用，同时也能有效地对抗肝细胞损伤。对原发性肝癌有预防作用。

【宜忌人群】 一般人均可食用。

【养肝妙方】

【慢性肝炎】 党参或太子参15～30克，云苓15克，白术12克，甘草5克，川草薢10克，珍珠草30克。水煎服。

【急性黄疸型肝炎】 鲜珍珠草、六月雪、茵陈各30克，每日1剂，水煎分

2次服。

【乙型肝炎】黑蚂蚁300克，黄芪200克，丹参100克，三七150克，芦荟100克，柴胡100克，珍珠草150克，蜈蚣50克，白花蛇舌草200克。研末蜜制为丸（每丸重10克），每日3次，1次1丸。

垂盆草——降酶解酶

【性味归经】味甘、淡，性凉。归肝、胆、小肠经。

【功效主治】清热利湿，解毒消肿。主湿热黄疸，淋病，泻痢，肺痈，肠痈，疮疖肿毒，蛇虫咬伤，水火烫伤，咽喉肿痛，口腔溃疡及湿疹，带状疱疹。

【养肝功效】临床上单用该品治疗传染性肝炎（包括急性黄疸性肝炎，急性无黄疸性肝炎，以及迁延性肝炎，慢性肝炎的活动期），对降低血清氨基转移酶有一定作用，且可使患者的口苦、胃口不好、小便黄赤等湿热症状减轻或消除。

【宜忌人群】一般人均可食用。脾胃虚寒者慎服。

【养肝妙方】

【肝癌】垂盆草、半枝莲、生瓦楞、石燕各30克，漏芦、薏苡仁各15克，当归、丹参、红花各9克，八月札、白芍、陈皮各6克 水煎3次分服，每日1剂。能使症状消除，肝肿缩小。

【急性肝炎】鲜垂盆草200克，红枣20个，白糖15克。将鲜垂盆草切碎，红枣洗净，加水1000毫升共煎成浆约600毫升，加白糖即成。

【养肝护肝】垂盆草30克，粳米50～100克。先将垂盆草洗净，入锅加水煎煮，滤后取汁，与粳米一起熬粥食用。

水飞蓟——保护肝细胞膜

【性味归经】味苦，性凉。归肝经。

【功效主治】果实及提取物用于肝脏病、脾脏病、胆结石、黄疸和慢性咳嗽。清热解毒，保肝、利胆，保脑，抗X射线。对急性或慢性肝炎、肝硬化、脂肪肝、代谢中毒性肝损伤、胆石症、胆管炎及肝胆管周围炎等肝、胆炎病均有良好疗效，可使肝脏病患者自觉症状和某些生化指数如血清胆红素、白蛋白及球蛋白比值、凝血酶原、丙氨酸氨基转移酶等迅速改善。

【养肝功效】其中所含的水飞蓟素有改善肝功能、保护肝细胞膜作用。水飞蓟对急、慢性肝炎，迁延性肝炎，早期肝硬化均有疗效。

【宜忌人群】一般人均可食用。

【养肝妙方】

【慢性肝炎、脂肪肝】水飞蓟种子30克。将水飞蓟种子进锅加适量的净水煎煮30分钟即成，可代茶饮用（或将水飞蓟种子制成蜜丸服用），逐日服1剂。

【慢性肝炎】水飞蓟30克，粳米100克。两者煮粥食用。

白术——促进肝细胞增长

【性味归经】味苦、甘，性温。归脾、胃经。

【功效主治】健脾益气、燥湿利水、止汗、安胎。用于脾虚食少、腹胀泄泻、痰饮眩悸、水肿、自汗、胎动不安。

【养肝功效】小鼠灌胃白术水煎液可防治四氯化碳所致的肝损伤，减轻肝糖原减少以及肝细胞变性坏死，促进肝细胞增长，使升高的 ALT 下降。

【宜忌人群】脾胃气虚，不思饮食，倦怠无力，慢性腹泻，消化吸收功能低下者宜食；自汗易汗，老小虚汗，以及小儿流涎者宜食。胃胀腹胀，气滞饱闷者忌食。

【养肝妙方】

【酒精肝】白术、车前草、郁金各12克，大枣120克。将白术、车前草、郁金用纱布包好，加水与枣共煮，尽可能使枣吸干药液，去渣食枣。每日吃25～30克大枣。

【肝硬化腹水】太子参、白术各12克，茯苓、猪苓各15克，藿香、陈皮、木香各10克，甘草5克。

【随症加减】黄疸者加茵陈24克，金钱草15克；鼻衄及牙龈出血者加白茅根、茜草各10克；腹胀甚者加厚朴、枳壳各10克。每日1剂，水煎取汁300毫升，分2次服。15日为1个疗程。

茵陈——抗肝损伤

【性味归经】味苦、辛，性微寒。归脾、胃、肝、胆经。

【功效主治】清热利湿，退黄。主治黄疸，小便不利，湿疮瘙痒等。药理学研究有利胆，保护肝功能，解热，抗炎，降血脂，降压，扩冠等作用。

【养肝功效】本品具有保肝作用，能明显降低四氯化碳（CCL4）所致小鼠丙氨酸氨基转移酶（ALT）的升高，减轻CCL4所致肝细胞病变，拮抗对乙酰氨基酚所致肝损伤，但对戊巴比妥钠所致睡眠时间无明显影响。对于肝切除鼠，其可加速肝脏再生，使切除70%肝脏后在3日内基本恢复到正常肝重。保肝有效成分有芒果苷、齐墩果酸及酮类成分。对于低压舱内模拟海拔8000米及2小时所致大鼠低张低氧性肝损伤，本品注射液预先腹腔注射可防止天冬氨酸氨基转移酶（AST）和肝溶酶体酸性磷酸酶活力的升高，并降低肝总脂含量。大鼠肝溶酶体体外温孵实验显示，本品注射液、芒果苷均有稳定溶酶体膜作用，并能直接抑制溶酶体酸性磷酸酶活力。

【宜忌人群】一般人均可食用。脾胃虚寒、消化不良患者不宜长期饮服。脾胃虚寒、消化不良患者不宜长期饮服。

【养肝妙方】

【传染性肝炎】茵陈100克，红枣18枚，水煎早晚分服。

【黄疸型肝炎】茵陈2两，甘草1两，红枣25枚，加水煎至160毫升，再加糖浆40毫升混合。1～3岁12毫升，3～5岁15毫升，5～10岁30毫升，均日服3次。

【黄疸】茵陈蒿末30克，五苓散15克。上两味和匀。每次6克，空腹时用米汤送服，每日3次。

金钱草——修复肝细胞

【性味归经】味甘、微苦，性凉。归肝、胆、肾、膀胱经。

【功效主治】利水通淋，清热解毒，散瘀消肿。主治肝胆及泌尿系结石，热淋，肾炎水肿，湿热黄疸，疮毒痈肿，毒蛇咬伤，跌打损伤。

【养肝功效】金钱草不仅能退黄疸，而且对于肝脏有一定的保护作用，有利于受损肝细胞的修复。

【宜忌人群】一般人均可食用。凡阴疽诸毒，脾虚泄泻者，忌捣汁生服。

【养肝妙方】

【脂肪肝】金钱草、车前草各60克，砂仁10克，鲤鱼1尾，盐、姜各适量。将鲤鱼去鳞、鳃及内脏，同其他3味加水同煮，鱼熟后加盐、姜调味。

【急、慢性传染性肝炎】金钱草3288克，猪胆汁3125克。取金钱草1/2量粉碎成细粉；剩余水煎2次，分次滤过，合并滤液，浓缩成膏，加猪胆汁浓缩至相对密度1.08（热测），加入乙醇，使含醇量达60%，沉淀，滤过，回收乙醇，浓缩成膏；将粉末、浓缩膏混合，加适量蔗糖粉和辅料，制粒，干燥，压片，包糖衣。每片重0.2克。

【黄疸、臌胀】连钱草35～40克，白茅根、车前草各20～25克，荷包草25克。共煎服。

猪苓——抗肝损伤

【性味归经】味甘、淡，性平。归肾、膀胱经。

【功效主治】猪苓具有利水渗湿的功效。主治小便不利，水肿胀满，黄疸，泄泻，脚气，淋浊，带下。

【养肝功效】研究表明，猪苓中所含猪苓多糖，有增加肝糖原的积累、促进肝细胞再生的作用。猪苓能提高对细胞的吞噬活力、促进细胞的免疫，并具有促进肝炎表面抗体产生的作用。

【宜忌人群】无水湿者忌服猪苓；有湿症而肾虚者忌服猪苓。

【养肝妙方】

【急性黄疸型肝炎】茵陈、白花蛇舌草各30克，云茯苓、猪苓、郁金、厚朴各12克，柴胡9克。每日1剂，水煎2次，分早晚2次口服，不满12岁者，剂量减半，进食不足250克者，输10%葡萄糖500～1000毫升，不使用其他任何对肝脏有影响的药物。

【肝硬化】生地黄15克，沙参、麦芽、鳖甲、猪苓各12克，麦冬、当归、枸杞子、郁金各9克，川楝子、丹参各6克，黄连3克。加水煎沸15分钟，滤出药液，再加水煎20分钟，去渣，2煎所得药液兑匀。分服，每日1剂。

养肝护肝的中成药有哪些

板蓝根冲剂

【成分】板蓝根。辅料为蔗糖，胡精。

【用法】口服，1次5～10克，每日3～4次。

【功效】清热解毒，凉血消肿。

【适应证】用于肺胃热盛所致的咽喉肿痛、口咽干燥；急性扁桃体炎见上述症候者。

【主治】麻疹、流行性腮腺炎、流行性感冒、传染性肝炎、流行性乙型脑炎等。

【注意】1.忌烟酒、辛辣、鱼腥食物。2.不宜在服药期间同时服用滋补性中药。3.糖尿病患者及有高血压、心脏病、肝病、肾病等慢性病严重者应在医师指导下服用。4.儿童、孕妇、哺乳期妇女、年老体弱、脾虚便溏者应在医师指导下服用。5.扁桃体有化脓或发热体温超过38.5℃的患者应去医院就诊。6.服药3日症状无缓解，应去医院就诊。7.对本品过敏者禁用，过敏体质者慎用。8.本品性状发生改变时禁止使用。9.儿童必须在成人监护下使用。10.将本品放在儿童不能接触的地方。11.如正在使用其他药品，使用本品前请咨询医师或药师。

垂盆草冲剂

【成分】垂盆草全草。

【用法】开水冲服，1次10克，每日2～3次；或遵医嘱。

【功效】清利湿热，有降低丙氨酸氨基转移酶基转移酶作用。

【适应证】用于急性肝炎及慢性肝炎活动期。

【主治】用于急、慢性肝炎属湿热型的实证患者。证见身目发黄，其色鲜明，发热口渴，心烦食欲不振，乏力，大便秘结，脘腹胀满，舌边尖红，苔黄而腻，脉弦数。

【注意】1.孕妇以及过敏体质者慎用；2.药品性状发生改变时禁止使用；3.将此药品放在儿童不易接触的地方。

复肝康冲剂

【成分】柴胡、丹参、香附（醋制）、黄芪、红花、桃仁（燀）、当归、赤芍、地黄、白芍（炒）、川芎、虎杖、牡丹皮。

【用法】开水冲服，一次10克，每日3次。

【功效】理气舒肝，益脾解毒。

【适应证】适宜于慢性肝炎。

【主治】主治肝郁不舒，气滞血瘀所致情志失和，胁肋胀满作痛；痛有定处，腹满，纳呆，乏力等症。

【注意】孕妇忌服。

灵芝冲剂

【成分】灵芝，辅料为乳糖。

【用法】用开水冲服，一次1块，每日3次。

【功效】疏肝理气，益气养血，活血化瘀。

【适应证】用于失眠健忘，身体虚弱，神经衰弱。

【主治】主治慢性肝炎、肝硬化伴腹水、脾功能亢进，神经衰弱等。

【注意】1.糖尿病患者慎用。2.本品宜餐后服。3.服本品1周后症状未见改善，或症状加重者，应立即停药并去医院就诊。4.对本品过敏者禁用，过敏体质者慎用。5.本品性状发生改变时禁止使用。6.儿童必须在成人监护下使用。7.将本品放在儿童不易接触的地方。8.如正在使用其他药品，使用本品前请咨询医师或药师。

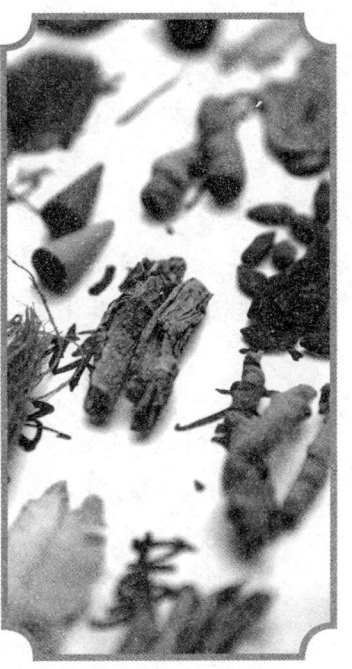

乙肝宁冲剂

【成分】黄芪、绵茵陈、孩儿参、制首乌、丹参、茯苓、白芍等。

【用法】口服：每次1包，每日3次。开水冲服，儿童酌减。

【功效】调气健脾，滋肾养肝，利胆清热，活血化瘀。

【适应证】用于乙型病毒性肝炎慢性迁延型、慢性活动型、乙肝病毒携带者，对急性肝炎也有较好疗效。

【主治】主治急、慢性肝炎。

【注意】服药期间忌食油腻、辛辣食物。

肝得健胶囊

【成分】每粒胶囊：必需磷脂300毫克，维生素B_1 6毫克，维生素B_2 6毫克，维生素B_6 6毫克，维生素B_{12} 6微克，烟酰胺30毫克，醋酸维生素E 6毫克。注射液：必需磷脂250毫克，维生素B_6 2.5毫克，维生素B_{12} 10微克，烟酰胺25毫克，泛酸钠1.5毫克。

【用法】胶囊1～2粒，1日3次口服。注射液2安瓿，每日1次，重症病例可2～4安瓿／日。

【功效】保肝护肝。

【适应证】用于不同原因引起的脂肪肝、急慢性肝炎，包括肝硬化、肝昏迷及继发性肝功能失调。

【主治】脂肪肝、急慢性肝炎。

【注意】1.静注需缓慢，如需稀释使用，只能以患者静脉血液1:1稀释，不能在注射器内加入其他药物。2.滴注液必须以无电解质注射液稀释后使用。

五仁醇胶囊

【成分】五仁醇浸膏。

【用法】口服。1次3～4粒，每日3次。

【功效】保肝，降氨基转移酶。

【适应证】用于急慢性、迁延性肝炎（GPT偏高）而具肝肾阴虚之症者。

【主治】各种肝炎。

【注意】尚不明确。

健肝灵胶囊

【成分】五味子种子浸出物、灵芝浸膏、丹参浸膏。

【用法】口服。一次2～3粒，每日3次。肝功能恢复正常后，应继续服用1～2个月，用量酌减。

【功效】益气健脾，活血化瘀。

【适应证】用于急性、迁延性、慢性肝炎。

【主治】急性、迁延性、慢性肝炎。

【注意】谨遵医嘱。

肝喜乐胶囊

【成分】果酸、五味子浸膏、刺五加浸膏。

【用法】口服。一次4粒，每日3次。

【功效】有降低丙氨酸氨基转移酶，保护及促进肝细胞再生功能。

【适应证】主要用于急性肝炎、迁延型慢性肝炎和肝硬化等症。

【主治】急性肝炎、迁延型慢性肝炎和肝硬化。

【注意】请遵医嘱。

水飞蓟素

【成分】水飞蓟素、五仁醇浸膏。

【用法】口服：成人每次70～140毫克，每日3次。症状改善后用维持量每次35～70毫克，3个月1个疗程。

【功效】益肝滋肾，解毒祛湿。

【适应证】用于肝肾阴虚，湿毒未清引起胁痛，纳差，腹胀，腰酸乏力，尿黄等症；或慢性肝炎氨基转移酶增高者。

【主治】急、慢性肝炎、早期肝硬化、中毒性肝损伤等。

【注意】服药期间忌油腻生冷。

护肝片

【成分】柴胡、茵陈、板蓝根、五味子、猪胆粉、绿豆。

【用法】口服。一次4片，每日3次。

【功效】疏肝理气，健脾消食。具有降低氨基转移酶作用。

【适应证】用于慢性肝炎及早期肝硬化等。

【主治】慢性肝炎。

【注意】尚不明确。

护肝宁片

【成分】垂盆草、虎杖、丹参、灵芝。

【用法】口服。一次4～5片，每日3次。

【功效】清热利湿，益肝化瘀，舒肝止痛；退黄、降低丙氨酸氨基转移酶。

【适应证】用于急性肝炎及慢性肝炎。

【主治】肝硬化、病毒性肝炎。

【注意】本品有较强的活血化瘀作用，孕妇慎用。

益肝灵片

【成分】水飞蓟素。

【用法】口服，一次2片，每日3次。

【功效】保肝药。具有改善肝功能、保护肝细胞膜的作用。

【适应证】用于急、慢性肝炎及迁延性肝炎。

【主治】肝炎，慢性乙型肝炎。

【注意】尚不明确。

齐墩果酸片

【成分】齐墩果酸片每片含主要成分齐墩果酸20毫克，辅料为淀粉、糊精、白糖、硬脂酸镁、羧甲淀粉钠、微晶纤维素、药用明胶。

【用法】口服，成人，急性肝炎一次1～2片，慢性肝炎一次2～4片。每日3次。

【功效】对肝损伤有一定的保护作用，可使升高的血清丙氨酸氨基转移酶下降，促进肝细胞再生，加速坏死组织的修复。

【适应证】用于急、慢性肝炎的辅助治疗。

【主治】急慢性肝炎。

【注意】1.齐墩果酸片为肝病辅助治疗药，第一次使用齐墩果酸片前应咨询医师。治疗期间应定期到医院检查。2.儿童用量请咨询医师或药师。3.如服用过量或出现严重不良反应，应立即就医。4.对齐墩果酸片过敏者禁用，过敏体质者慎用。5.齐墩果酸片性状发生改变时禁止使用。6.请将齐墩果酸片放在儿童不能接触的地方。7.儿童必须在成人监护下使用。8.如正在使用其他药品，使用齐墩果酸片前请咨询医师或药师。

复方益肝灵片

【成分】益肝灵粉（水飞蓟素）、五仁醇浸膏。

【用法】口服。一次4片，每日3次，饭后服用。

【功效】益肝滋肾，解毒祛湿。

【适应证】用于肝肾阴虚，湿毒未清引起胁痛，纳差，腹胀，腰酸乏力，尿黄等症；或慢性肝炎氨基转移酶增高者。

【主治】慢性肝炎。

【注意】1.肝郁脾虚所致的胁痛，不宜使用本品。2.服药期间饮食宜用清淡易消化之品，慎食辛辣肥腻之物，忌酒。3.忌愤怒忧郁劳碌。

鸡骨草胶囊

【成分】三七、人工牛黄、猪胆汁、牛至、鸡骨草、白芍、大枣、栀子、茵陈、枸杞子。

【用法】口服，一次4粒，每日3次。

【功效】疏肝利胆，清热解毒。

【适应证】用于急、慢性肝炎和胆囊炎属肝胆湿热证者。

【主治】胆囊炎。

【注意】服用本品忌酒及辛辣肥甘滋腻之品。

复方蚂蚁养肝胶囊

【成分】蚂蚁、佐以茵陈、枸杞子、甘草等。

【用法】口服，一次4粒，每日3次。

【功效】养肝益肾，清利湿热。

【适应证】适用于慢性乙型肝炎肝肾亏虚兼有湿热的患者，对目黄尿黄，肝区疼痛，纳差乏力，脘闷恶心等症状有改善作用。

【主治】主治慢性乙型肝炎"大三阳"、"小三阳"，病毒携带者，脂肪肝，酒精肝，甲肝，丙肝，早期肝硬化，肝腹水等症。

【注意】本品应在医生指导下使用。

云芝肝泰片

【成分】云芝提取物，（含云芝多糖）蔗糖，硬脂酸镁，淀粉。

【用法】口服，一次4片，每日2~3次。

【功效】舒肝健脾。

【适应证】用于慢性活动性肝炎属肝郁脾虚证。

【主治】慢性肝炎。

【注意】尚不明确。

 ## 注意中药对肝脏的毒副作用

肝脏是人体具有极其重要生理功能的器官，绝大多数的体内代谢产物及外来毒物，包括药物都要经过肝脏进行解毒。它一方面将有毒的物质变为无毒的物质排出体外；另一方面将某些物质变化为机体所需物质而被机体吸收利用。但是，当肝脏发生病变，如各型肝炎、肝硬化或肝癌时，其解毒功能减退而影响对某些药物毒性的解除，从而使肝脏的正常结构受到破坏或损害，继发中毒性肝病或加重肝硬化发展的进程，使肝病经久不愈。

药物对肝脏的损害方式不同。有的药物对肝细胞有直接毒性作用，破坏肝细胞的整个结构；有的药物最初只干扰肝细胞的某一代谢过程而后才间接地促进肝细胞的脂肪变性或细胞坏死；有的药物作为抗原，在体内和肝脏内通过抗原、抗体反应而破坏肝细胞。人们总感觉中草药安全可靠，使用起来无所顾忌。实际上，历代本草、医书对中草药的毒副反应均有明确的论述，现代研究更是对一些中草药对肝脏的毒性作用方面有了更清晰的认识。

临床上常见可引起药物性肝病的中药种类有：

1. 引起一般性肝损害

如长期或超量服用姜半夏、蒲黄、桑寄生、山慈姑等可出现肝区不适、疼痛、肝功能异常。

2. 引起中毒性肝损害

如超量服用川楝子、黄药子、蓖麻子、雷公藤煎剂，可致中毒性肝炎。

3. 引起病性黄疸

如长期服用大黄或静脉滴注四季青注射液，会干扰胆红素代谢途径，导致黄疸。

4. 诱发肝脏肿瘤

如土荆芥、石菖蒲、八角茴香、花椒、蜂头茶、千里光等中草药里含黄樟醚；青木香、木通、硝石、朱砂等含有硝基化合物，均可诱发肝癌。

具体来说,可引起肝损害的中成药包括:壮骨关节丸、疳积散、克银丸、消银片(丸)、增生平、润肤丸、昆明山海棠、银屑散、六神丸、疏风定痛丸、湿毒清、消癣宁、防风通圣丸、血毒丸、除湿丸、龙蛇追风胶囊、壮骨伸筋胶囊、养血伸筋胶囊、九分散、追风透骨丸、骨仙片、甲亢宁胶囊、妇康片、化瘀丸、养血生发胶囊、首乌片、双黄连口服液、银翘片、复方甘露饮、牛黄解毒片、葛根汤、麻杏石甘汤等。

如何避免中草药伤肝?上述药物很多都属于常用药,普通人由于肝功能正常,常规剂量下可以正常使用。但肝病患者,这些药物最好能不用就不用,能少用就少用,达到治疗目的后,应及时停药。如果在服用了上述药物几日或1周后出现乏力、恶心、食欲不振、尿黄、巩膜黄等异常症状,应及时到正规医院化验检查肝功能。一旦确诊为药物性肝损害,应该补充足够的热量、水分和维生素,或酌情应用甘草酸制剂、还原性谷胱甘肽、水飞蓟素等保肝药物。

肝病患者服用单方、中成药的注意事项

单方即单味药。单方作为治疗用药,古已有之。如中医经典名方独参汤,治疗虚极欲脱、脉微欲绝(类似于西医的休克),屡见神效。在中医药疗法中,比之一般的由多味药组成的复方,单方更具有独特的优势,其具有适应证明确、药力单一、疗效确切、调配简便、易学易用的优点,且有毒无毒易于控制,历来被医家和病家所偏爱。单方药味虽少,服用也要做到:

(1)遵循辨证施治的原则,了解自己的体质、证候,力求做到辨证用药。

(2)服用单方,疗程相对较长,为取得最佳的治疗效果,应坚持服用。

(3)若服用后出现不适,应立即停止用药,并向医生咨询。

(4)大部分药物都要经过肝脏进行代谢,故宜在医生指导下服药,以免增加肝脏负担。

随着大众自我保健意识的增强,"大病进医院,小病进药店"的风尚开始逐渐形成。越来越多的人根据病情自行购买、服用中成药来防治疾病。俗话说"是药三分毒",中成药如果使用不当,同样也会产生不良反应或造成不良后果。因此,应用中成药,也要做到以下几点:

(1)首先了解自己的体质、病情和证候,做到识病辨证选药。

（2）详细了解所用中成药的药物组成、疗效特点和适应范围，有过敏史者禁用。

（3）严格按照药品的用法及用药时间服药，切勿随意服药或盲目增加剂量，以免增加肝脏负担，恶化病情。

（4）一般情况下，先服药3～7日。如果症状未见减轻，或在服药期间症状加重，或出现不良反应时，应立即停止用药，并去医院诊治。

肝病患者的进补原则

（1）进补方法和药物要因人而异。主要是根据中医的辨证施治原则。

（2）要防止过多地用药包括补药，以防增加不必要的药物在肝内代谢的负担。

（3）进补期间，饮食上应避免暴食、饮酒、偏食、挑食、过食生冷等，服用健脾的补药后，食欲会大大好转，可适当增加膳食，但不要吃得太多，以免身体发胖及脾胃负担过重。

（4）为了治疗上的需要，有时既要服补药，又要用其他中西药物，这是要注意补药能否与这些中西药合用，即有无配伍禁忌，如人参不得与萝卜子（莱菔子）、五灵脂、藜芦同用。

（5）服用补药是否对症，患者应注意自身观察，进行"诊断性治疗"，以自身感觉是否改善为原则。如出现不良感觉甚至病情加重，说明不对症，应立即停用。即便是医生所建议应用的补品或者某一时期用之效果良好的补品也不例外。因为"症情"是容易发生变化的。

（6）接受中医治疗的患者，往往医生已在处方中根据病症可能已运用或配伍了补益之品，是否自己再增加一些补品，应征询医生的意见。

肝病患者用中药进补需要注意

肝病患者怎样用中药进补呢？肝病患者都很关心保健的问题，可是，肝病患者需要怎样做才能更好的保肝？除了在饮食方面做好保健外，也可运用中药进行保健，可是，该如何运用中药呢？

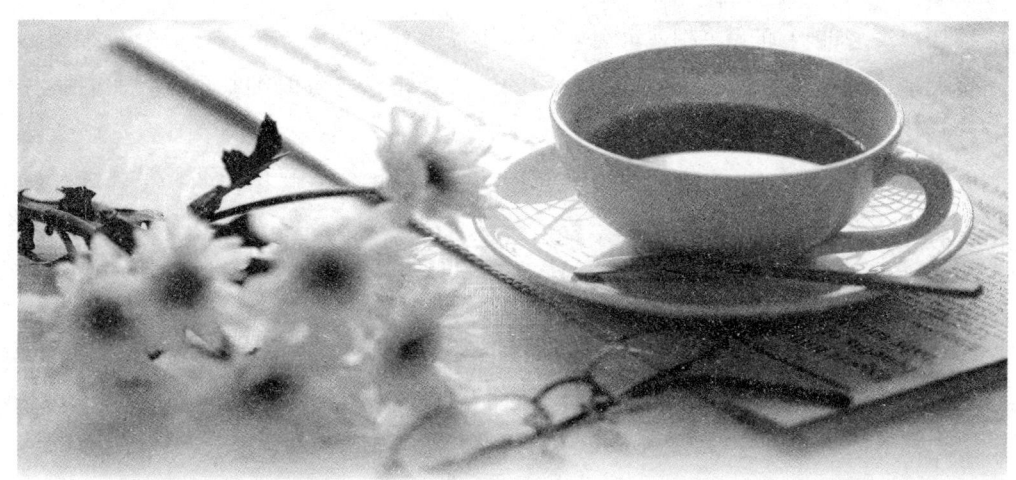

急性肝炎患者多有湿热、淤滞等症，通常是忌用滋补品的。对于一部分病情持续较久的慢性肝炎、肝硬化及肝炎恢复期患者，脾胃虚弱或肝肾阴虚或气血两虚，选用滋脾养肝之品较宜。

肝病患者怎样用中药进补好呢？脾胃虚弱者表现为食欲不振、乏力、经常腹泻、舌体胖嫩、舌苔薄、脉濡软而缓等，可选六君子丸或香砂六君子丸或健脾丸或参杞冲剂或参苓白术散，后者有人参、茯苓、白术、甘草、怀山药、白扁豆、莲子肉、砂仁、桔梗等10味药物组成。有非常好的健脾益气，和胃渗湿功效。

肝肾阴虚者往往会口干舌燥、眩晕眼花、多梦、腰膝酸软、甚至阳痿遗精、妇女月经不调、舌质红、舌苔少。这类患者可用滋补肾方药调治，如六味地黄丸、杞菊地黄丸、归芍地黄丸、大补阴丸、河车再造丸等。

气血两虚者除出现以上症状外，还伴有饮食无味、食后腹胀、容易疲劳、舌质淡或胖嫩、舌边有齿印、脉濡软。这类患者宜用益气养阴之品调理，可选用参杞冲剂、人参归脾丸、人参固本丸、八珍丸等。还可用灵芝蜂皇浆、双宝素等。也可用单味人参蒸服。

肝病患者滥用保肝药的危害

适当休息、合理饮食和正确用药是肝炎患者的原则。肝脏是人体中最大的代谢器官，多种药物都必须在肝脏内分解、转化、解毒。不加限制地用保肝药就必定增加已经患病肝脏的负担。此外，不能排除部分药物中存在有毒成分。药物之间有无拮抗或化学作用、药物相互作用的结果又常常导致肝细胞再受损、脂肪肝或纤维化。

经常滥用保肝药还会增加患者对药物的依赖心理，影响用药的科学性和针对性。有害的药物对身体还会产生不良反应。

怎样合理利用中医药治肝病

合理应用中医药治疗肝病要做到以下几点：

1. 用药从简

肝炎的治疗多采用综合疗法，但多方联用、多药杂用会加重受损肝脏的负担。因此要根据肝炎的病理特点，抓住主要矛盾，用药从简，配伍宜精。

2. 把握剂量

药物剂量不仅与疗效密切相关，而且与用药后的不良反应有直接联系。不可为提高疗效而盲目增加用药剂量，忽视其不良反应。另外，有些中药应用常用剂量无不良反应，但超过常用量则变利为害，如中药"细辛不过钱"，说的就是这个道理。同时用药要考虑患者的情况，如肝炎患者本身肝脏代谢和解毒的能力已经降低，因而某些药物的常用量亦会产生不良影响。因此，对肝炎的治疗应严格把握用药剂量，以轻剂取胜。

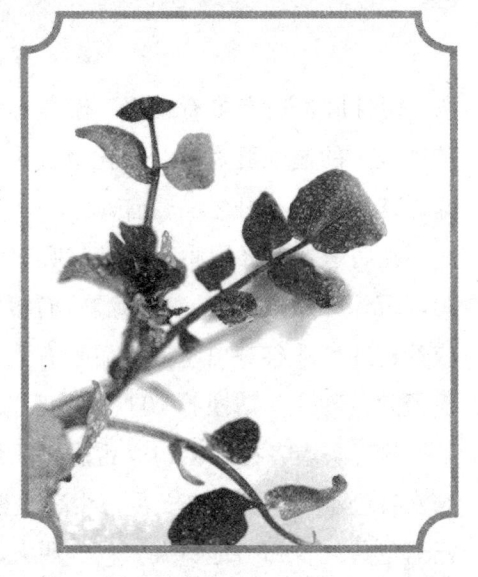

3. 掌握疗程

临床上祛邪药不可久用，以免伤正。如疏肝药多偏于辛燥，清热药多属苦寒，久用辛燥往往耗损阴血，屡用苦寒则易伤脾阳。破血、破气之品应中病即止。病情需要长期用药应分疗程治疗，中间宜有间隔，如服6剂停1日，以便不利因素得以分解，排除和减少积蓄，也有利于机体诱导代偿。随着病情的好转，则可改为服 3 剂停 1 日。到巩固疗效阶段，可改为每周服 3～4 剂。

提高肝病患者免疫功能的中草药

增强肝病患者免疫功能的中药主要有以下几种：

1. 可活血化瘀、增强免疫功能的中药

丹参、桃仁、郁金、鸡血藤、红花、葛根等。

2. 清除免疫复合物的中药

桃仁、丹参、大黄、生地黄、红花、赤芍、益母草等。

3. 增强 T 细胞功能的中药

白术、人参、党参、黄芪、灵芝等。

4. 增强巨噬细胞功能的中药

女贞子、鸡血藤、白花蛇舌草、山豆根、金银花。

5. 增强 β 细胞功能、提高免疫球蛋白的中药

菟丝子、仙茅、锁阳、黄精等。

注意中西药的配伍禁忌

俗话说"中西结合疗效好"，现在中西结合的药物已经很普遍了，无论是用在人身上的，还是用于动物上的，其带来的疗效也早已获得人们的肯定，但是这句话并不是绝对正确的，有的中药与西药间还存在着配伍禁忌：

1. 降低疗效

含鞣质的某些中药，如虎杖、地榆、五倍子、石榴皮、老鹳草、侧柏叶等与硫酸亚铁合用易产生鞣质铁沉淀，影响硫酸亚铁的吸收。与酶类药物合用，酶中主要成分为蛋白质，蛋白质是由氨基酸通过酰胺键连接起来的高分子化合物，鞣

质可与酰胺键结合形成牢固的氨键缔合物使酶降低疗效或失效。含酸性成分的中药五味子、乌梅、山楂及中成药如六味地黄丸、保和丸与碱性西药，如氨茶碱联用，锻牡蛎、锻龙骨、硼砂等碱性中药与胃蛋白酶合剂、乙酰水杨酸等酸性西药合用，都可发生的酸碱中和反应，而使药放下降或消失。

2. 产生毒副作用

中药四季青、黄药子对肝脏有损害作用，如配伍四环素，除降低前两者的疗效外，还可增加它们的毒性；石榴皮、地榆、诃子、五味子与红霉素联用，易发生药物中毒性肝炎；中药川乌、草乌、附子以及含有这类药物和生物碱的中成药，如小活络丹、三七片、元胡止痛片、黄连素等与氨基糖苷类药物合用，可增强对听神经的毒性。

含牛黄的中成药，如牛黄解毒丸、安宫牛黄丸等，不宜与水合氯醛、吗啡、苯巴比妥等西药联用，因为牛黄能增加水合氯醛、吗啡、苯巴比妥的中枢神经抑制作用，可能出现急性中毒，如昏睡、呼吸中枢抑制、低血压等。

中药桃仁、白果、杏仁与安定类等镇静催眠药合用会抑制呼吸中枢、损害肝脏。抗癫痫药与苍耳子、雷公藤合用可加重肝脏损害。元胡止痛片、健胃片、大活络丸等，不宜与阿托品、麻黄碱等生物碱类配伍，以免加重其毒副反应。

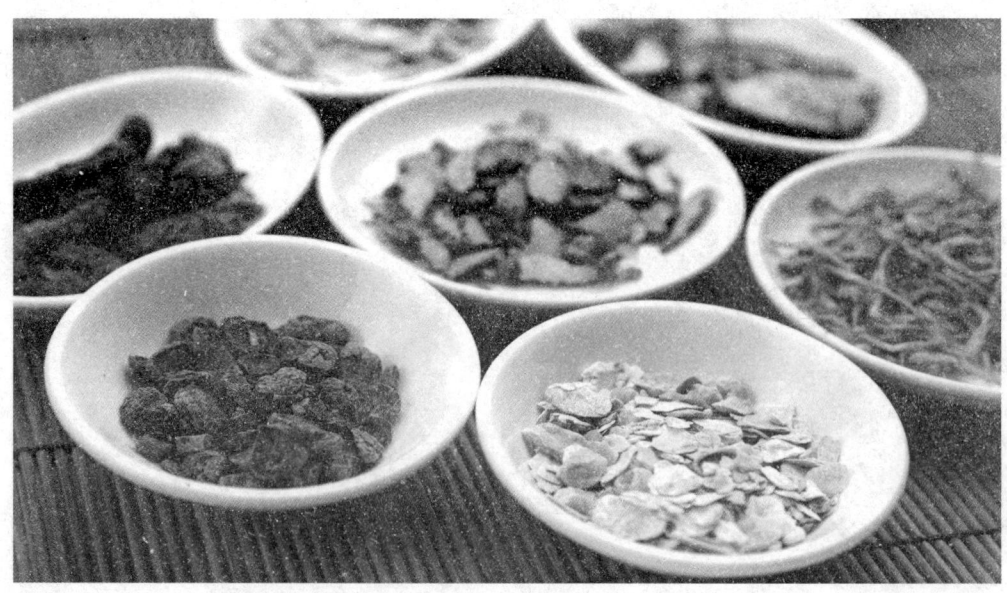

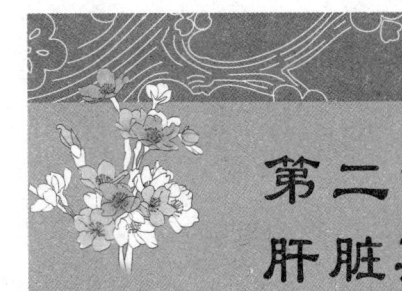

第二章：合理用药，别让肝脏再受伤害

 患者常用的护肝西药有哪些

1. 肌苷和肌苷酸钠

肌苷和肌苷酸钠是腺嘌呤的前体，腺嘌呤则是 ATP、辅酶 A、核糖核酸的组成成分，参与物质代谢和能量代谢。肌苷的细胞膜通透性良好，能直接进入细胞，转变为肌苷酸，进而变为 ATP 参与代谢，提高许多酶的活性，可能促使受损害的肝功能和肝细胞恢复。肌苷和肌苷酸钠可用以治疗肝脏、心肌等细胞损害，改善脏器的功能异常，对白细胞、血小板减少也可能有效。

2. 三磷酸腺苷

三磷酸腺苷（ATP）是体内广泛存在的辅酶，是体内组织细胞所需能量的主要来源，蛋白质、脂肪、糖类和核苷酸的合成都需要 ATP 参与。ATP 经腺苷酸环化酶（Adenyl cyclase）催化形成环磷酸腺苷（cAMP），是细胞内的生物活性物质，对细胞许多代谢过程有重要的调节作用。ATP 为蛋白质、糖原、卵磷脂、尿素等的合成提供能量，促使肝细胞修复和再生，增强肝细胞代谢活性，对治疗肝病有较大的针对性。但外源性 ATP 不易进入细胞，且与体内需要的量比较，可能提供的量微不足道。

3. 辅酶 A

辅酶 A（CoA）是由泛酸、腺嘌呤、核糖核酸、磷酸等组成的大分子，与醋酸盐结合为乙酰辅酶 A，从而进入氧化过程。参与糖原、乙酰胆碱的合成，降低胆固醇，调节血浆脂肪含量。临床常用以组成"能量合剂"（辅酶A、ATP、胰岛素、葡萄糖和钾盐），可提供能量，促进糖代谢和其他代谢过程，有利于肝功能恢复。辅酶A的主要成分在食物中广泛存在，也能由肠道细菌合成。辅酶A在细胞中含量丰富，一般无须补充。大分子也不易进入细胞。

4. 细胞色素C

细胞色素C（Cytochrome c）来自三羧酸循环中产生的琥珀酸辅酶A，其肽链仅有104个氨基酸，体内大量存在，一般无须外源补充；且外源补充与体内含量相比甚微。细胞色素C是生物氧化的一个非常重要的电子传递体，在线粒体峭上与其他氧化酶排列成呼吸链，参与细胞呼吸过程。肝细胞炎症时细胞膜通透性较高，细胞色素C可能进入细胞内。可用以治疗肝衰竭，增加细胞氧化，提高氧的利用。细胞色素C是含铁的结合蛋白，有抗原性，可引起过敏反应，静脉滴注前需做皮肤试验。

5. 葡糖醛酸内酯

肝细胞以葡萄糖醛酸与胆红素、代谢废物、药物、毒素结合后形成葡糖醛酸内酯（Glucurolactone）从胆汁排泄，有解毒作用。可能增加糖原、减少脂肪在肝内沉积。

6. 肝提取物、肝精、肝浸膏

肝提取物、肝精、肝浸膏（LIver extracts）是一种目前许多国家尚在应用的传统药物，有不同的商品名称。含有丰富的维生素B_{12}、叶酸、烟酸、维生素B2、肝细胞刺激因子、嘌呤核苷和各种氨基酸，主要作为血液病用药，在实验性肝损害中已证明具有修复作用。曾进行大组对照临床试验，认为对慢性肝炎和肝硬化确有效果。

抗肝炎病毒的药物有哪些

抗病毒治疗主要是抑制肝炎病毒的复制，进而达到逐渐清除的目的。据观察和有关报道，乙肝、丙肝患者在抗病毒治疗中，能改善肝功能，随着血中的表面抗原、e抗原、乙肝病毒脱氧核糖核酸、丙肝病毒核糖核酸的转阴，临床症状和生化指标都提示缓解。现将目前抗病毒治疗比较有效的药物介绍如下，供治疗选用。

1. 阿糖腺苷及单磷酸阿糖腺苷

两者均为嘌呤类似物，能选择性地抑制病毒去氧核糖核酸（DNA）聚合酶和核苷酸还原酶的活性，体内外均对DNA病毒有较广泛的抗病毒作用，且抗病毒去氧核糖核酸聚合酶（DNAP）的作用远比对人体DNA的作用强，故毒性相对较低，已被推荐用于治疗全身性疱疹病毒感染及单纯疱疹脑炎。临床用于治疗乙肝，可明显抑制DNAP活力，抑制乙肝病毒（HBV）的复制。其用法是每日阿糖腺苷10～15毫克/千克加入5%或10%葡萄糖

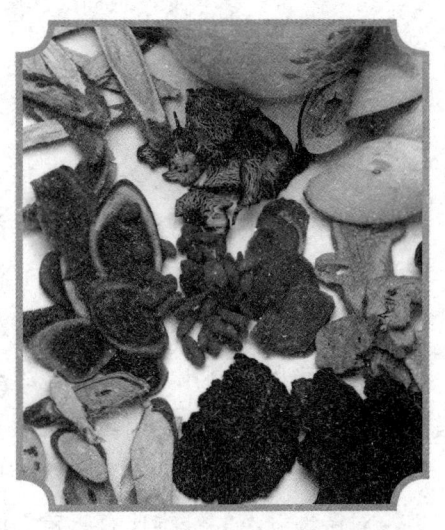

液100～200毫升静脉滴注，每日1次，3周为一疗程，不良反应有消化道症状、粒细胞减少。单磷酸阿糖腺苷每日5毫克/千克加入10%葡萄糖液100毫升中静脉滴注，每日2次，6～28日后以同量肌内注射，每日1次。

2. 干扰素及其诱导剂

干扰素（IFN）是一种广谱抗病毒剂，并不直接杀伤或抑制病毒，而主要是通过细胞表面受体作用使细胞产生抗病毒蛋白，从而抑制乙肝病毒的复制，其类型分为三类：α-（白细胞）型、β-（成纤维细胞）型，γ-（淋巴细胞）型；同时还可增强自然杀伤细胞（NK细胞）、巨噬细胞和T淋巴细胞的活力，从而起到免疫调节作用，并增强抗病毒能力。干扰素是一组具有多种功能的活性蛋白质（主要是糖蛋白），是一种由单核细胞和淋巴细胞产生的细胞因子。它们在同种细胞上具有广谱的抗病毒、影响细胞生长，以及分化、调节免疫功能等多种生物活性。目前临床上主要用的是人干扰素和基因工程制得的干扰素，作用机制是抑制病毒核糖核酸和蛋白质的合成，阻止病毒复制，调节宿主免疫系统功能，刺激组织溶抗原Ⅰ型蛋白合成及其细胞膜的表面的修复。治疗慢性乙肝及丙肝，其

用法是300万～500万单位，隔日1次肌内注射，HBeAg转阴后减为每周3次，疗程3～6个月。HBeAg转阴率40%～50%，HBsAg转阴率10%。慢性丙肝用同样方法和疗程使血清丙肝病毒核糖核酸水平下降。干扰素诱导剂：聚肌胞，每日0.5～1毫克；潘生丁50毫升，每日1～3次口服，3个月为1个疗程。两药诱导产生干扰素而起抗病毒作用。

3. 无环鸟苷类

包括无环鸟苷和脱氧无环鸟苷。无环鸟苷是一种新合成的核苷类似物，具有独特而强有力的抗疱疹病毒活性的能力。其选择性地抗病毒DNA聚合酶（DNAP）比抗宿主细胞DNA聚合酶（DNAP）作用更为有力。临床用于治疗慢性乙型肝炎，可降低DNAP活力，抑制病毒的复制。而脱氧无环鸟苷为无环鸟苷的前体，其口服可充分吸收。其用法是15毫克/千克体重，每日加入10%葡萄糖500毫升内静脉滴注，疗程2～4周。干扰素和无环鸟苷联合应用，疗效更好。乙肝和丙肝经用干扰素及其他抗病毒药物治疗后病情都有好转，对防止急性肝炎转为慢性肝炎，对慢性肝炎的纤维化有一定的阻断作用。

4. 三氮唑核苷

又名病毒唑，是一种核酸类似物；具有广谱抗RNA和DNA病毒的活性。病毒唑集中于肝脏，主要起抑制单磷酸鸟苷合成物中的酶的作用。三氮唑核苷（RBV）可迅速进入细胞，在细胞内被细胞腺苷激酶磷酸化为三磷酸化合物，抑制病毒RNA转录酶，阻断病毒DNA合成，并能抑制肌苷单磷酸脱氢酶，抑制鸟苷合成，从而抑制病毒RNA和DNA的合成。临床应用0.5%滴眼剂治疗病毒性角膜炎，1%溶液滴鼻或气雾吸入治疗上呼吸道感染。静脉滴注治疗小儿腺病毒肺炎、出血热。口服用于治疗甲型肝炎，可降氨基转移酶和血清胆红素。不良反应：长期大剂量应用可致贫血，游离胆红素升高，网织细胞升高，停药后可恢复。

5. 磷甲酸

磷甲酸三钠和磷乙酸都是焦磷酸类似物，当RNA和DNA合成时，它干扰聚合酶接触到三磷酸核苷，其抑制病毒聚合酶活力所需浓度远比在封闭宿主细胞的聚合酶活力所需的浓度低，因此是个很有用的抗病毒化合物。

6. 嵌入药物

可干扰 DNAP 反应，被设想为治疗慢性乙肝的方法之一，包括阿的平、氯喹、氯丙嗪及伯氨喹。它们相对无毒性，但临床应用效果不理想。

7. 联合疗法

凡以上药物单独应用疗效不甚满意时，可采用联合用药的方式，以增强疗效。

常用的免疫增强剂

肝病患者常用的免疫增强剂主要有以下几种：

1. 干扰素

诱导剂主要有聚肌胞，别名聚肌胞嘧啶核甘酸（polyI：c），适用于慢性乙肝早期肝硬化，针剂1毫克（1毫升）、2毫克（2毫升），每周2～3次，3个月为1个疗程，注射后少数患者可发生一般性低热。

2. 特异性抗乙肝高效价免疫球蛋白（HBIG）

当首次肝移植后宜用，可预防乙肝病毒再感染和复发。目前主要用于乙肝抗原阳性母亲所生新生儿，以阻断乙肝病毒母婴垂直传播的感染。

3. 乙氨芴酮

别名双二乙胺基芴酮、泰洛龙、梯洛龙，广谱抗病毒，尚能抑制动物肿瘤。口服，每日1次，500毫克，疗程为半个月到1个月，可引起恶心、呕吐、腹泻、乏力、眩晕、头痛、嗜睡或失眠等不良反应。剂量大时，对心肌有一定毒性。

4. 聚腺尿苷酸

别名聚腺苷酸尿嘧啶核苷酸，可用于慢性乙肝，剂量与疗程尚未确定。

5. 培菲康

别名双歧三联治活菌，本品为双歧杆菌、嗜酸乳杆菌、粪链球菌、乳糖、淀粉等组成的胶囊剂。每粒20～40毫克，成人每次2～3粒，每日2～3次；儿童0～1岁每次半粒，1～6岁每次1粒，6～13岁每次1～2粒，主要用于慢性肝炎肝硬化、有肠道菌群失调症的患者。治腹泻、腹胀、便秘等症。

6. 灵菌素（Prodigiosin）

别名灵杆菌素、神灵杜菌脂多糖。可提高乙肝病毒携带者免疫力，帮助打破免疫耐受。与抗生素联用，可防治乙肝病毒合并其他细菌和病毒感染。对复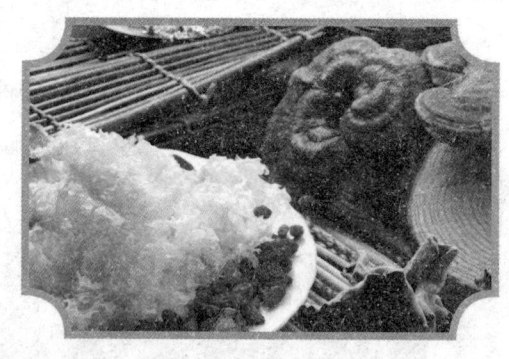发性口疮有效率在90%以上，并可预防化疗和放疗引起的白细胞减少症。肌内注射每周2次或5天1次，首次1毫升，第2次15毫升，第3次以后每次2毫升（用2毫升等渗生理盐水稀释注射液）。前2次注射时，部分患者会有低热、酸痛疲乏、轻微感冒征象伴有头痛不适，一般次日即可自行消失。

7. 人血免疫球蛋白（y-Globulin）

别名免疫血清球蛋白，内含健康人群血清具有的各种抗体，因而有增强机体抵抗力和预防感染的作用，对甲、戊型病毒肝炎及麻疹、水痘、腮腺炎等均有一定的防治作用。肌内注射每次2～5毫升，每3周1次。

8. 免疫核糖核酸

即乙肝病毒特异性免疫核糖核酸或称抗乙肝免疫核糖核酸）用于慢性乙肝及乙肝病毒携带者，可使部分细胞免疫功能低下的患者增强免疫力。每周1～3次，每次1支（2毫克），疗程为4～6个月；6个月以上可改为每2周注射1次，最长疗程为1年。有的产品含有微量蛋白，故应注意变态反应，应由低剂量开始应用，有效期内低温下保存。少数患者治疗第6～8周时可有SGPT（ALT）上升或伴有黄疸，可暂停注射1～2周。

9. 小牛胸腺肽（猪胸腺肽）

用于各种细胞免疫减低的疾病，也可用于各型重型肝炎及肝硬化，还可用作肝癌的辅助治疗。每支5～20毫克，每天或隔日1次，或每周2次，可肌内注射和静滴。应根据医嘱使用，有发生过敏反应甚至变态休克的报道。国内制剂未测定过疯牛病因子者，不宜随便乱用。

10. 云芝多糖 K

别名云星、云芝孢内多糖,主要用于慢性肝炎肝硬化患者、消化道肿瘤患者、肺癌、乳癌患者其可增强免疫,增进食欲,减轻疼痛,与化疗和放疗合用可增强抗肿瘤作用。用量每日 3 次,每次 1000 毫克,连服 1～3 个月,剂量可视症状增减。

11. 猪苓多糖

又名 757 注射液,用于肺、食管癌及慢性乙肝提高免疫治疗,每日 1 次,每次 40 毫克,肌内注射,3 个月为 1 个疗程,少数患者有胃肠道恶心、呕吐等不良反应。有效期内避光密闭保存。

12. 香菇多糖

又名 1270 注射液,能治疗难治性慢性乙肝肝硬化以提高免疫功能。注射液冻干粉剂每支 1 毫克,每周 2～3 次,每次 1～2 毫克;口服,每日 60 毫克(6～10 片),分早、晚服,饭后 1 小时吃。婴幼儿及新生儿慎用。注射剂如出现罕见休克,并可见口感异常、畏寒、心律失常、血压下降、呼吸困难、皮疹等症状,应立即停药做相应处理。偶见头晕、头痛,红细胞、白细胞及血红蛋白减少,片剂每片 25 毫克。

13. 转移因子

别名正常人白细胞转移因子,主要用于肿瘤和自身免疫病的辅助治疗,以及慢性肝炎的免疫增强治疗。每支 2 毫升,1 次注射,每周 1～2 次,1～3 个月为 1 个疗程,可皮下注射,上臂内侧或大腿内侧腹股沟下端注射。

14. 长白山云芝多糖

别名云芝肝泰,对肝炎有降酶、改善症状,提高免疫力,促进细胞免疫作用。云芝肝泰冲剂每次 1 袋,每日 3 次;注射液 40 毫克(2 毫升),每日或隔日 1 次,可连用 1～3 个月。

15. 植物血凝素

别名植物血球凝集素,是用于肿瘤及迁慢性肝炎的免疫增强剂,每日 10～20 毫克,静点 20～30 天为 1 个疗程。少数病例曾出现一次性过敏反应,偶尔过敏性休克。冻干粉剂每支 10 毫克,应贮存于 2℃～8℃冰箱内,使用时现取现用。

常用的免疫调节剂

人从出生以后，就会受到各种病原微生物的侵犯，或者是物理、化学等的损伤，人体需要不断地和外界环境作殊死的斗争，这样才能得以正常生存。而人体所依靠的就是强大的免疫功能。当我们的免疫功能因各种先天或后天的原因低下时，则会因外界微生物的侵入和其他原因引发各种疾病。这里所提到的免疫调节剂，是指能增强或者调节机体免疫功能的药物。

1. 胸腺制剂

如胸腺肽、胸腺素，是非特异性的免疫促进剂。胸腺制剂的有效成分主要为胸腺素α1。胸腺制剂能起到促使外周血淋巴细胞的T细胞成熟的作用，增加T细胞在各种抗原或致有丝分裂原激活后产生各种淋巴因子例如α、γ干扰素，白细胞介素-2和白细胞介素-3的分泌，和增加T细胞上的淋巴因子受体的水平。它同时通过对T4辅助细胞的激活作用来增强异体和自体的人类混合的淋巴细胞反应。胸腺肽α1可能影响NK前体细胞的募集，该前体细胞在暴露于干扰素后变得更有细胞毒性。在活体内，胸腺肽α1能增强经刀豆球蛋白α激活后的小鼠淋巴细胞增加分泌白细胞介素-2和增加白细胞介素-2受体的表达作用。

胸腺制剂是用来治疗慢性乙型肝炎患者，且患者的肝病有代偿性和有乙肝病毒复制（血清HBV-DNA阳性），在那些血清乙肝表面抗原阳性最少6个月，且有血清氨基转移酶升高的患者所做的研究显示，本药治疗后可产生病毒性缓解并使氨基转移酶水平恢复正常。在一些作出应答的患者，本药治疗可除去血清表面抗原。临床试验提示，当本药与α干扰素联用时可能比单用本药或单用干扰素具有更高的应答率。

2. 白细胞介素-2

白细胞介素-2是体内最主要、最强的T细胞生长因子，是一种非特异性的免疫促进剂，可提高辅助性T细胞数量和活性以增强机体的免疫功能；可诱导和增强NK和CTL的效应；可促进细胞的增殖和分化；可促进多种细胞因子及其受体的表达。提高巨噬细胞的活性，并刺激淋巴细胞分泌免疫干扰素等多种功能。由于慢性HBV感染者白细胞介素-2活性显著下降，细胞毒性T细胞的功能降低，不能有效地清除感染的肝细胞，因此白细胞介素-2可用于乙型肝炎的抗病毒治疗。不良反应主要有发热、恶心、肌肉酸痛，偶有皮疹。

有损肝脏的药物有哪些

正常人的肝脏具有解毒和排泄功能，当肝脏有病时，解毒、排泄功能减退，而药物进入身体后，都要经过肝脏加工处理后才能发挥作用，所以，药物和肝脏的关系非常密切。许多药物对肝脏有直接或间接的毒性损害，了解哪些药物需经肝脏解毒，哪些药物毒性较大不能服用，是非常重要的。

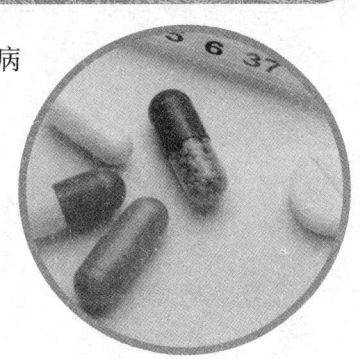

目前常用的药物中能引起肝损害的有以下几类：

1. 金属类药物

如锑、汞、砷等。

2. 麻醉镇静药

如麻醉剂乙醚、氯仿、吗啡、氯丙嗪（冬眠灵）、巴比妥类安眠药，以及苯妥英钠等抗癫痫药。

3. 解热镇痛药

如保太松、复方阿司匹林、对乙酰氨基酚（扑热息痛）及吲哚美辛（消炎痛）等。

4. 抗菌药物

如磺胺类、呋喃类、四环素、氯霉素、红霉素、氨苄西林（氨苄青霉素）、头孢菌素（先锋霉素）等。

5. 抗结核药

如异烟肼、对氨基水杨酸钠、利福平等。

6. 其他

如驱虫药、抗癌药、利尿药［如氢氧噻嗪（双氢克尿噻）、依他尼酸（利尿酸）］。

总之，为了保护肝炎患者肝脏，减轻肝脏负担，应尽量少用药物，可用可不用的药尽量不用。必须应用时，选择毒性较低的为宜。

有些药物是肝病患者慎用的药物，用药的时候仔细地看一下说明书。肝病患者慎用的药物，短时间的应用一般不会有很大影响，若是不得已用一些对肝脏有损伤的药物，需注意定期检查肝功能和进行B超检查等，有问题就停药，或者是配合保肝降酶的药物治疗。尤其是肝病患者用药要在医生的指导下，不要自己盲目用药。

肝病患者怎样安全用药

肝脏是人体内最大的进行药物生化转化和代谢的重要器官，如果用药不当，则常会发生肝脏负荷过重，加重对肝脏的损害。因此，肝病患者在选择用药时应注意以下几点：

1. 对使用的药物要充分了解它的作用和不良反应

如发生药物反应，一般多在用药后1～4周时，多有发热、皮疹、瘙痒以及外周血象的改变。如果是辨证运用中草药而采取的免疫激活疗法，在用药3个月以后出现皮疹，是清除肝炎病毒的有效反应。

2. 针对病情合理用药

患者应明确自身的变化，正确掌握病情现状，抓住疾病现阶段的特点，有针对性地合理用药。

3. 用药种类不宜过多

肝病患者的用药宜简化，因为大多数药物都在肝脏解毒，而患肝病时，药物的代谢和清除都受到影响，所以用药要从简。

4. 个体化治疗

在治疗肝病合并其他疾病时，不要照搬一般患者的治疗方法和用药剂量，而要辨证论治，因人而异。

5. 停药或换药

用药后如发现氨基转移酶增高 2 倍以上，其他原因除外时，应予停药或改用其他药物。

6. 定期复查

要观察用药情况和病情变化，出现异常情况要及时处理、调整。

肝病患者正确选用非处方药

1. 按照医生的指令对症购药

首次购买非处方药前，一定要先到医院就诊。让医生对自己的病情做出明确判断。如果病情不是很严重，可以到药店去购买非处方药。需要提醒的是一次购药的量不要太大，效果显著，再买不迟。药品是不能退货的。

2. 仔细阅读药品说明书

正规药品说明书，需具有批准文号、药名、主要成分、药理作用与适应证、用法用量及不良反应、禁忌证等内容。患者应自己对号入座，以便合理用药。

3. 加强自我监护

如果患者在服用药物后出现不适感觉等，应及时去医院诊治。如果病情发生变化应在医生的指导下及时调整用药。

4. 定期做好复查

需要提醒肝病患者的是，任何药物都有毒副反应，尤其是肝病患者，用药不当，会造成肝功能损害。如果病因不明，病情不清，则以不用非处方药为好。如果用药后没有效果，或有病情加重迹象，应立即停药，并及时去医院诊治。

肝病患者服药时应注意哪些

各种药物进入人体后，都必须在肝脏内分解、转化和解毒。患了肝病后，肝细胞受损，肝脏代谢功能下降。此时如果服药不当，也会导致肝脏受损。为了充分发挥药物的治疗作用，防止不良反应的发生，除了服药要注意对症、按时按量、注意配伍禁忌外，我们还要注意其他一些服用药物的禁忌。

1. 忌干吞药片

有些肝病患者嫌服用药物倒水比较麻烦，喜欢干吞药片，这是很不科学的。因为有些药物如阿司匹林对食管黏膜有刺激性，会引起炎症和溃疡。

2. 忌躺着服药或服药后立即躺下

躺着服药，药物易在食管内停留并附着在黏膜上，刺激食管发炎。同时，因只有一部分药片进入胃内发挥药效，降低了药物的疗效。正确的服药姿势应该是站立服药。服用片剂、胶囊、药丸时均要用足量的温开水送服，最少饮100毫升。服时和服后最好站立2分钟以上，以便药物顺利通过食管。

3. 忌用茶水、果汁等饮品服药

有些人服药时使用茶水、果汁或牛奶送服，其实这也是一个误区。要知道，茶水中含有大量的鞣酸，能与酶制剂和铁制剂结合成难溶性物质，使酶失去活力，减少药物有效成分的吸收，影响药效；而果汁中含有多种有机酸，药物在酸性环境中会增加不良反应，增加对肝脏的损害。

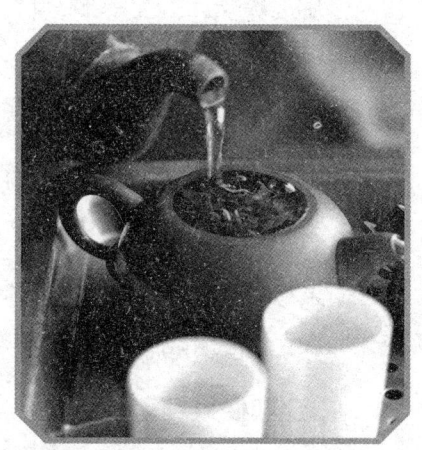

4. 生育期忌服避孕药

对处于生育期的男、女青年来说，口服避孕药在我国是一个较好的节育措施，然而一旦染上肝炎这类药就要停服了，原因是无论男、女避孕药都有不同程度的肝脏损害。药物毒理学研究表明：避孕药可引起胆汁排泄功能的降低，表现为肝功能试验中溴磺酞钠（BSP）的滞留，极少数人还会出现黄疸及全身瘙痒，这些都反映了避孕药造成的肝功能损害。因此，对患有肝炎的生育期男女青年来说，除了节制房事可防怀孕外，尚可使用其他避孕工具来达到避孕的目的，而不要选用口服避孕药。

5. 忌肠溶片碎服

有些人服药时喜欢把药咬碎或压碎后服下，其实这种方法很不妥。如肠溶片的作用是为了防止药物对胃的刺激或避免有效成分被胃酸破坏而失效，因此必须整个吞下方能在肠中溶解、吸收，达到治疗目的。

注意肝病患者的用药误区

我国作为有着超过 1.3 亿患者的肝炎大国，肝病合理用药问题备受社会关注，目前肝病患者用药存在四大误区。

1. 药物剂量越大越有效

现在经常有一些肝病患者总是在大量服药，这样对肝病的恢复并无太多益处，相反却加重肝脏的负担，损伤了肝脏的代谢，同时给患者带来不小的经济负担。肝病患者应在正规医院的专科医生指导下注意药品的服用剂量，切忌擅自用药。

2. 盲目信赖进口药物

有部分患者在治疗疾病的过程当中形成一种固有的观念，认为国外制药厂商研发的肝药制剂的疗效一定超越国内肝药产品，过分地信赖进口药物。其实，国内的一些肝药企业已经具备了良好的研发能力，尤其在甘草制剂领域，我国超过日本并达到世界领先水平。

3. 价格越贵越好

一些肝病患者错误地认为"药价越高，疗效越好"。以肝药研发为主的某企业认为，医药企业不断生产出好药，并以一个合理的药品价格推向市场是改变这种意识的关键。据了解，该企业的产品一直都低于国内外同类产品，其中有一种疗效很好的肝药，价格仅为同类产品的 1/5。

4. 忽视药品不良反应

专家强调对于药物产生不良反应的现象应当加强和普及教育，使患者能及时了解和掌握出现药品不良反应的现象，引起重视，并通过有效途径防止意外的发生。

第三章：不同肝病的药物治疗方案

甲肝患者的药物治疗

甲肝为自限性疾病，过度依赖药物对于身体反而不好。甲肝患者用药需遵循医生的指导，不需要使用过多的药物。一般来说，甲肝的自然病程不超过3～6周，这期间避免饮酒过劳及使用损害肝脏的药物，只需根据病情给予适当休息、营养和对症支持疗法，防止继发感染及其他损害，即可迅速恢复健康。

甲肝患者要多食容易消化、富于营养的食物和新鲜蔬菜、水果等。如果甲肝严重不能进食者，可选择静脉输液，供给足够的葡萄糖、盐、维生素C及B族维生素等，但需要注意水、电解质平衡；如果发生恶心、呕吐、食欲不振者，可给予多酶片、胃复安等对症治疗；中药制剂治疗甲肝效果明显，如口服复方双花颗粒剂，静脉滴注复方茵陈注射液、清开灵注射液等。另外，口服中药汤剂效果也不错，如蒲公英、夏枯草、板蓝根、金银花等。

药物对于甲肝只是一种辅助治疗，目前尚无特效药物针对甲肝，专家不主张甲肝患者过多用药，只增加维生素C、E、K等以及促进能量代谢的药物三磷酸腺苷（ATP）辅酶A等。同时可并用板蓝根、肝炎灵、强力宁及清热利湿的中药方剂如茵陈蒿汤加减等。黄疸较深者，可用茵栀黄注射液静脉滴注，消化道症状重或有恶心呕吐者，应适当补充液体。这样就可以有效地治疗甲肝。如果条件许可的话，还可以选择注射甲肝疫苗。

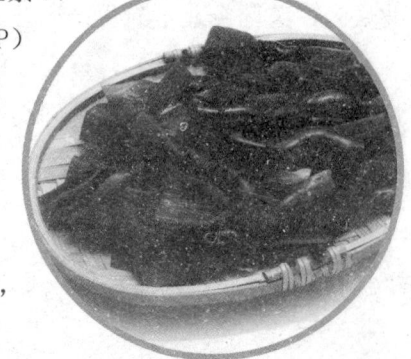

慢性乙肝的药物治疗

慢性乙肝患者的机体免疫功能紊乱，病毒持续复制，会出现不同程度的肝细胞炎症、坏死、肝纤维组织增生等肝损害，临床征象复杂多变。

目前较公认的慢性乙肝的治疗原则是：强调三分药治，七分调理。树立战胜疾病的坚定信念，保持心情愉快，注意合理饮食，生活有规律。除出现黄疸或氨基转移酶显著上升时要卧床休息外，一般症状不多、氨基转移酶轻度升高时应适量活动，注意动静结合。

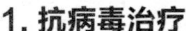

慢性乙肝的药物治疗主要采用以下方法：

1. 抗病毒治疗

主要针对乙肝病毒复制标志明显且持续阳性者，如干扰素及干扰素诱导剂、阿糖腺苷洛韦等。

2. 调整机体免疫功能

主要采用免疫增强剂和免疫抑制剂。前者应用最广，因目前多认为细胞免疫低下是乙肝病毒持续感染的主要原因之一。后者主要用于免疫反应亢进及自身免疫性肝炎。

3. 保肝、降酶治疗

4. 活跃微循环

主要应用活血化瘀的中西药物，如山莨菪碱、东莨菪碱、肝素、复方丹参、三七、红花等注射液。

5. 抗肝纤维化治疗

6. 对症及支持治疗

应强调的是，在慢性乙肝较长的治疗期中，切忌滥用药物及应用伤肝药物，切勿乱投医或换药太勤。

联合用药对于乙肝的影响

联合用药的主要目的有三个：一是增加疗效，所用药物有协同作用；二是减少不良反应；三是减少病毒耐药的出现。对上述抗HBV药物进行了不同的组合应用于临床，经过多年的探索、观察、研究，结果令人失望，并没有显示出联合用药的优势，不能明显提高疗效。国内外研究较多的是干扰素联合拉米呋啶，联用前景一度看好，有报告认为能提高疗效，但经过大样本、多中心、双盲对照研究，通过统计学处理，综合应答的差异并不明显。

现在临床上滥用药物联合的情况比较多，都缺乏严格地对照观察，可信度差。为了规范对慢性乙肝的治疗，医生和患者都不要滥用药物联合，抗HBV药物的价格都比较高，无意义联合用药则会浪费药源，增加患者的经济负担，同时也会增加药物的不良反应和HBV的耐药株出现。

慢性丙肝的药物治疗

慢性丙肝的治疗，目前国内外公认有效的药物也只有干扰素，同样也应早期治疗。在急性丙型肝炎的恢复期，使用干扰素70%以上的患者可获痊愈，使慢性肝病患者大大减少；若急性期未能及时治疗，则约有60%的感染者将发展为慢性丙型肝炎，以后自愈的可能性甚少。

把干扰素作为治疗丙肝的首选药物，这是因为：临床常用的是α干扰素，应用α干扰素可使丙型肝炎得到有效控制。

一般用法是每次肌内注射。干扰素300万单位，隔日1次，连续应用6个月，可使50%左右患者氨基转移酶恢复正常，有许多人停药后复发，再次应用干扰素仍然有效。应用干扰素可出现一定的不良反应，主要为感冒样症状如发热、头痛、肌肉酸痛等，在注射后4～8小时出现，持续数小时，肌内注射几次后上述症状可减轻或消失。出现白细胞减少、血小板减少等严重不良反应时应减少干扰素用量或停药。但大多数患者能够耐受。

另外，随着时间的推移，α干扰素由于疗效肯定，在众多的抗病毒药物中脱颖而出，成为丙肝治疗的首选药物，这也是丙肝治疗中重要的里程碑。之后人们发现，α干扰素和利巴韦林联合用药的疗效优于单用α干扰素，这样联合用药就逐渐取代了单药治疗，成为丙肝治疗中的又一个里程碑。随着科技的不断进步，又出现了长效α干扰素。与普通α干扰素相比，长效α干扰素不仅使用方便，而且疗效也有很大提高，所以在一些发达国家，长效α干扰素已经基本取代普通α干扰素。在长效α干扰素上市后，长效α干扰素和利巴韦林联合用药逐渐成为丙肝治疗的主导方案。

中医对于丙型肝炎的治疗原则

丙肝病是一种具有传染性的肝病，一般比较难治，而且不及时进行治疗，更容易引发肝硬化的出现。临床上，可以应用中药来治疗丙肝病。中医在治疗丙肝病时，主要是采用辨证论治的方法，从丙肝病的病因开始治疗，所得到的治疗效果是非常明显的。下面将治疗丙肝病的中药介绍如下：

1. 寒湿困脾

【证候】身目皆黄，其色较晦暗，呕逆纳少，脘闷腹胀，畏寒肢冷，身体困倦，大便稀溏，小便色黄。舌质淡，苔白腻，脉濡缓或沉迟。

【治法】温阳散寒，健脾利湿。

【方药】茵陈术附汤。茵陈3克，白术6克，附子1.5克，干姜1.5克，甘草（炙）3克，肉桂（去皮）1克。水煎服。

2. 湿热内蕴

【热重于湿】身目俱黄，其色鲜明如橘子色，口干口苦，恶心厌油，纳差，上腹胀满，大便秘结，小便黄赤。舌质红，苔黄腻，脉弦滑而数。

【治法】清热利湿。

【方药】茵陈蒿汤加味。茵陈40克，栀子12克，大黄9克（后下），醋淬鳖甲9克，生石膏50克。水煎服。

【湿重于热】身目俱黄，其色较鲜明，口淡或粘，恶心纳呆，胸脘痞满，倦怠乏力，便溏或黏滞不爽，小便黄。舌质淡而润，苔白腻，脉弦滑。

【治法】利湿清热，健脾和中。

【方药】茵陈五苓散。茵陈30克，茯苓20克，白术15克，猪苓20克，泽泻15克，桂枝6克，醋淬鳖甲9克。水煎服。

3. 肝肾阴虚

【症候】头昏目眩，两目干涩，咽干口燥，失眠多梦，右胁隐痛，腰膝酸软，手足心热，或伴低热。舌质红，少苔或无苔，脉弦细数。

【治法】滋补肝肾，养血活血。

【方药】一贯煎去川楝子加枳实。生地黄20克，沙参15克，当归15克，枸杞子15克，麦冬15克，醋淬鳖甲9克。水煎服。

4. 脾肾阳虚

【证候】面色不华或晦暗，畏寒肢冷，食少腹胀，便溏或完谷不化，或五更泄，少腹腰膝冷痛，肢胀水肿，小便清长或尿频。舌胖淡，有齿痕，苔白，脉沉细。

【治法】温补脾肾。

【方药】附子理中丸合肾气丸。党参13克，白术15克，干姜6克，制附子9克，桂枝6克，熟地黄12克，山药20克，茯苓15克，山茱萸10克，炙甘草6克，醋淬鳖甲9克。水煎服。

酒精肝的药物治疗

1. 戒酒

戒酒是治疗酒精性脂肪肝的最重要的措施，戒酒过程中应注意防治戒断综合征。

2. 营养支持

酒精性脂肪肝患者需良好的营养支持，应在戒酒的基础上提供高蛋白质，低脂饮食，并注意补充B族维生素、维生素C、维生素K及叶酸。

3. 药物治疗

如血清ALT、AST或GGT轻度升高，可考虑应用药物治疗。S-腺苷蛋氨酸治疗可以改善酒精性脂肪肝患者的临床症状和生物化学指标。多烯磷脂酰胆碱对酒精性脂肪肝患者有防止组织学恶化的趋势。甘草酸制剂，水飞蓟素类、多烯磷脂酰胆碱和还原型谷胱甘肽等药物有不同程度的抗氧化、抗炎、保护肝细胞膜及细胞器等作用，临床应用可改善肝脏生物化学指标。

4. 抗肝纤维化

酒精性肝病患者肝脏常伴有肝纤维化的病理改变，故应重视抗肝纤维化治疗。目前有多种抗肝纤维化中成药或方剂。

药物性肝病的药物治疗

1. 立即停用与肝损害有关的或可疑的药物

防止重新给予引起肝损伤的药物、属于同一生化家族的药物，避免同时使用多种药物，特别是应谨慎使用那些因对药物代谢酶有诱导或抑制作用而具有相互作用的药物，如CYP450抑制剂西咪替丁、酮康唑和诱导剂利福平、巴比妥酸盐、苯妥英钠、地塞米松、奥美拉唑等。

对营养不良和对药物解毒能力下降的患者和嗜酒的患者应控制给药。

2. 卧床休息

给予足够的热量与蛋白质、维生素类。

3. 采用保肝药物

维生素类药物，降酶药等。

治疗药物性肝病的药物有抗氧化剂、保护性物质的前体（如谷胱甘肽）、阻止损伤发生过程的干预剂或膜损伤的修复剂。N-乙酰半胱氨酸对扑热息痛过量的患者有特殊疗效，可解毒已形成的反应性代谢物，10小时内给药可获最大的保护性效果。

4. 人工肝和肝移植

重症患者导致肝功能衰竭、重度胆汁淤积和慢性肝损伤进展到肝硬化时，可考虑人工肝支持和肝移植。

对治疗脂肪肝药物的评价

1. 胆碱

口服可减轻酒精性肝损伤的发生,对恶性营养不良和长期接受静脉高能营养所致脂肪肝,适当用氯化胆碱治疗,但大剂量服用时可见肝毒性。

2. 蛋氨酸

饮食中缺乏蛋氨酸可引起脂肪肝和纤维化,补充后可使病理改变逆转。但在肝病患者中应用蛋氨酸口服,特别对重型肝炎,常形成蛋氨酸血症和增加肝性脑病的危险性。现认为该药只适用于恶性营养不良脂肪肝患者。

3. 多价不饱和卵磷脂(PUL)

是从大豆中提取的一种磷脂,对伴有脂肪肝的糖尿病患者服用6个月后,可使肝大消失,肝功能改善,偶见恶心及胃肠道不适;但对不能戒酒的酒精性脂肪肝患者有促进肝损伤作用。

4. S-腺苷甲硫氨酸(SAMe)

该药可对抗D-氨基半乳糖和镇痛药(对乙酰氨基酚)的肝毒性,可使酒精性脂肪肝的丙氨酸氨基转移酶下降;不良反应偶见血氨升高和变态反应。因为价格昂贵,难于推广应用。

5. 牛磺酸

动物试验中可减少大鼠、兔饮食中三酰甘油和胆固醇的吸收,防止高血脂症和动脉粥样硬化。对防治肥胖、高脂血症、糖尿病等引起的脂肪肝可能有效,但目前尚无治疗脂肪肝的临床报道。

6. 前列腺素E(PGE)

实验中证实具有防止肝细胞脂肪浸润,纠正动物中肝细胞脂肪代谢混乱的作用,但缺乏对人类慢性肝病治疗脂肪肝的长期效果观察。因此,它在肝炎后脂肪肝治疗中的地位尚不明确。

7. 马洛替酯

它可改善慢性肝病患者肝功能和脂质代谢,对促进蛋白质合成有一定效果,一度风行用于治疗脂肪肝。但欧洲的临床研究,对其治疗价值提出疑问。

8. B族维生素和维生素E

参与肝脏脂肪代谢,对肝细胞有一定的保护作用。近年研究发现慢性肝病脂肪肝时即使存在肝内维生素缺乏,但血浆维生素水平有时却升高,补充维生素B_1,而不同时供给其他维生素,反可加速脂肪肝形成。因此,对于脂肪肝患者,不宜盲目选服维生素药物。

9. 血脂调节药

如弹性酶虽能防止大鼠高脂饮食性高脂血症,但肝内脂肪沉积非但未减轻,反而加重。又如玉米油、鱼油均能加剧大鼠酒精性肝脂肪变,促进肝纤维化和肝坏死发生;棕榈油在实验动物中能减少酒精性肝病的发生,但临床试用中,对脂肪肝及高脂血症,尽管控制饮食后仍未起到降血脂效果,对酒精性脂肪肝患者未必有益。

总之,临床上防治脂肪肝的药物虽然种类很多,但其确切安全可靠的疗效尚待进一步验证。目前对脂肪肝患者最基本的治疗原则仍是:

①去除病因,积极治疗原发病。

②坚持合理的均衡膳食。

③坚持适应自身体能的运动锻炼。

在此基础上应根据脂肪肝的病因、病情合理选用药物。应该明确:目前市售的防治脂肪肝药物,仅起辅助功效。一定要在专科医生指导下使用。

肝硬化的药物治疗

目前尚无特效药,不宜滥用药物,否则将加重肝脏负担而适得其反。平日可用 B 族维生素、维生素 C 和消化酶，其他维生素 A、D、E、K 也可应用。 水飞蓟宾有保护肝细胞膜的作用，每次 2 片，每日 3 次。 肌苷是细胞激活剂，可提高 ATP 的水平，并可转变为其他核苷酸。 葡萄糖醛酸有助于肝细胞的结合、解毒功能。 复方氨基酸制剂是很好的护肝营养药。 丙酸睾丸酮可促进蛋白合成代谢和肝糖原的合成，并治疗男子乳房发育和性功能低下。但可引起淤胆，应当慎用。在失代偿期肝硬化低蛋白血症者，输注白蛋白是很重要的治疗，并有多方面的作用，但在总热量不足时，静脉输入的一部分白蛋白可能仅补充营养的消耗。 熊去氧胆酸具有保护肝细胞的作用，并能降低肝细胞 HLA-I 类抗原的异常表达，从而减轻肝细胞的损伤。 中医药治疗肝硬化历史悠久，确能改善症状和肝功能。一般常用活血化瘀药为主，按病情辨证施治。